老年人医养服务标准化建设丛书

安宁疗护技术规范化培训教材
供各级各类医疗机构安宁疗护从业人员使用

主编 ◎ 龙艳芳　曹立

老年人安宁疗护技术规范

LAONIANREN
ANNING LIAOHU JISHU GUIFAN

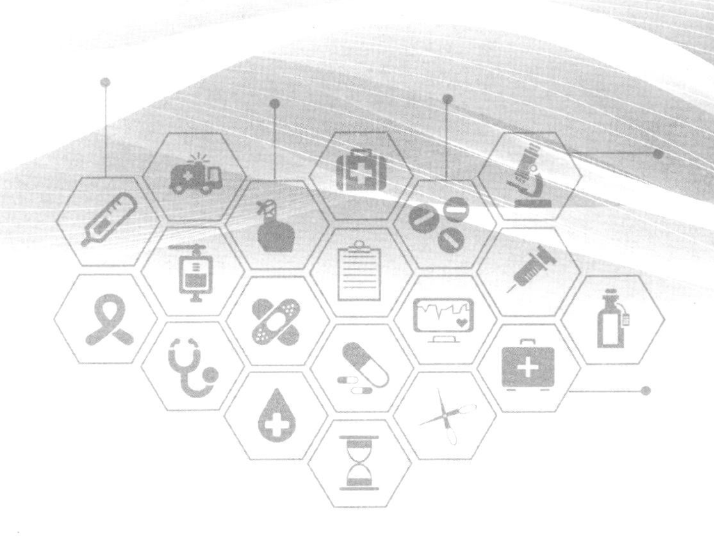

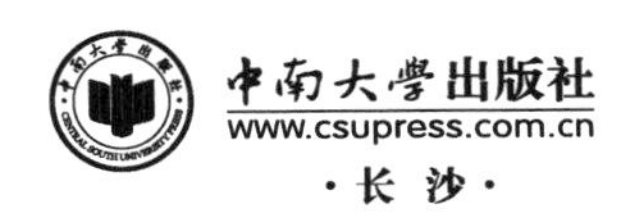

·长 沙·

本教材受国家重点研发计划项目《医养结合支持解决方案研究》
(编号：2018YFC2002400)资助出版

编委会

主　审　胡建中(中南大学湘雅医院)
　　　　　周志明(长沙老年康复医院)
主　编　龙艳芳　曹　立
副主编　吴玉苗　郭艳汝　邹艳波　张　莹
编　者　(以姓氏笔画为序)
　　　　　丁　香(四川大学华西医院)
　　　　　龙艳芳(中南大学湘雅医院)
　　　　　任晓娟(沧州市人民医院)
　　　　　刘志静(沧州市人民医院)
　　　　　杨　丽(中南大学湘雅医院)
　　　　　李江燕(上海市普陀区长征镇社区卫生服务中心)
　　　　　李　丽(中南大学湘雅医院)
　　　　　李映兰(中南大学湘雅医院)
　　　　　吴玉苗(上海市普陀区利群医院)
　　　　　吴孙坚(上海市普陀区长征镇社区卫生服务中心)
　　　　　邹艳波(中南大学湘雅医院)
　　　　　张　莹(中南大学湘雅医院)
　　　　　陈芷谦(北京大学第三医院)
　　　　　郑晓凤(中南大学湘雅医院)
　　　　　柳　思(中南大学湘雅口腔医院)
　　　　　袁玲玲(长沙老年康复医院)
　　　　　郭艳汝(沧州市人民医院)
　　　　　唐天娇(四川大学华西医院)
　　　　　姬骁亮(沧州市人民医院)
　　　　　曹　立(四川大学华西医院)
　　　　　蒲虹杉(四川大学华西医院)
　　　　　熊　琼(长沙卫生职业学院)

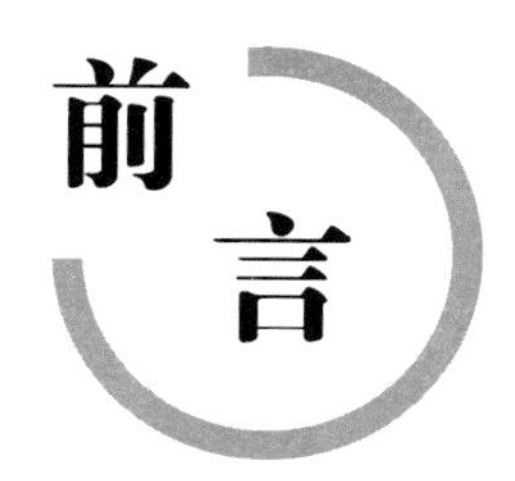

前言

人口快速老龄化是中国当下和未来很长时间内的基本人口国情。我国老年人口将在“十四五”期间突破3亿，由轻度老龄化迈入中度老龄化。《国家积极应对人口老龄化中长期规划》《关于加强新时代老龄工作的意见》《“十四五”国家老龄事业发展和养老服务体系规划》(国发〔2021〕35号)等文件均明确要求发展安宁疗护服务。

本书以2017年国家卫生和计划生育委员会办公厅颁发的《安宁疗护实践指南(试行)》为主要依据，结合老年人安宁疗护过程中的实际工作经验，对老年人安宁疗护相关技术形成规范，以供国内同行普及和推广，最终让老年人及家属受益，提升终末期老年人的生活及死亡质量。本书共分为9章53节，其中安宁疗护概述主要概括了安宁疗护的发展史、定义与内涵、服务模式及伦理原则；安宁疗护中的特殊情境主要关注了生存期评估、告知坏消息、维生医疗抉择、预立医疗照护计划、共同决策、家庭会议及死亡教育；规范了安宁疗护的转介标准、文书及操作流程；也从症状控制、舒适护理、心理护理及精神性护理四大方面形成可操作性强的评估-处理规范流程；介绍了安宁疗护中的社会工作服务；以及对濒死状态的评估与管理作了详细的描述等。

本书由国家重点研发计划项目《医养结合支持解决方案研究》(编号：2018YFC2002400)组牵头，联合湖南省、四川省、上海市、河北省、北京市等多地从事安宁疗护临床实践及科学研究的临床医生、护士、社会工作者等多学科团队编写，并对书稿进行了多轮讨论、修订、定稿。由于时间与经验有限，本书存在的不足之处请读者海涵，并热忱欢迎读者及同道给出宝贵建议。

龙艳芳

2023年3月

目录

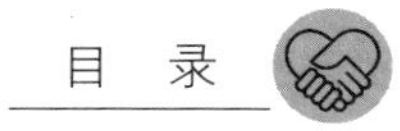

第一章

安宁疗护概述

第一节　安宁疗护的发展史

一、国外安宁疗护的起源与发展

安宁疗护起源于英国的临终关怀(Hospice care)。“Hospice”其原意是“驿站”“客栈”“救济院”等，是为中世纪基督教信徒朝圣时建立起来的休息或者养病的驿站，这些机构大多秉承基督教的博爱精神来照顾患者。国际临终关怀学术界普遍认为，现代意义的安宁疗护事业发端于1967年西西里·桑德斯博士在英国伦敦创建的世界上第一家安宁疗护医院——圣克里斯托弗临终关怀院。这标志着现代临终关怀事业的开始，使无法治愈的临终患者能够实现安宁、有尊严地走向死亡，被誉为“点燃了临终关怀运动的灯塔”。

继圣克里斯托弗临终关怀院之后，临终关怀首先在英国得到了快速发展，英国各地参考其模式逐渐建起临终关怀院。英国卫生部制定了临终关怀院指南，并将国民医疗保险体系纳入临终关怀，建立相关制度加强对临终关怀工作的监督。截至2016年，英国临终关怀院为220家。由于英国政府重视，民众认知和参与程度高，服务模式多样化等特点，英国成为了世界临终关怀的典范。因此，经济学人智库在2010年40个国家和2015年80个国家、地区发布的死亡质量指数报告中，英国死亡质量指数均排名第一。

1971年，美国在圣克里斯托弗临终关怀院的大力帮助下，借鉴英国模式建立了得到美国官方认可的临终关怀院——康奈狄哥临终关怀院。1980年，安宁疗护便已纳入国家医疗保险法案，如今绝大多数的美国医院已提供专业的安宁疗护。2001年美国成立了NCP(the National Consensus Project for Quality

Palliative Care）项目，编制了《缓和医疗的临床实践指南》，已更新至第三版。

在亚洲，日本是开展安宁疗护服务最早的国家之一。1981年日本最早的安宁疗护医院——圣立三方医院在浜松成立。同年厚生省发布了《临床医生指引》，规范化指导临终关怀实践。99%以上的生命末期患者接受了临终关怀服务，日本国民对临终放弃抢救已达成共识。目前日本的安宁疗护形式包括独立型、病院型、指导型和家庭型四种，主要着眼于家庭型居家照护。

到2015年，全球136个国家/地区建立了安宁疗护机构，20个国家/地区将安宁疗护纳入了医保体系。安宁疗护可在家中、医院、疗养院和独立的临终关怀住院机构提供。医院内可以采用咨询会诊的模式、专业姑息病房的模式和整合入常规护理模式这三种形式。

二、国内安宁疗护的起源与发展

中国安宁疗护理念可以追溯到唐代的“悲田院”、北宋时期所设立的“福田院”、元朝时期的“济众院”、明朝时期的“养济院”及清朝在北京设立的“普济堂”等。这些机构专门照护没有依靠的孤寡老人、残障人和穷人。这些人大多在死亡后也能得到各种仪式的殡葬服务。这些机构的设置理念与西方临终关怀的思想异曲同工，为现代安宁疗护的兴起和发展奠定了一定的前期基础。

1988年7月天津医学院（现天津医科大学）临终关怀研究中心成立，这是中国内地第一家安宁疗护专门研究机构，并且该中心还建立了中国第一家临终关怀病房，成为中国安宁疗护发展史上重要的里程碑。1999年11月原卫生部制定的全科医生培训大纲和2000年7月制定的社区护士岗位培训大纲正式列入临终关怀内容。汕头大学医学院附属第一医院于1998年建立了全国第一家宁养医院，从而开始了国内安宁疗护服务的推动工作。截至2017年，基金会累计捐资逾6.3亿元人民币，有30多家宁养院分布于全国26个省、自治区、直辖市。

2006年4月中国第一个关注人的生命晚期生存状态的临终关怀社会团体——中国生命关怀协会成立，标志着中国安宁疗护事业的发展迈出了历史性的一步。2010年成立生前预嘱协会，通过公益网站“选择与尊严”推广生前预嘱文本《我的五个愿望》，使民众通过生前预嘱实现“尊严死”，从而推动了安宁疗护的发展。2012年，上海开展安宁疗护项目试点，率先在全国城市社区卫生服务中心设置了安宁疗护病房。目前全上海已有76家安宁疗护试点单位，累计服务患者7000余人次。随着上海新一轮社区卫生服务综合改革的启动，安宁疗护服务已列入了社区卫生服务中心的基本服务项目目录。2015年中国生命关怀协会人文护理分会成立；同年9月中国老年保健医学研究会缓和医疗分会

成立，标志着我国的安宁疗护事业进入了一个新的发展时期。

2017年2月9日国家卫计委连发三个安宁疗护工作相关文件——《安宁疗护中心基本标准(试行)》《安宁疗护中心管理规范(试行)》和《安宁疗护实践指南(试行)》。文件明确了安宁疗护实践是以临终患者和家属为中心，以多学科协作模式进行，主要内容包括疼痛及其他症状控制，舒适照护，心理、精神及社会支持等；规定了疼痛等症状控制的诊疗护理要点、舒适照护要点，以及对患者及其家属的心理支持和人文关怀等服务要求。同年5月国家卫计委家庭发展司在北京主持召开安宁疗护试点工作研讨会，9月在上海市召开安宁疗护试点工作启动会，在全国选定北京市海淀区、上海市普陀区、吉林省长春市、河南省洛阳市、四川省德阳市作为全国首批安宁疗护工作试点。一系列政府政策的相继出台，标志着中国安宁疗护事业已经进入了发展的春天。经过两年多的发展，我国已在局部构建了市县(区)多层次的医疗服务体系，形成医院、社区、居家、医养结合、远程服务等模式，初步构建了安宁疗护的基本体系。2019年5月，国家卫生健康委员会办公厅印发《关于开展第二批安宁疗护试点工作的通知》，在第一批试点工作的基础上，在上海市和北京市西城区等71个市(区)启动第二批全国安宁疗护试点工作，围绕开展试点调查、建设服务体系、明确服务内容等任务，推动全国安宁疗护试点工作扎实开展。

据国家卫生健康委员会统计，截至2019年，我国可以提供安宁疗护服务的机构从35个增加到71个，安宁疗护的床位从412张增加到957张，执业医师的数量从96人增加到204人，执业护士的人数也从208人增加到449人。可见，我国安宁疗护已经进入快速发展的阶段，呈现出良好的发展态势。

第二节　安宁疗护的定义与内涵

一、安宁疗护名称的由来

安宁疗护最早使用临终关怀一词。1983年中国台湾地区将临终关怀工作称作“安宁疗护”。2016年4月，全国政协召开第49次双周协商座谈会，以“推进安宁疗护工作”为主题进行建言献策，首次将“安宁疗护”作为政策语言体现在国家政策和法律文件中。国家卫生和计划生育委员会(国家卫计委)于2017年提出中国将临终关怀、舒缓医疗、姑息治疗等统称为安宁疗护。2019年12月，安宁疗护首次作为法律语言出现在《中华人民共和国基本医疗与健康促进法》，所有部门遵照使用。

二、安宁疗护的定义与内涵

安宁疗护是为疾病终末期或老年患者在临终期前提供身体、心理、精神等方面的照料和人文关怀等服务，控制痛苦和不适症状，提高生命质量，帮助患者舒适、安详、有尊严地离世。生命末期是指因病或因伤造成的，按合理的医学判断不管使用何种医疗措施，死亡来临时间不会超过 6 个月的情况。安宁疗护实践以临终患者和家属为中心，通过多学科协作模式进行。

安宁疗护秉承“全人、全家、全程、全队”的“四全照顾”理念开展临床照护。“全人”即终末期患者身体、心理、社会及精神的整体照顾；“全家”即对患者及家庭成员的照护，以患者和家属作为一个照护单元，帮助整个家庭解决身体、心理、经济等困境；“全程”即从患者接受安宁疗护开始至患者死亡后家属的悲伤辅导的整个过程照顾；“全队”即通过安宁疗护团队的工作，让患者及家庭获得善终的结果。

安宁疗护是医疗卫生体系和社会照顾体系的重要组成部分，可在不同的健康照顾场所进行。其包含一系列疾病诊治和照护服务内容：提供有效的疼痛和其他症状控制；识别患者和家属的心理、社会和精神需求，并根据需求制订整体照护计划；恰当地应用治疗性沟通技巧为患者和家属提供辅导和支持；尊重患者的意愿，促成符合伦理和法规的治疗决策；为失落、悲伤和居丧期的家属提供支持等。

安宁疗护的主要内涵是：

(1) 肯定生命，认知临终是人生的正常历程。

(2) 认同死亡是生命的一种自然的过程，既不加速也不延缓死亡的来临。

(3) 尽可能缓解疼痛和其他痛苦的症状。

(4) 给临终患者提供心理、社会和精神层面的整体照护。

(5) 提供支持系统，帮助临终患者尽可能以积极的态度生活，直到死亡自然来临。

(6) 协助家属积极面对临终患者的疾病过程及哀伤历程。

(7) 以整个多学科医疗团队合作模式来处理和满足临终患者和家属的需求。

(8) 提高临终患者和家属的生活质量。

三、正确认识安宁疗护

1. 安宁疗护不等于放弃治疗

安宁疗护在中国又被译为缓和医疗、姑息治疗。很多人对“姑息”二字会产

生误解，认为其态度基本等同于放弃治疗、“苟延残喘”，是一种过于消极的治疗方式。放弃治疗是指病情已经恶化到不可逆转状态，但尚有某种医学治疗手段可以维系患者生命时，选择放弃使用该医学手段的一种行为。事实上，安宁疗护不是放任不管，而是以一种更为科学合理的方式与患者和家属一起面对已知预后不佳的晚期疾病，是意义甚微的抢救和不作为的放弃之外的第三种更为理性的选择。

2. 安宁疗护不等于安乐死

“安乐死”(euthanasia)一词源于希腊文，意思是“幸福”的死亡。它包括两层含义，一是安乐的无痛苦死亡；二是无痛致死术。安乐死指对处于生命终末期无法救治的患者停止治疗或使用药物，让其死亡结果自然发生或者无痛苦地死去。

安乐死与安宁疗护有许多相同的地方，比如目的都是为了减轻患者痛苦，后果都是造成患者死亡，但二者之间还是有许多区别。第一，适用对象不同。安宁疗护的适用对象应当同时满足三个条件：①医学上已被判定为不久死亡者；②具有持续的、无法忍受的肉体和精神上的痛苦；③现代医学已确认为不治之症。而安乐死适用于生命末期状态的各类患者。第二，实施目的不同。安宁疗护提倡遵循生命规律，自然地迎接死亡，是一种对生命质量的“优化”。而安乐死则是对生命人为地、有意地进行干涉，而不是自然的死亡。第三，死亡速度不同。安宁疗护采取比较安缓的方式如撤除人工呼吸机，所以实施后死亡期不很确定，往往死亡进展缓慢。安乐死则是采用干预行为，实施后患者死亡进展迅速。

第三节　积极养老视角下的安宁疗护

截止到2018年，我国高龄老人3000多万；失能老人达到4000多万。研究显示，约有三分之一的老年人在临终前曾有过化疗、插管、手术等过度治疗，这些治疗不仅给患者和家属带来家庭生活经济负担，同时临终患者也面临着丧失尊严的危险。据世界卫生组织(WHO)报道，全球每年需要安宁疗护的人数大约有2000万人，老年人占69%以上。老年人生命临终时刻的安宁疗护问题面临严峻挑战。

2002年世界卫生组织在《积极老龄化：一个政策框架》中提出“积极养老”理念，这为我国养老发展指明了新方向。尤其是十八大以来，我国颁布的安宁疗护政策开始具有明显的积极养老意识，如2012年12月颁布的《中华人民共和国老年人权益保障法》(2012 修订)，其中明确提出鼓励有关部门为老年人提供护理、临终关怀服务。“积极养老”视角下安宁疗护政策的正式提出始于 2016 年 10 月中共中央、国务院印发的《“健康中国 2030”规划纲要》，其中提出“积极老龄化”等多项重要举措，包括“为老年人提供安宁照护一体化的健康和养老服务”，老年人生命晚期的安宁疗护问题开始真正引起各方关注。

2019 年 10 月由国家卫生健康委员会、国家发展改革委员会、教育部等联合发布的《关于建立完善老年健康服务体系的指导意见》中，明确将“安宁疗护”列入老年健康服务体系的一个重要方面，同时鼓励社会力量建设老年护理院、安宁疗护中心等，并给予政策补贴和财政补贴，以期将安宁疗护尽快在全国全面推广，关爱老年人生命的“最后一公里”。

一、安宁疗护实施面临的困难

1. 安宁疗护宣传不够，公民对于死亡的观念较为传统

社会对安宁疗护的整体认知度较低。在我国的传统观念里，死亡一直被认为是一个避讳谈论的话题。公众普遍认为死亡是不吉利的，对死亡讳莫如深，因此当死亡来临时不能坦然面对。对于患者来说，部分终末期患者宁愿在普通病房继续接受无意义的治疗，也不愿到安宁病房安静地度过人生最后一段时光；对于家属来说，当其不愿接受亲人的离去时，便会要求医生继续给予治疗或抢救，但也许此时的各种措施并不能将患者留下，反而会给患者带来更多的痛苦。如果家属改变对待死亡的态度，坦然接受死亡的来临，对安宁疗护有更多的理解和认识，便能使患者有尊严地、体面地走完最后一程。

2. 我国安宁疗护地区发展不平衡，人力资源及团队不足

首先，我国安宁疗护服务供给不足，且地区之间、城乡之间发展很不平衡，与群众的期待存在差距。很多省份仅在大城市开展了安宁疗护，尚有很多城市未设置安宁疗护专门机构或病区(床位)，无法满足群众的安宁疗护服务需求。其次，能够提供安宁疗护服务的社区、养老机构、康复机构、安宁疗护机构等基层组织设备设施较差，医护人员不充足，服务能力较差，无法取得公众的信任。再次，目前我国安宁疗护工作开展的主体是医疗机构，从事和推动安宁疗护工作的主要为医护人员，缺少多学科共同协作的机制。

3. 我国关于安宁疗护的法律规定较为宽泛

2017 年发布的《安宁疗护实践指南(试行)》规定了关于安宁疗护的症状控制、舒适照护、心理支持和人文关怀等内容，《安宁疗护中心基本标准(试行)》规定了安宁疗护中心的床位、科室设置、人员、建筑要求和设备等内容。此外，我国仅在《基本医疗卫生与健康促进法》中提出各级各类医疗机构应向公众提

供安宁疗护医疗服务，但未有法律法规对安宁疗护的适用对象、实施条件、相关主体的权利与义务等内容进行明确、具体的规定，为其在实践中的发展带来了重重阻碍。

4. 安宁疗护服务中病情告知不足，容易引发医疗纠纷

在安宁疗护服务中，医护人员在对不知道自身病情的患者进行沟通、提供精神关怀等服务时，存在很多方面的限制，无法达到最佳的安宁疗护目的。病情告知不仅是伦理道德问题，更涉及患者知情同意权的法律层面。在临床实践中，医护人员大多数情况下是对患者家属交代病情和治疗方案，存在家属对治疗意见不统一、家庭内部关系复杂等情况，极易引发医疗纠纷甚至医疗损害诉讼案件。此外，医护人员告知的对象、告知内容和方式、告知的时机，以及由谁来决定患者是否使用安宁疗护服务等，都是安宁疗护在临床中需要考虑的法律问题，更是医疗纠纷的风险因素。

二、积极养老视角下的安宁疗护解决方案

1. 国家政策支持

医养结合将医疗、康复、养生、养老等有机结合起来，减少了综合医院患者长期“压床”的压力，同时也解决了养老机构老人医疗救治的问题，提高了老人的生活质量。习近平主席在“十九大”报告中明确指出：“积极应对人口老龄化，构建养老、孝老、敬老政策体系和社会环境，推进医养结合，加快老龄事业和产业发展。”医养结合已成为趋势，安宁疗护作为一种临床方法被包含在医养结合中。

2. 老人及家属支持

在国内现有环境下开展安宁疗护需取得临终老人及家属的充分知情同意，多次沟通交流显得尤为重要。独立的医疗机构，医护人员通常临床工作较忙，无较多的时间与老人及家属进行仔细、反复的交流沟通，使其对安宁疗护顾虑重重，从而限制了安宁疗护的开展；而独立的养老机构则缺乏专业的医护人员，无法保障实施过程中的医疗需求。医养结合机构中的老人大多数为长住，对机构具有较强的归属感，患者家属信任感强，医护人员也有充分的时间、精力与老人及家属进行沟通，消除其顾虑，取得同意。可见，医养结合下开展安宁疗护更易取得老人及家属的支持。

3. 具有挑战性和创新性

由于中国安宁疗护起步较晚，国内真正意义上的安宁疗护专业机构非常有限，主要包括：①安宁疗护专门机构，主要是一种家庭化的危重病房设置，提供医护服务及陪伴制度，如北京松堂医院。②综合医院内附设安宁疗护病房，

提供医疗护理和生活照料。如华西第四医院姑息关怀科。③居家照料，医务人员根据终末期患者的病情进行探视及居家照料，如李嘉诚基金会在全国开办的多家宁养院。在国内 3 种主要的安宁疗护服务模式前提下，在医养结合养老机构开展安宁疗护具有挑战性和创新性。

随着老龄化进程不断加剧，老年人对安宁疗护的需求日益增加，发展适合我国临终老年人的照护模式和促进安宁疗护事业的发展刻不容缓。

第四节　安宁疗护的服务模式

综合性医院由于设备先进、医疗技术高超等多种原因成为广大患者就医的首要选择，然而，对于生命终末期患者而言，虽然医疗水平提升，医院可提供许多精密仪器对患者进行诊治，但冷冰冰的医疗器械无法替代温暖的亲情关怀，落叶归根依然是绝大多数临终者的期待和选择。有研究发现，47.16%的老年人希望在家中接受护理，13.19%的老年人选择家庭病床，85.77%老年的人选择在家中临终，这与中国人传统死亡观及临终场所选择的理念基本相符。由此，安宁疗护服务主要衍生出安宁病房(急性病房)、安宁疗护照会小组(共同照护)及安宁居家疗护三种方式。

一、安宁病房(急性病房)

(一)适用对象

1. 必备条件

诊断明确且病情不断恶化，现代医学不能治愈，属不可逆转的慢性疾病终末期，预期存活期小于6个月者；终末期癌症临终患者，预计生存期为 3 个月之内；4 个以上重要器官持续衰竭，卧床 1 年以上的丧失生活自理能力的高龄(≥80 岁)老年临终者；其他疾病失代偿期临终患者。

2. 优先条件

(1)有明显生理症状需要积极处理与密切监测者：如疼痛、呼吸困难、腹胀、意识混乱、发热等；

(2)有困难之心理社会问题；

(3)有精神痛苦者；

(4)出现自杀倾向者；

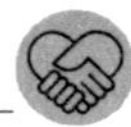

(5)经居家照护小组评估需要住院者。

(二)服务流程

安宁病房主要由医疗机构内设，目前尚无统一的安宁疗护服务流程。图1-1为北京市海淀医院安宁病房服务流程示例。

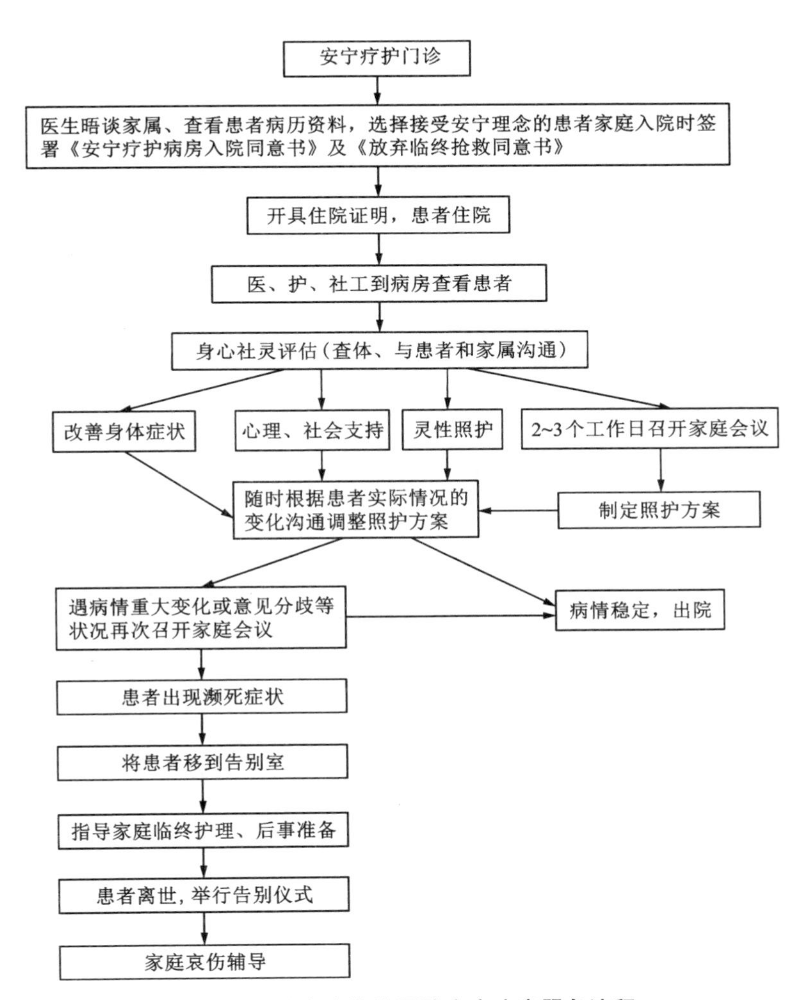

图1-1 北京市海淀医院安宁病房服务流程

(三)服务成效

诸海燕等研究构建综合性医院安宁疗护服务模式，明确组织构架和职责，制定工作制度，开展安宁疗护相关服务知识培训，确立患者准入条件、服务原则、流程和内容，监控服务质量并予以实施，发现医疗团队成员的整体能力得以提高，且临终患者需求的满足程度比例均达到80%以上，患者家属满意度明显提高，表明安宁疗护服务模式既让临终患者及家属得到了全方位的照护，同时又提升了医院的服务品牌。而且，借助综合性医院的平台，利用和发挥综合性医院的优势，既满足了人们大众的需求，又完善了综合性医院的功能。戴月琴等研究显示，基于国际医疗卫生机构认证联合委员会(JCI)标准对安宁疗护的要求在安宁疗护中开展多学科团队协作模式，成立安宁疗护团队和病房，建立系统、完整的安宁疗护工作流程，制定并落实适合于晚期恶性肿瘤患者的评估、临终关怀制度，运用多学科团队的协作模式对临终患者实施安宁疗护服务，减轻了患者的痛苦，增加了舒适度，并减少了并发症的发生，能最大限度地保证患者安全。然而，多学科团队协作模式应用于安宁疗护服务中才刚刚起步，仍需后续逐步完善。

二、安宁疗护照会小组(共同照护)

我国目前能提供安宁疗护服务的医疗机构服务覆盖率低，无法满足我国目前庞大且日益增长的安宁疗护服务需求。大部分的晚期恶性肿瘤患者选择在综合性医院接受安宁疗护，但因受到安宁疗护床位设置和政策的限制，大型综合性医院无法满足日益增长的安宁疗护患者的需求，使患者生命末期的生命质量大打折扣。安宁共照服务模式将安宁疗护延伸至院内其他终末期患者，让医护等相关人员、患者及家属对安宁疗护有正确的认知，推动安宁疗护团队与原诊治医疗团队共同照护终末期患者及提供安宁相关咨询服务。

(一)适用对象

1. 必备条件

同安宁疗护病房必备条件。

2. 优先条件

(1)癌症晚期(advance progressive disease)病患；

(2)有身体、心理、精神方面照顾需求；

(3)家属与病患沟通等问题；

(4)愿意接受安宁缓和疗护会诊团队的会诊或照顾。

(二)安宁共照服务流程

通过原本医疗照护团队申请，院内安宁共照团队会诊，提供安宁疗护服务，患者主要照护责任仍由原团队医护人员负责，安宁共照团队则提供安宁疗护专业建议、协助与辅导原团队末期照护知识及技能，使住在非安宁病房的生命末期患者也能享受安宁疗护服务，提升末期生命质量。

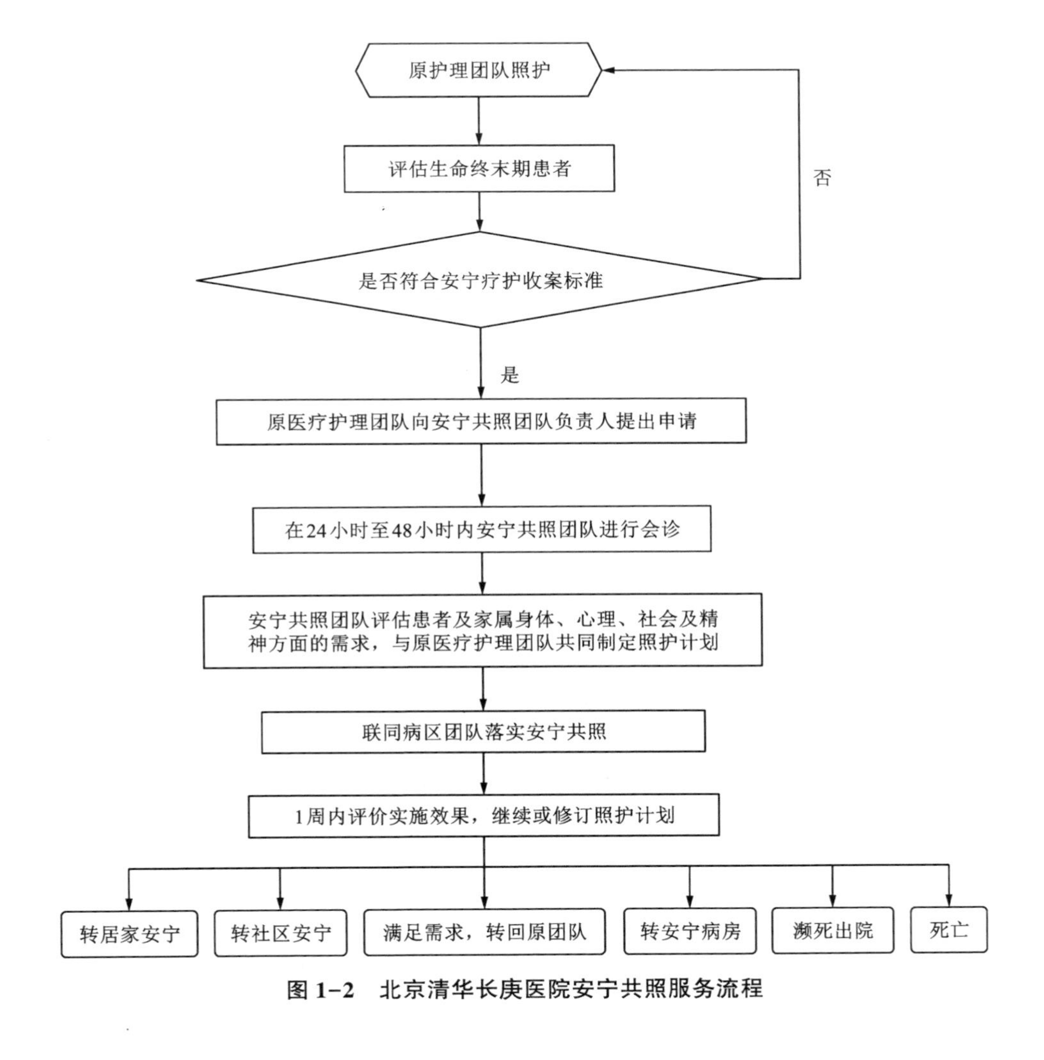

图 1-2　北京清华长庚医院安宁共照服务流程

(三)安宁共照服务成效

研究显示，综合医院实施安宁共照模式可改善患者善终结局，在安宁共照模式下，原照护团队经过安宁共照团队的专业指导后，患者疼痛控制满意度由26.88%增加至93.27%；家属对安宁共照总体满意度由19.35%增加至88.73%，提升69.38%；吗啡使用率由12.50%提升至88.90%，提高76.40%；患者DNR同意书签署比例由6.94%增加至100.00%。由此可见，患者在生命的终末期的疼痛得到减轻或缓解，随后，家属焦灼的心情也得到缓解，其对安宁共照服务的满意度也随之提升。

三、安宁居家疗护

居家安宁疗护是现阶段我国应用较多且最易于大众接受的一种临终关怀形式。因具有不脱离患者生活场域、患者满意度较高和节省医疗卫生资源等优点，已经成为很多国家和地区安宁疗护服务体系的重要组成部分。帮助照顾者对在照顾过程中出现的问题进行研究分析并及时解决，可以增加照顾者的积极感受，提高其照护能力，可以为临终患者群体有尊严地在家人身边度过人生最后一程提供保障，从而改善临终患者的生活质量，对提高我国临终关怀事业的发展有积极的推动作用。

(一)适用对象

居住在辖区内的常住居民，具有当地户籍或居住证的生命终末期患者。

1. 必备条件

①晚期肿瘤指原发肿瘤无切除或已淋巴转移、血行转移、局部复发；②肿瘤患者须提供二级及以上医院的明确病理学诊断或明确影像学诊断，对骨转移患者需要有相应磁共振或CT诊断报告证实；③有服务需求，自愿接受协议患者。

2. 优先条件

Karnofsky功能状态评分标准(KPS评分)70分以下；预计生存期3个月或以下；确定癌性疼痛患者。

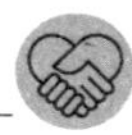

（二）居家安宁疗护服务流程

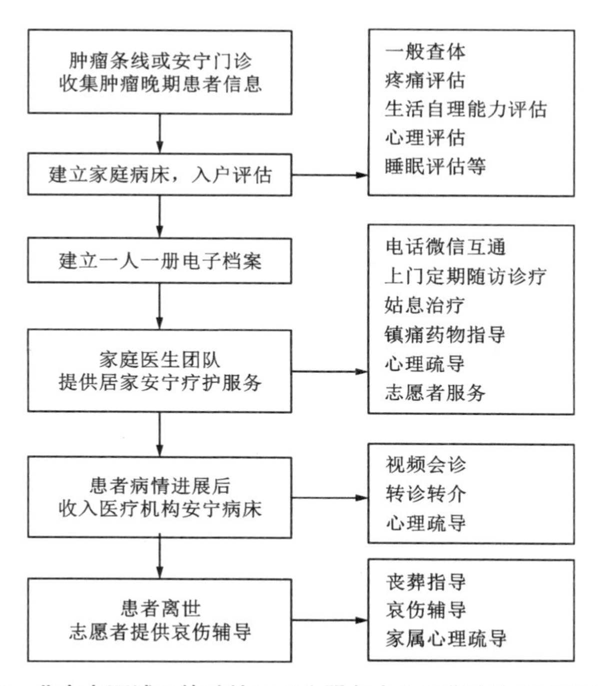

图 1-3　北京市西城区德胜社区卫生服务中心居家安宁疗护服务流程

（三）居家安宁疗护服务成效

阎良等采用前瞻性、非随机成组设计方法，对 479 例接受宁养家居服务的患者和 170 例普通住院治疗的患者进行调查分析，发现相比较住院治疗组，宁养院服务明显提高了患者的生活质量，明显缓解了患者的疼痛程度，家属满意度也较高，且居家宁养治疗费用远低于住院治疗费用。

居家安宁疗护能够缓解照顾者和家属的焦虑、抑郁情况，改善癌症终末期患者的生活质量及心理、精神状态，与此同时，患者的医疗费用明显低于住院接受姑息治疗的患者，两组患者的生活质量无明显差异。居家宁养照护不会改变患者病程，同时也是现代美国晚期患者的首选。因此，居家接受宁养服务是癌症终末期患者一种较好的选择，可避免医疗资源的过度浪费和过度治疗给患者带来的痛苦。

目前较为公认的综合型安宁疗护服务模式有赵美霞等的 PDS(one-point, three-direction, nine-subject)模式，即“1 个中心、3 个方位、9 个结合体系”，以解除患者的病痛为中心；在服务层面上，坚持临终关怀医院、社区临终关怀服务与家庭临终关怀相结合；在服务主体上，坚持国家、集体与民营相结合；在费用上，坚持国家、集体与社会相结合。建立以政府为主导、全社会广泛参与、家庭为核心、社区为半径、临终关怀专科机构为依托、综合医院为指导的“六位一体”临终关怀医疗服务模式是未来我国临终关怀医疗服务模式的发展方向。通过实施国家发展战略，进行临终关怀医疗服务的顶层设计，从而促进我国临终关怀事业的快速稳步地发展。

第五节　安宁疗护的伦理原则

安宁疗护伦理是指研究医疗健康照顾人员和志愿者在为终末期患者及其家属服务过程中应遵循的道德原则和规范。它以马克思哲学的基本原理为指导，以身体上、心理上、社会上的完整护理照顾为理念，以缓解患者痛苦、提高已患威胁生命疾病的患者及其家属的生活质量为目的，以帮助终末期患者舒适、平静和有尊严地离世为目标，研究安宁疗护关怀伦理的产生、发展、变化规律及如何运用安宁疗护关怀道德原则与规范去调整安宁疗护关怀中的人际关系，解决安宁疗护实践中的伦理问题。

生命伦理原则包含尊重自主原则、不伤害原则、有利原则和公正原则。由于涵盖层面的完整，已成为当代医学伦理之共通法则。

一、尊重原则

医学伦理学的尊重原则指在处理医患双方的关系时应坦诚对待并相互尊重。

1. 医务人员有义务配合患者行使自主权

患者首先是人，在安宁疗护中，患者虽然身患重病，甚至是不治之症，但患者自主权的享有和行使，不因所患疾病和社会关系上的弱势地位而减损。相反，因晚期患者的身体、心理、精神正在承受疾病的折磨，更应得到有关照顾者的尊重和维护，尤其是来自医护人员的。此时，医疗人员要尊重患者的隐私、维护患者人格、为其提供最适合的医疗决策及服务。

2. 尊重患者及其家属的选择

人身权是现代社会中人的最基本的权利，患者本人是所有诊疗行为的直接

承担者，具有完全民事行为能力的患者有权根据自己的需求，自主选择医生，选择适合的诊疗方案，得到最好的服务。在安宁疗护中，患者可以根据自己的客观情况，如症状、病情、经济条件，选择居家治疗、社区治疗还是住院治疗。如果病情较严重且不稳定时，可选择在大型高等级医院住院治疗；在病情较稳定时，可选择社区卫生服务机构住院治疗或居家治疗。对于生命期有限的患者，最需要考虑怎样的决策才是最适合自己、对自己最有利的，如生命终末期是否心肺复苏，是否使用维生设备？延长生命的治疗与姑息舒缓治疗在何种时间节点可以接受切换？然后，处理好患者自主与医务人员做主。医护方的自主和临终者的自主理论上是相同的，因为医患的共同目标是更好地应对疾病，但是有时双方行使自主权时可能会出现冲突。如医务人员应家属的要求，对患者保密(不告诉病情)，实则侵犯了患者本人的知情权；有时医护人员根据专业的评估已经没有治疗的希望，患者或家属还抱有一丝侥幸，期待奇迹出现；有时患者有治愈的希望，但患者经济支撑有限而放弃治疗。对于是否对患者保密的做法，还是要结合我国国情，尽量让患者家属和患者沟通，医护人员可以给予家属指导，如沟通的恰当时间选择、话语表达，在充分尊重患者及家属的基础上，履行医方的职责。对于是否接受治疗，在家属一味坚持治疗或客观原因放弃治疗时，都要和家属沟通好，帮助其分析做出不同选择会出现的不同结果。沟通多一份，患方的选择认知也多一份，尽量实现患者、家属、医护人员共同商量、共同决策。

3. 正确行使医疗干涉权

自主性原则，强调的是生命晚期患者的自主，当然医生在适当的时候也要充分利用自己的专业知识及职业素养，负责任地行使医疗干涉权。在姑息医疗中，并不是医方一味的听从患者及其家属的决策。因为患者及其家属的医疗知识有限，他们的决策未必科学、有利于患者。如在治疗无望时，家属因为怕别人议论不孝，仍坚持积极抢救时，医方及时沟通，讲明治疗预后、引导家属认知、安抚家属情绪，减少不必要的医疗实施。再如，患方对医护人员比较信任时，医方在决策时要学会站在患者及家属的立场考虑，正确行使医疗干涉权。

二、不伤害原则

不伤害原则是医学伦理学的基本原则之一，它强调在医学实践中如果不能使某人受益，那么至少不应伤害他，确保不使患者受到不应有的伤害。

1. 可以避免的伤害应尽量避免

在安宁疗护中，医护人员对患者的医疗行为立足点就是不伤害，无论是从精神上还是身体上的伤害。因此，要以当下的技术水平作为标准明确界定伤害的种类，尽量避免可控的、有意的、责任的伤害。众所周知，有时对躯体的伤害是获得健康的必要手段，为此要科学评估风险与收益，制止非医学理由的伤害。

2. 不可避免的伤害应降到最低限度

这为我们正确评价"双重效应"的医疗行为提供了伦理依据。一个行为具有道德意义需要符合以下四个条件：此行为本质上是好的，行为动机是追求最好的结果，行为手段是好的，行为的结果是好的结果要大于坏的结果。针对阿片类镇痛药物的"双重效应"，在安宁疗护实践中，医务人员要慎重对待、审慎处理。医护人员要熟练掌握每一种麻醉药品的使用方法，参照 NCCN 指南，有效缓解疼痛，对于难治性疼痛应及时请教相关专家，并经常对患者的疼痛进行评估。如果是药物不可避免的副作用，虽然在道德上是被允许存在的，医护人员也应最大限度实现医疗用药对人的健康、人格尊严维护的促进作用，减少其副作用，如结合心理疗法、动物疗法、芳香疗法等降低副作用对患者的影响。

三、有利原则

有利原则也称行善原则。"行善"是指人们对他人的幸福增进所承担的积极的道德义务。行善原则有两个结构，即互利互惠和相互同情。为此，国民要树立全面利益观，为患者及其家属提供最优质服务，最大限度满足其需求，增进其收益。

1. 行善的责任限度

在安宁疗护实践中，行善并不是主观地做自己认为对他人有利的事，更多的是从患者及其家属立场出发，以其切身利益为行动的出发点和落脚点，如此行善才具有道德意义。在生命伦理学领域，行善的限度是对患者及其家属带来的好处，至少保证好处要大于对其损害。安宁疗护中患者及家属处于弱势的地位，行善不仅是医护人员的权利也是医护人员的责任。医护人员的职责是救死扶伤，克服疑难杂症是对其职业的最大肯定，但是医务人员也不能一味追求治愈疾病的结果，对于癌症终末期的患者而言，由积极的抗肿瘤治疗转向以提高生命质量为本的姑息医疗更符合患者利益。医护人员有义务帮助患者减轻疼痛，缓解症状，缓解他们对死亡的畏惧，对未知世界的困惑。

2. 良好的效果的限度

在生命伦理学中，评估行为的一个最直接的标准是该行为是否带来良好的效果。良善的行为并不必然带来良好的效果，因为行为动机和行为结果是相互关联又彼此独立的两个维度。在肿瘤的安宁疗护中药物的副作用是不可忽视的问题，缓解疼痛与麻醉类药物的副作用进行权衡的时候，应从患者当时的生命

状态出发，理清那种状态下，患者最需要的是延长无望的生命还是提高活着的生命质量？此外当患者进入临终阶段也应该得到良善和仁慈的对待，不因为生命即将结束，已经没有救治价值而被放弃。

3. 审慎处理行善与自主原则之间的冲突

如何处理好医生行善行为与患者自主决策之间的关系是生命伦理学中的热点问题。一是及时告知患者及家属病情，及时了解其意向。当被诊断为疾病晚期时，患者或其家属一开始不能接受，这是正常的情绪反应。这就需要医护人员与患者及其家属坦诚地沟通交流，了解患者及家属的意向与存在的困难，在尊重患者及家属意愿、充分评估患者客观病情的基础上，为其做出最佳的临床决策。二是尊重患者及家属的选择，满足患者的愿望。对于生命期有限的患者来说，首先要正确地看待自己的病情，其次勇敢地面对生死。虽然剩下的时间有限，但有限的生命一样可以过得很充实、多彩。医护人员与家属不仅要照顾好患者的身体，也要了解患者心理需求，帮助其规划有限的生命时间，协助其实现心愿。

主要参考文献

[1] 马娜，秦苑，张泽涛，等. 三级综合医院建立安宁疗护病房的实践[J]. 中国护理管理，2018，18(03)：325-329.

[2] 李硕，张鑫焱，吕茵茵，等. 综合医院安宁共同照护模式的构建与实施效果分析[J]. 医学与哲学，2021，42(21)：26-30.

[3] 张燕，韩琤琤，路琦，等. 癌症晚期患者居家临终关怀服务模式研究及效果评价[J]. 中国全科医学，2014，17(31)：3773-3776.

[4] 陈伟，张世鑫. 让每一个生命善始善终——安宁疗护在我国的现状及展望[J]. 中华医学信息导报，2020，35(16)：9-10.

[5] 鄢思佳. 我国姑息医疗的伦理研究[D]. 天津医科大学，2018.

第二章
安宁疗护中的特殊情境

第一节　生存期评估

安宁疗护的特定对象是生命终末期患者或老年人。许多国家对癌症晚期患者接受安宁疗护服务时的预计生存期做出了明确要求，如美国和加拿大要求患者预计生存期应<6 个月。我国部分地区仍未将预计生存期列为癌症晚期患者接受安宁疗护服务的准入条件，甚至许多安宁疗护中心在收治患者前未对患者的生存期进行预测，这在一定程度上造成了医疗卫生资源的浪费，降低了医疗卫生服务的供给效率。

准确判断患者的生存期不仅有助于及时将即将进入临终阶段的终末期患者转诊至安宁疗护中心接受进一步照护，以为其提供更多的选择和保障，还能使有限的临终关怀资源发挥最大的效能，减少过度医疗等医疗资源浪费现象的发生。

一、定义

生命终末期(End of life)是指机体因严重疾病、伤害或其他原因导致健康无法恢复，且有明确的医学证据表明疾病进程无法逆转，将不可避免地导致死亡的阶段。目前世界上不同的国家对生命终末期的标准界定尚不一致，英国为 1 年以内，美国为 6 个月内。

二、生存期评估的目标与意义

疾病终末期患者在生存期间应受到安宁疗护服务。不同的阶段给予的安宁

疗护关怀内容不同，因此准确评估疾病终末期患者的预期寿命具有重要意义，能够帮助患者在面对死亡时调整好心理历程，帮助患者家属安排后事，从而让患者安详地接受死亡。此外，疾病终末期患者预期寿命判断可以帮助医护人员决定安宁疗护的介入时机，更好地评估和掌握患者病情状况，制定最优照护方案，改善疾病终末期患者的生存质量。

三、生存期评估的方法与工具

1. 临床生存期预测(Clinical prediction of survival，CPS)

CPS 指临床医生基于诊疗经验结合患者病情和以往相似病例的存活情况对患者生存期做出的预估，是临床上传统且最常用的晚期癌症患者生存期预测方法。CPS 包含经典的时间问题法(患者还能存活多久?)、惊讶问题法(如果患者在特定时间内死亡是否感到惊讶?)和概率问题法(患者在特定时间内存活的概率是多少?)。CPS 评估患者生存时间快速且简单，然而，预测的准确性较低。即使是临庆经验丰富的肿瘤学或姑息医学专家，晚期癌症患者临床预测时间问题法的准确率也只能达到 20%~30%，主观性强，评估结果往往过于乐观，明显长于患者的实际生存时间。惊讶问题法预测患者 1 年生存期的准确率为 37.7%~95.9%。概率问题法预测患者 24 h 至 6 个月生存期的准确率为 0%~100%。CPS 的低准确率通常会降低临床医生与患者及其家属沟通预后的信心，导致晚期癌症患者过度治疗。

2. 统计学预测

自 20 世纪 90 年代起癌症患者生存期的预测受到关注，专家对不同生存期预测工具进行了大量统计学研究，筛选出具有独立预后因素的指标，并且建立了用于预测姑息治疗晚期癌症患者生存期的模型。量表评估法是根据构建模型中各参数及其设定的权重设计成表，对患者进行等级评定的方法。常见的晚期癌症患者生存期预测量表包括姑息功能状态评估(palliative performance scale，PPS)、姑息预后评分(palliative prognostic score，PaP)、姑息预后指数(palliative prognostic index，PPI)及中国预后量表(Chinese prognostic scale，ChPS)等。

(1)PPS 量表

PPS 量表于 1996 年由 Anderson 等对加拿大 119 例居家姑息护理和 213 例临终关怀机构的晚期癌症患者进行观察而研发的，包含 5 个指标：躯体移动，活动及疾病征象，自我照护，进食或进水，意识水平。量表评分从 0~100%分为 11 个水平(以 10%递增)，0 表示患者死亡，100%表示患者能完全进行日常活动。卡氏评分是第一个描述患者日常活动能力的量表。PPS 量表作为卡氏评分的改进版，是姑息性护理中评估患者身体状况的工具，可用于沟通、分析家庭护理工作量、描述患者入院和出院情况，以及预测患者生存期。PPS 评分越高表明患者功能状态相对越好，生存期越长。然而有研究显示，PPS 对生存期的预测准确率并不理想。

(2) PaP 量表

PaP 量表于 1999 年由意大利 Pirovano 等通过纳入 519 例中位生存期为 32d 的晚期实体瘤患者，分析总结出对 30d 生存率预测有独立影响意义的 6 项指标，包含 4 项主观参数(厌食症、呼吸困难、卡氏评分、CPS)和 2 项实验室指标(外周血白细胞计数和淋巴细胞百分率)。PaP 量表对每项指标赋予不同权重，总分为 0~17.5 分，分值越高，预后越差。根据 PaP 总分将患者分配到 3 个不同的风险组预测患者 30d 的生存率：总分为 0~5.5 分时，患者 30d 的生存率 >70%；总分为 5.6~11.0 分时，30d 的生存率为 30%~70%；总分为 11.1~17.5 分时，30d 的生存率 <30%。该量表的局限性在于主观性指标 CPS 所占权重较大，约为 50%，从而影响评估的准确性。该量表另一个局限性在于需要血液检测，且炎症指标容易受到急性感染事件的影响。该量表不适用于肾癌和血液系统恶性肿瘤患者的生存期预测。

(3) PPI 量表

PPI 量表于 1999 年由日本 Morita 等基于 150 例接受安宁疗护的晚期癌症患者的体能状况和 21 项临床症状研发得来，用于预测患者 3 周和 6 周的生存率。该指数包含 5 项独立指标：PPS、经口摄入量、水肿、静息时呼吸困难和谵妄。PPI 对每项指标赋予不同权重，总分为 0~15 分，分值越高，预后越差。根据得分将患者分为 3 组，PPI≤2 分预测生存期 >6 周；PPI>2~≤4 分预测生存期 3~6 周；PPI>4 分预测生存期 <3 周。该研究中 PPI 对预测晚期癌症患者 6 周和 3 周生存期的准确率分别为 78% 和 84%。PPI 量表的优势在于不需要有创检查，较易获取结果。然而该工具的局限性在于指标之一 PPS 本身是一个预测工具，将增加预测的偏倚和复杂性。

(4) ChPS 量表

ChPS 是中国大陆首个对晚期癌症患者进行生存期预测的量表。该量表由 Zhou 等根据新华医院安宁疗护中心 814 例晚期癌症患者回顾性研究得来，主要用于预测晚期癌症患者 3 个月的生存率。ChPS 包含 10 项指标：体重下降、恶心、吞咽困难、呼吸困难、水肿、恶病质、脱水、性别、卡氏评分和生命质量评分。ChPS 对每项指标赋予不同权重，总分为 0~124 分，得分越高，预后越差。总分 >28 分时，患者的生存期 <3 个月，该量表预测 3 个月生存期的准确率为

69.4%。该评分系统随后在该中心205例晚期癌症患者中进行验证，得出其预测晚期癌症患者3个月生存期的准确率为65.4%。此后，Cui等在此基础上招募了上海12家安宁疗护机构共计320例晚期癌症患者进行前瞻性研究，分析确定了14项预后指标：卡氏评分、疼痛、腹水、胸腔积液、水肿、谵妄、恶病质、外周血白细胞计数、血红蛋白、血钠、总胆红素、直接胆红素、谷草转氨酶和碱性磷酸酶，由此制定出改良版ChPS。基于加入的上述客观指标，该量表可分别预测患者7 d、30 d、90 d和180 d的生存率。

(5)临终患者病情评估表

毛伯根、陈健琳等人采用德尔菲法研制了“临终患者病情评估表”，先后经56例初步试用和479例的进一步使用，对量表进行改善最终量表具有良好的信效度。德尔菲法的实质是专家集体咨询系统，可避免集体讨论屈从于权威和盲目服从多数的弊端，能提供个性独立的见解，凭借专家的经验和理性思维对事物进行分析决策。疾病终末期患者预期寿命判断可采用基于德尔菲法建立的“临终患者病情评估表”，如表2-1所示。包含12个指标：摄入、体能生活、年龄、呼吸、神志、血压、脉搏、营养状态、脏器状况、体温、尿量、水肿。量表满分100分，按照量表对疾病终末期患者按项逐条打分，预测患者生存期<3周的最佳评分界限值为44分。

量表中，a、b为限定警示指标内容，符合a内容>3项或符合b>2项者，判断病情已进入濒临死亡阶段，预计生存期约在3天；重要脏器指对生命延续有明显影响的脏器，如心、肝、肺、肾、脑，损伤包括脏器转移和(或)功能衰竭(减)；血压的平时值指发病以前，血压在同样条件下的平均(≥3次)测值；“回光返照”指患晚期癌肿或其他衰竭性疾病的患者，在临终弥留时，出现短期的“食欲增加、精神亢奋、神智转清、开口说话、思维清晰、肢体徐动”等现象，1~3天后病情急转，出现死亡；下肢水肿指腿、足部任一侧、段的水肿，胸、腹水伴呼吸限制指大量胸、腹水时引起呼吸困难。

在应用此评估表对疾病终末期患者预期寿命进行评估判断时，直观、容易操作、评估结果和病情转归相近，极差内容界限分明分歧度小，数据化处理形式便于行业统一标准。能够为安宁疗护提供帮助，指导制定最佳安宁疗护方案，帮助患者和家属作好临终准备，满足患者和家属的需求。在判断预期寿命时应注意，该评估表建立在安宁疗护的基础之上；入院患者如病情不稳定，应在病情症状改善后再进行评估判断；注意评估警示标志的假象，如高热等。

表 2-1　疾病终末期患者预期寿命判断评估表

评估项目	100%等级		50%等级		30%等级		20%等级		10%等级	
	表现	分值	表现	分值	表现	分值	表现	分值	表现	分值
摄入	平时正常量	18	平时的半量以下	9	少量流质	5	少量啜饮	3	仅口唇囫动[a]	1
体能生活	自主行走 全自理	18	搀扶走， 大部分自理	9	大多卧床， 自行用餐	5	卧床能坐靠， 能交流	3	仅能肢体徐动， 吞咽[a]	1
年龄(岁)	<50	10	50~69	5	70~79	3	80~90	2	>90	1
呼吸(次/min)	正常	10	活动后气促	5	平卧时气促	3	>30 或<10[a]	2	张口点头样[b]	1
神志	正常	10	淡漠，眼神呆滞	5	嗜睡或烦躁	3	浅昏迷[a]	2	深昏迷或 见“回光返照”[b]	1
血压-收缩压	正常	6	<平时值 20%	3	<100 mmHg	2	<80 mmHg[a]	1	<70 mmHg[b]	0.5
脉博(次/min)	正常	6	>100 或不齐	3	>120 或>60	2	>160 或<50[a]	1	<45[b]	0.5
营养状态	无消瘦	6	略有消瘦， 体质量下降>10%	3	轻度消瘦， 体质量下降>20%	2	中度消瘦， 体质量下降>30%	1	重度消瘦， 体质量下降>40%	0.5
脏器状况	无损伤	4	非重要 脏器损伤	2	1 个重要 脏器损伤	1.5	≥2 个重要 脏器损伤	1	≥3 个重要 脏器损伤	0.5
体温-腋下(℃)	正常	4	>37.1	2	>38	1.5	>39 或<36.2[a]	1	>40 或<35.7[b]	0.5
尿量(mL/d)	正常	4	略减，>700	2	减少，>400	1.5	少尿，<400[a]	1	无尿，<100[b]	0.5
水肿	无	4	下肢水肿	2	全身水肿	1.5	伴胸、腹水	1	伴胸、腹水及 呼吸限制	0.5
合计		100		50		31		19		8.5

第二节　告知坏消息

告知坏消息是一项复杂的沟通任务，涉及口头告知以及识别和回应患者的情绪，让患者参与决策，找到构建"希望"并提供支持的方法。在医疗环境中，医护人员常常面临对于生存期有限患者需要进行坏消息的告知。生存期有限患者是指确诊为恶性肿瘤或处于慢性疾病终末期的患者，如慢性充血性心力衰竭晚期、慢性阻塞性肺疾病末期等患者，而坏消息是指传达与患者及家属期望相背的病情、诊断及预后等信息，如恶性疾病的诊断、肿瘤复发、治疗方案的失败、宣告死亡等。医护人员如何有效地对生存期有限患者及家属进行坏消息告知，使患者及其家属能有效地接收信息，并能积极地应对这一状况，是医护人员在临床实践中经常需要面临的挑战。

一、常见的告知坏消息模式

1. SPIKES 模式

2000 年，美国临床肿瘤学会 Baile 等学者综合专家意见与相关文献后提出包括 6 个基本步骤的 SPIKES 模式。S(Setting up)设定沟通场景：创造一个隐私的且使患者舒适的告知环境，以表示对患者和家属的尊重；P(Patient's perception)评估患者认知：医护人员要在告知病情前掌握患者对病情的知晓程度与想法；I(Patient's invitation)获得患者许可：询问其意愿，并明确他们想了解的信息内容与信息量，在此基础上提供进一步的说明；K(Knowledge)医学专业信息告知：尽量用通俗易懂的方式告知患者病情和治疗护理相关护理计划等信息，避免使用医学术语；E(Exploring/Empathy)关注患者情绪：具备同理心，认同患者的情感及反应并给予适当的支持；S(Strategy/Summary)策略与总结：为患者总结病情并提出治疗对策，医护人员通过对患者及家属进行相关询问后，将收集信息汇总，给出相应的诊疗护理方案。

SPIKES 模式融合了交流与咨询的原则，为医护人员收集患者信息、告知病情、情感支持以及制定治疗计划提供了一个系统、全面、结构化的沟通框架[6]。该模式强调患者的自主权及告知时的六个步骤，要求医护人员在告知坏消息时需严格按照先后顺序实施，并为患者及家属提供详尽的信息，缓解坏消息给患者和医护人员带来的紧张感和压力，常用于癌症复发、临终关怀治疗等困难情境的沟通。一般来说，完整告知病情约需 1 个小时。

2. SHARE 模式

日本心理肿瘤医学学会(简称 JPOS) Fujimori 等在 2005 年对 SPIKES 模式进行本土化改良后形成 SHARE 模式，通过深入探讨对恶性肿瘤患者的真实病情告知后得以发展。该模式包含 4 个部分：S(Supportive environment)支持的环境、H(How to deliver the bad news)坏消息告知方式、A(Additional information)提供附加信息、R&E(Reassurance and Emotional support)保证与情绪支持。

SHARE 模式重点强调告知时需要家属陪伴、语言婉转、提供患者及家属情绪上的支持等，强调医护人员应诚实、清晰地使用患者能够听懂的方式告知，避免多次提及“绝症”、“生命末期”等字眼，鼓励患者说出自己的困惑；提供附加信息时，要求医护人员根据患者及家属的需求和情绪反应来明确信息种类，包括接下来的治疗方案、疾病对患者日常生活的影响及预后生存情况等；坏消息传递后，医护人员应以温暖和关心鼓励患者和家属表达情绪，维护患者的求生意志。SHARE 模式建议完整的告知时间为 10 至 15 分钟。

3. PEWTER 模式

PEWTER 模式由美国 Nardi 等学者在 2006 年提出，最初是作为学校辅导员的沟通工具而创建的，但现已有效应用于临床情境。该模式分为六个阶段。P(Prepare)准备工作：包括了解即将要交流的信息以及组织清晰的日常语言来表达，还包括与被告知者进行安静、持续的见面准备；E(Evaluate)评估：对患者进行坏消息知晓度和接受度的评估，包括患者的认知和心理状态、以及对个人情绪、身体姿势和面部表情的认识；W(Warning)预警：给患者发出即将告知坏消息的信号，此时允许患者稍作停顿，以便患者在坏消息接收前能在心理和情绪上做好准备；T(Telling)讲述：以直接、非歉意和冷静的方式，分段给出传递信息。医护人员一次最多给出三段信息，在给出下一段信息之前需先确定患者已经理解上一段的相关信息；E(Emotional response)情绪反应：要求医护人员评估患者对坏消息的反应。如果患者不知所措，可能有必要进行再一次的会议来讨论坏消息；R(Regrouping)重组：这个阶段通常被认为是最重要的，因为它涉及患者和医护人员的合作，需要两者共同完成，让患者继续保持希望，确保患者在知晓病情后会对生命保持积极的态度。当预后有一定希望，患者和医护人员可以进行讨论。然而，在希望较为渺茫的生命末期阶段，医护人员应注意不随意与患者讨论该话题。

4. ABCDE 模式

ABCDE 模式由美国学者 Rabow 等在 1999 年回顾文献中的坏消息告知具体建议后总结提出，Vanderkieft 2001 年根据临床医护人员的实际工作情况进行改进。该模式共包括五个阶段。A(Advance preparation)预先准备：要确保医护人

员和患者在时间、地点和情感上有充分的准备，前者需对患者的病情要有深入的了解，必要时进行预演；B(Build a therapeutic environment/relationship)建立一个良好的治疗环境/关系；C(Communicate well)沟通良好：了解患者或家属对病情的了解程度和患者想了解哪些方面的信息，告知坏消息后给予患者时间来应对，鼓励患者提出问题确认其理解；D(Deal with patient and family reactions)应对患者和家属的反应；E(Encourage and validate emotions)鼓励患者释放自己的情感，认可患者的情感。

二、告知坏消息的实施

鉴于SHARE模式相对更符合我国繁忙的医疗环境及家属参与决策的文化背景，坏消息告知可参照SHARE模式进行。

1. 会谈前的准备

(1)保障隐私空间并当面交流：尽量避免在大房间的床边以及用围帘遮掩的门诊房间的一角进行谈话，而应该使用谈话室。(2)确保有充分的时间：避开繁忙的门诊时间。预先将手机交给他人保管，不接打电话。提醒在场的各位会谈已经开始。在不得已的情况下，务必先向患者打声招呼，才能接打电话。(3)向患者预约下一次会谈："过7天，全部的检验报告将会出来。7天后的几月几日，我们再进行一次会谈，传达我们医院呼吸科医生开会讨论的最终结果，您看可以吗?"(4)向患者传达下一次会谈的重要性："下一次会谈我们将要告诉您检验的最终结果，这是一次非常重要的会谈。一个人参加也是可以的，如果觉得孤单的话，可以邀请您的家人或者朋友一起来参加。"

2. 会谈开始(从患者进入会谈室到传达坏消息为止)

(1)通过简单地提及身边的事情、季节问候，或者患者关心的个人事情来缓解气氛，并通过表情等进行非语言的交流："最近天气越来越炎热，晚上睡得安稳吗?"(2)就症状和病情的发展经过、本次的会谈的目的等进行回顾，确认患者对于病情的了解程度："在以前看病的医院，医生是怎样对您说的?""对于上一次我们会谈的内容，您有不理解的地方吗?""关于治疗效果，您自我感觉如何?"(3)对亲友也要给予同样的关照，认识到既要照顾患者又要照顾到亲友的重要性：与亲友要有目光的交流；亲友突然发言时，要向亲友传达后面会对他的问题有详细的回答。(4)其他的医护人员一同在场时，要征得患者的同意："某某护士也一起参加可以吗？假如会谈后有什么不明白的地方，不管是哪一方面，可以问我也可以问某某护士(指上面提到的这位护士)。"

3. 坏消息告知

(1)在传达坏消息之前，请给予患者足够的心理准备："这是件非常重要的事情。”“也许与您料想的结果一致……”“您有足够的时间参加会谈吗?”“下面我要谈的一些内容，可能会让大家很失望……”(2)传达坏消息时，既要通俗易懂又要明确无误：“那我就直说了吧!”(3)接纳患者的情感，给予适度沉默；等待患者的回应；询问对方此刻的心情；进行开放式提问，如“您能把现在的想法告诉我吗?”(4)慰藉由于告知坏消息而引起的情感：“心里很难受吧！“”这样吧，我们一起来看看拍的片子(此时，使用拍的片子和检验报告进行解释说明)。”“您脑子里一团糟吧?”“出乎您的意料吧?”“您不要紧吧?”(5)在解释说明的同时，对患者 的理解程度进行评估：“我说的这些，您能理解吗?”“如果有疑问，事后还可以向我或者向护士咨询。”(6)就现在的谈话进展征询意见：“您认为我们现在的谈话速度合适吗?”“如果觉得进度太快，不管什么时候您都可以提出来。”(7)传达病情(如进度、症状、症状的起因、癌细胞转移的部位等)，询问有无疑问和需要商讨的地方。在使用专业术语时，询问患者是否能够理解。将要点在纸上写下来，并加以说明。

4. 就包括治疗在内的今后的方向进行协商

(1)在说明患者今后标准化的治疗方针、有哪几种选项、治疗的危险性和有效性的基础上，传达你所推荐的治疗方案。(2)就癌症的预后进行说明：“治疗是一个很艰巨的过程，如何保持现有的生活状态，这是我们今后需要努力的目标。”(3)向患者说明：可以向其他的肿瘤科医生征求第二意见。(4)在作出治疗的选择时，您希望谁有选择权：患者自己一个人做决定，全权委托给医生，还是亲友和医生一起做决定。(5)给患者留有一线希望，既要传达治疗上有哪些目标是无法实现的，又要传达有哪些症状是可以努力改善的：“我们与其一心想着去打败癌症，还不如将重点放在如何减轻痛苦方面，您看如何呢?”(6)给患者提供关于可以利用的服务和支援信息，例如，关于医疗咨询、高额医疗费的负担、上门护理服务、社工的帮助、医疗顾问等的信息。(7)就患者今后的日常生活和工作事宜进行协商：“比如，除生病以外，您在日常生活和工作方面，还有哪些放心不下的?”

5. 对会谈进行回顾总结

(1)对会谈的要点进行总结，并将有关解释说明的书面材料交给患者。(2)告知患者，今后我们也将尽职尽责把治疗和照顾进行到底，绝不会抛弃患者：“为了您的好转，我们会一如既往持续努力。”“今后我们也将尽职尽责，对您治疗和照顾到底。”“如果您需要的话，我们可以介绍您到其他医院进行治疗。”(3)对患者的情绪进行接纳：“您不要紧吧?”“我们一起努力，好吗?”

在实施过程中，SHARE 模式的四个步骤在每一个阶段中的使用顺序并非一成不变，而是根据“起、承、转、合”的需要反复循环使用。会谈中的注意事

项主要包括：(1)对待患者要礼仪端庄。第一次见面时，要进行自我介绍。看见患者进入了谈话室，要主动打招呼。(2)与患者要有目光的交流。督促患者主动发言，对患者的疑问进行详细解答："您有什么疑问吗?"(3)在回答患者的问题时，切忌心不在焉：不要中途打断患者的发言，不要抖腿，不要转笔，不要手握鼠标等等。

三、坏消息告知应关注的要点

1. 情感的全盘接纳

在整个会谈中，应将情绪的接纳贯穿其中。在重要的谈话前，患者通常很紧张，应通过语言聊一些轻松的话题来缓和气氛。在即将进入到坏消息的内容时，为了让患者有足够的心理准备，应再次给予一定的铺垫说明。在谈到坏消息内容时，要一边确认患者当前的情感状态，一边慰藉其由于被告知坏消息而引起的情感变化。在会谈结束时，也要对患者的被世人抛弃的后怕感进行充分的接纳，并发出邀请："我们一起好好努力，好吗?""今后我们也将尽职尽责，一直治疗和照顾您!"以免患者产生绝望的心态。

2. 安全有保障的环境的设定

首先，应有一个谈话室，会谈要在谈话室里进行，而不是在诊室、病房或者医护办公室。参加的医护人员预先将手机交给他人保管。接打电话时，务必事先征得患者的许可。其他的医护人员需一同在场时，要事先征得患者的同意。这样既保证了会谈的安全有序，又处处体现了以患者为中心的思想。

3. 逐段告知

每进行一小段告知后，通过情感接纳、沉默以及等待回应的停顿，给患者一个接受和反馈信息的缓冲时间，并观察患者理解和接受的程度，评估是否适宜继续告知。有了一定的心理准备以后，患者最后听到坏结果时才不至于过度惊吓，就像对待行动不便者，台阶要一步一步慢慢下，才不至于让其跌倒一样。

4. 有规范化的发言格式

规范化的意义在于减少个体在执行中出现的偏差。模仿是学习的基础，通过模仿规范化操作，保持该模式的核心特征，在熟练掌握和对知识融会贯通的基础上，才能推陈出新。尤其是对于缺少这方面训练的医护人员来说，更有启示意义。

第三节　维生医疗抉择

随着医疗技术的不断发展，终末期或临终患者可以通过维生医疗使生存时间得到延长。然而，在维生医疗的过程中往往伴随着患者的是痛苦、折磨甚至伤害。一些终末期病患（例如癌症）本人或家属要求医疗人员为其作某些医疗行为，如放弃或撤除人工呼吸器、鼻胃管、心肺复苏术等维生医疗的行为使医疗人员面临道德与法律的挑战，因此，终末期患者对维生医疗的抉择问题逐渐成为现代社会的一个新问题。维生医疗可为患者提供生命支持，但涉及较多的侵入性操作，对患者造成一定的伤害，也带来医疗资源的浪费。目前尚不能确定更充分的维生医疗是否会让患者有更好的结局。

一、维生医疗的定义

维生医疗即生命维持治疗(life-sustaining treatment，LST)，指通过特殊医疗仪器或技术维持那些自主呼吸、循环、消化等重要脏器功能衰竭的患者的生命，这些治疗包括心肺复苏术、心脏监护、人工辅助呼吸、营养支持、起搏器、血液透析等。这些患者必须依赖一些生命支持系统才能维持生命，一旦脱离这些支持，患者将很快死亡。经过维生医疗，一些急性衰竭的患者能够安全地度过危险期，最终独立生存。然而对相当一部分生命末期患者，如晚期恶性肿瘤患者、患有重要生命脏器严重衰竭疾病的患者、植物人等，生命维持治疗的价值有限，这些治疗不仅不能改善存活率，还加重了患者、亲属、社会的焦虑、抑郁、创伤后应激反应和经济负担。因此，研究个体对生命维持治疗的选择意愿尤为重要。

二、维生医疗抉择与预先医疗指示的双向交叉关系

预先医疗指示(advanced medical directives，ADs)是指成年人在有意思决定能力时确立的，待其丧失了意思决定能力或部分丧失时的一种医疗安排，包括生前预嘱和预立医疗代理两种形式。就老年人而言，意思能力就是其在进行一定行为(尤其是法律行为)时能否认识到自己在做什么，以及是否知道此行为的后果。意思能力的有无关系到个人独立意志的形成，进而决定是否能通过行为实现个人独立意志。因此，意思能力不仅是一种心理能力，同时也是一种将自己的意志表达出来的行为能力。1998 年，欧洲大会上通过了英国人权法案中 ADs 制度。《意思能力法》(2005 年)和《意思能力实施法》(2007 年)两部法律

对 ADs 进行了详细的阐述，尤其是允许拒绝维生医疗手段。1986 年，德国颁布了《临死协助法案》，该法对患者的自我决定权予以重视，规定了四种情形下允许中断或限制维生装置。2003 年，联邦最高法院确定了生前预嘱法律效力。法国在 2005 年通过了《关于患者权利与临终问题的法律》，允许医师在一定条件下依照法定程序停止治疗，但又明确规定禁止安乐死和医助自杀。除此之外，荷兰、丹麦、比利时等国家也都有关于 ADs 的法律以及相应的保障实施规定。

三、维生医疗抉择的现状

国内外研究均显示并非所有患者都愿意进行生命维持治疗，患者对生命维持治疗的态度也不尽相同。在对亚洲地区患者研究发现，大部分日本和韩国患者由于经济或情感负担而希望放弃机械通气，而大部分中国患者则希望接受维生医疗，延长寿命。研究表明患者对生命维持治疗的态度也存在文化差异，亚裔美国人的态度更积极，而欧裔美国人倾向于放弃治疗。目前国内关于患者对生命维持治疗理解及态度的研究较少。我国 ICU 对终末期患者的医疗处置方式基本上仍是全力抢救的传统模式，与国外存在差异，可能是因为不同文化背景、法制制度、现行医疗及经济发展水平的差别等原因形成的。不同年龄、性别、教育程度、婚姻状况的患者在不同情况下对生命维持治疗的态度不同。经济状况较好、发生并发症少、自觉健康状况良好、生存质量和活动能力较高的患者倾向于接受生命维持治疗；具有医学背景或抢救经历的患者，和医生讨论过生命维持治疗，能认识生命维持治疗利弊的患者，更容易拒绝生命维持治疗。

四、维生医疗抉择的依据

在进行维生医疗抉择时，有必要思考以下问题：首先，终末期患者的维生医疗选择是一项医疗行为的选择，拒绝维生医疗是否具有医学上的正当性。其次，终末期患者维生医疗的抉择是否具有伦理上的支持。最后，终末期患者的维生医疗的抉择是否具有法律上的正当性。

1. 医学正当性

随着医学的发展，各种医疗手段可以对死亡进行干预，因而死亡不再是一个单纯的生理过程。即使人体功能出现重度衰竭，患者通过心肺复苏术、维生医疗等手段依然能够存活。这也就意味着科技的进步使得人类能在一定程度上抗拒死亡，挽救生命。但同时，也带来了消极的影响，在一味救治患者的过程中患者也陷入痛苦，死亡已经变得更加孤独、机械，更缺乏人性。终末期患者可以选择接受维生医疗，使其生命可能得到延长。但值得强调的是，拒绝维生医疗亦具备医学上的正当性。

首先，终末期患者实施维生医疗虽延长了生命，但要承受巨大的痛苦，其生存质量难以得到保证。当实施维生医疗的结果是回到濒死的起点重复死亡的过程，那么患者当然也有权拒绝维生医疗。其次，在疾病晚期阶段，患者所需要的并不是积极治疗，而是身体上的舒适和心理上的安宁。最后，无效医疗对终末期患者的伤害巨大。终末期患者的疾病已无法治愈，继续实施维生医疗会遭受更多痛苦时，应当考虑实施安宁疗护等，而非一味积极救治，这已达成医学界共识。

2. 伦理学正当性

从生命伦理的角度而言，首先，需要强调的是拒绝心肺复苏术或维生医疗等对患者无治愈效果的医疗，没有刻意延长生命，更没有积极缩短生命，不存在自杀或协助自杀的伦理问题。其次，生老病死乃自然规律，终末期患者拒绝实施心肺复苏术或维生医疗而自然死亡，是符合生命伦理的。

医学伦理的角度而言，第一，要承认死亡的必然性，维生医疗并不能逆转终末期患者的病情，只是延长了患者生物学生命。面对疾病已不可治愈的终末期患者，医生须知医学的无能为力。第二，拒绝维生医疗是终末期患者经过深思熟虑作出的决定，是患者自主选择权的行使，医生应当尊重。第三，医生的工作除了救死扶伤，还有维护患者的生命质量。第四，对终末期患者实施的维生医疗实乃无效医疗。一味实施维生医疗并没有满足患者需求且不利于社会资源配置。

3. 法律正当性

终末期患者的维生医疗选择权属人格权，该权利所体现的人格利益可概括在一般人格权中。终末期患者具有独立的人格，因而患者可按照自己的意志与需要来选择是否进行维生医疗，并对其选择后果负责。患者的家属、医生和其他的人都不得对患者的这种选择进行支配、干涉和控制。终末期患者也当然享有保持和发展人格的自由，因而依照自身意愿选择接受或拒绝维生医疗也应是自由的。终末期患者有权利选择如何尊严地、体面地度过生命最后的时光。终末期患者是否进行维生医疗，关乎尊严，其选择应受到社会和他人最起码的尊重。

第四节　预立医疗照护计划

针对采取安宁疗护的疾病终末期临终患者，有研究指出，若无预先表达治疗意愿，容易导致过度治疗，不仅增加患者的痛苦和家庭负担，更增加公共医疗卫生开支，造成医疗资源的浪费。因此，预立照护计划在 20 世纪 90 年代初，在美国新罕布什尔州召开的临终关怀专家会议上提出了预立照护计划的概念，目前预立照护计划的临床效果逐渐被学者认可。预立照护计划可以帮助大家凭借个人生活经验及价值观，进而表明自己将来进入临终状态时的治疗护理意愿，并与护理人员和亲友沟通其意愿的过程，在个体丧失自我决策能力时，仍能按照其意愿实施照护。老年人由于受到衰老及疾病的影响，认知和医疗事务的沟通决策能力下降，成为开展 ACP 的重点人群。

一、预立医疗照护计划定义

国内外不同组织机构对预立医疗照护计划（Advance care planning，ACP）的定义有所不同。2008 年，美国卫生与公共服务部发布的研究报告将 ACP 定义为讨论价值观和照护目标，决定医疗措施指令和委任代理人的过程。我国台湾地区 2013 年安宁照顾基金会发的“预立自主计划手册”中的定义为，具有法定完全行为能力的成年人，通过与家人、医生或医疗委任代理人充分沟通，理清自我价值观，并以书面陈述自己将来失去决定能力时，期望医疗照顾的意向，预先为自己的医疗选择作规划的过程，以维护生命末期的自主权。目前我国学者多引用邓仁丽等翻译的定义。鉴于不同学者对 ACP 的定义缺乏共识，美国加州学者于 2017 年召开了多学科专家会议，就 ACP 的定义及其相关问题进行了多达 10 轮的讨论，最终形成的共识认为，ACP 是指支持任何年龄或健康阶段的成年人理解和分享他们的个人价值观、生活目标和未来医疗照护偏好的过程，该定义是目前经过专家论证而相对权威的定义。

二、ACP 与预立医疗指示

预立医疗指示（Advance directives，AD）的前身是生前预嘱（Living will，LW），最初由美国一名律师于 1969 年提出，认为个人有权利提前对身体是否接受某种医疗措施做出计划安排。生前预嘱描述了在何种情况下施行（如处于疾病末期、持续植物人状态或不可逆转的昏迷），以及在不同情况下患者对医疗措施的偏好。该文件通常涉及个人对维持生命治疗措施的选择偏好，包括使用心肺复苏术、人工辅助呼吸、输血、心脏起搏器及血管升压素、特定疾病的治疗(化疗或透析治疗)、抗生素，以及肠内肠外营养支持等。我国台湾地区的《病人自主权利法》发布的内容还包含其他照顾与善终选项，如照顾地点、器官遗体捐赠、后事安排、宗教信仰等。

AD 是一个正式的法律声明，指个人在意识清醒并具备决策能力的情况下，预先以文件形式陈述其将来失去决策能力时所接受或拒绝的医学治疗与个人价值观、信仰，和(或)个人指定的医疗选择代理人；该文件需由两位见证人见证和签名后，才有法律效力保障(原件放置于患者病历)，在个人决策能力不足并被诊断为生命末期、不可逆转的昏迷或持续植物人状态时生效。

由此可见，AD 和 ACP 均为保护患者的知情权和个人自主权，维护患者临终尊严有关的概念。目前在我国尚属实践和推广的初级阶段，在我国开展的安宁疗护领域中对这两个概念还存在理解的分歧和概念的部分混淆。

从概念产生的背景来看，ACP 是为促进 AD 签署而产生的概念。研究表明，AD 在实际落实患者意愿时发挥的作用较小，这种过分强调患者自主权的法律文本并未有效改变临终患者的治疗护理质量，而针对临终治疗意愿，促使患者思考并与医务人员、家属沟通的过程，更能够使患者的治疗意愿得到满足，进而提出了 ACP，鼓励患者表达自己的意愿，鼓励医务人员与患者及其家属反复沟通，最终形成能真实反映患者临终选择需求的 AD。两者的区别主要在于：

(1) ACP 涵盖的内容较 AD 更广。个人签署的 AD 通常基于一定的文件模板，相比 AD，ACP 讨论的内容则更加广泛且灵活，ACP 过程中涵盖的内容不仅包括 AD 签署，还包括个人、亲属及医务人员之间沟通讨论价值观、信仰、护理目标等问题。

(2) ACP 和 AD 的侧重点不同。AD 签署是为患者的医疗意愿授予法律保护，而 ACP 的实施重点在于其讨论过程，此过程帮助患者及家庭为生命的最后阶段做好准备，确定患者的临终护理目标，并在此过程中促进家庭及医患沟通。

(3) ACP 更能促进医务人员和家属理解患者意愿。通过 ACP 沟通、文件记录及定期复查，个人得以公开讨论他们的临终医疗照护意愿，医务人员和患者家属更确切了解患者的意愿，并与患者对所预设的 AD 达成共识。目前国内外学者对个人自主决策临终医疗护理方式的理解已经不再单纯强调书面文件的重要性，而更加关注 ACP 作为医患交流的过程，这标志着概念范式从法律主义到以患者为中心的重要转变。

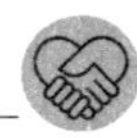

三、预立医疗照护计划的目标

预立照护计划的意义可分为对个人及个人家属及社会。主要包括：Sudore 等通过专家咨询衡量 ACP 不同结局目标的重要程度，发现排在首位的是为患者提供与其个人目标一致的护理，其次是确定代理人，由此可见，从伦理和法律角度看，ACP 的目标是保护患者在无决策能力下的自主权，因此，尊重患者的意愿，提供与其意愿一致的临终照护是首要目标，但目前这一结局目标仍缺乏量化、有效的指标进行衡量。

预立照护计划的目标包括：

(1)提供目标一致的护理：当患者无法作出决策时，确保临终护理符合患者的偏好；

(2)促进共同决策：以患者的偏好为指导，促进患者、医务人员和代理人之间的共同决策过程；

(3)改善预后：通过减少过度治疗和治疗不足的情况来改善患者的生存质量。

四、预立医疗照护计划在我国的实施

预立医疗照护计划是基于尊重患者自主决策权的符合伦理学的措施，对医护人员在患者终末期治疗决策中起重要的引导作用，同时保证患者得到符合本人意愿的照顾。在安宁疗护中，与患者和家属讨论预立照护计划是重要的沟通情境。

(一)中国台湾地区

台湾学者总结多位专家学者提出 ACP 的执行方式，以及建议 ACP 的讨论方向与重点，综合整理出临床实施可进行的五个步骤如下。

(1)呈现并说明主题

医疗人员能适时提出有关预立医疗计划的主题，说明基本概念及其可能带给个人和家属的利益，并征询患者进行 ACP 的意愿，可提供 ADs 手册、视频或书面资料等相关资料，让患者充分了解自己目前的疾病诊断、预后以及可以选择的医疗照护方式等，尊重患者的价值观和信念，以确保患者参与自身医疗决定的权利。有研究显示，91%的患者表示应在罹患严重疾病之前讨论 ADs，如：高龄或慢性病等，应尽早启动 ACP 讨论，并将 ACP 的讨论列入医疗照护常规中进行，且定期更新，特别是患者健康状态改变时，应邀请患者、医疗决策代理人及家人共同参与，医疗决策代理人需是一位真正了解患者价值观、医疗照护目标及偏好者，且必须具有决策力。

(2)促进结构式的讨论

询问患者或代理人看过资料或与家人讨论后，鼓励提出疑问予以澄清，并确认患者已正确了解签署 ADs 文件的目的，引导患者思考自己的生命价值信念、医疗目标及各种治疗的意愿，如：对疾病想了解多少，讨论过程希望谁在场，对你而言最重要的事情是什么，等。会谈过程尽量鼓励患者慢慢思考相关的决定，并澄清患者不切实际的期待或决定。

(3)完成书面文件签署

签署正式文件前，医师应确认患者已经充分思考，并和家人与指定代理人讨论过，在患者有决策能力下签署；与患者及指定代理人一起检视 ADs 的初稿内容，确认两位见证人已在文件上签字，也必须告知患者，签署后想要改变所接受的治疗或指定代理人，可以随时更改 ADs 文件。

(4)再度审视或更新预立医疗指示

当患者健康状况改变时，患者接受维生性治疗的意愿会随时间而改变，医师应鼓励患者再次思考其先前表达的价值观与照护目标，重新做出医疗的选择，最好定期审视患者或代理人所签署的文件内容，必要时予以修改。

(5)根据预立医疗指示落实于实际临床照护情境

当患者因疾病或意外丧失决定能力时，医师必须告知家人和代理人患者的健康状况适用其先前已拟定之 ADs，当家属有不同意见或冲突时，医师除了可以召开家庭会议尽力沟通以协助家属间达成共识外，必要时，可寻求医院伦理委员会或法院的意见，期望能兼顾尊重患者自主权与避免医疗争议。

(二)中国香港地区

在华人文化中，生命中的很多重要决定，包括医疗决定，往往是由家庭作出的集体决定。因此，香港学者基于华人文化特点，先后构建了 ACP 四步模式与简化后的 ACP 三步模式。

1. 构建 ACP 四步模式

“让我说说”就是针对中国文化特点，在香港发展的 ACP 实施方法。该方法由“我的故事”“谈病说痛”“生命观感”及“医疗意愿”4 个部分组成，具体如下。①“我的故事”，护士让参与者先分享自己人生中一些难忘的经历，对人生进行回顾，使护士了解患者的背景，与患者建立相互信任的关系。②“谈病说痛”，护士让患者叙述自己对疾病的认知，以及他们是如何适应疾病对自己生理、心理、社交及精神方面所造成的影响，这些都可让护士明白患者对治疗的期望。③“生命观感”，让患者尝试反思这些经验如何影响自己当下持有的人生

观。④“医疗意愿”，护士会探索患者对日后生命末期医疗照顾的期望。整个过程体现以患者为中心的理念，以开放性的问题逐步深入探索患者的个人想法，而且此反思及分享过程也让患者将自身过去的经历、现在的想法及对将来的期盼串连在一起。

2. 简化的 ACP 三步模式

适用于居家终末期慢性病患者及其家人。由于大部分终末期慢性病患者的症状严重，极大影响了患者的体力及注意力，“让我说说”的内容被简化成 3 个部分：“我的经历”“我的看法”及“我的意愿”，修改后的内容跟原来大致相同，但在探索患者的人生经历时主要集中在患病及治疗经验。患者的意愿仍是建立在他们个人的经历及看法的基础上。与四步模式仅患者参与 ACP 不同，简化后的三步模式中，患者及其家人同时参与了 ACP。在患者的家里，承担照顾角色的家庭成员大部分都参与了此过程，更加深入地了解到患者对日后医疗照顾的想法。通过 ACP 中进行坦白真诚的交谈可以有效地促进患者和其家人对晚期照顾意愿达成共识，解除家人日后为患者代作医疗决定的顾虑。因此 ACP 的推行不仅对患者很重要，对其家人也同样重要。

(三) 中国大陆地区

2006 年，中国大陆成立了第一家推广“尊严死”的公益网站——“选择与尊严”网站，2011 年推出供中国大陆居民使用的生前预嘱文本《我的五个愿望》供中国大陆公民注册填写。这是一份问卷式文件，注册者不必懂得太多法律或医学词汇，通过对每个愿望下的项目选择“是”或“不是”，就能根据自己的意愿和医疗偏好对临终诸事项作出比较清晰的安排。这五个愿望分别是：①我要或不要什么医疗服务；②我希望使用或不使用生命支持治疗；③我希望别人怎样对待我；④我想让我的家人和朋友知道什么；⑤我希望谁帮助我。2013 年，在“选择与尊严”网站的基础上，“北京生前预嘱推广协会”(Beijing Living Will Promotion Association，LWPA)于 6 月 25 日正式成立，并在“选择与尊严”公益网站推广尊严死、生前预嘱等理念的基础上，扩大推广范围与深度，并致力于与之相关的缓和医疗学科、机构和制度的建立与推广。

2022 年 6 月 23 日，新修订的《深圳经济特区医疗条例》(以下简称《深圳医疗条例》)经深圳市第七届人民代表大会常务委员会第十次会议通过，并于 2023 年 1 月 1 日起生效。其中的第七十八条规定：当患者或家属向医疗机构出示符合一定形式要件，做出选择或拒绝创伤性抢救措施、生命支持系统或原发疾病延续性治疗意思表示的生前预嘱，医疗机构在患者不可治愈的伤病末期或者临终时实施医疗措施，应当尊重患者的生前预嘱。这是我国首次将生前预嘱纳入法律规范，对我国生前预嘱和安宁疗护事业的发展具有积极的现实意义。

考虑人们对 ACP 的接受度，选择合适的地点或人群推进 ACP，如对养老机构的衰弱老年人和慢性病老年人开展 ACP 讨论，或在医院癌症患者中实施 ACP 宣传。广大医务人员可以采用一些决策辅助工具：如制作适合中国文化的 ACP 宣传册或视频，提高患者的接受度。在实施 ACP 的过程中要尊重中国文化，采用家庭一起决策的方式，让家属参与，让患者和家属在心理上接受 ACP。

第五节　共同决策

共同决策(shared decision making，SDM)是一种常见的医患决策方式，其在循证的前提下，提供各个决策的详细介绍，结合患者的价值观和个人偏好具体描述其益处和临床风险。医患共享决策不仅能够改善患者的健康结局，缩短住院周期，降低病死率，同时能有效地减少医疗差错，是循证护理实践的重要组成部分，也是国际公共健康发展的必然趋势。共同决策不同于告知性决策，需要医生与患者共同参与到医疗决策中，双方达成信息的全面交流，该模式意味着临床决策模式的全面转换。共同决策作为一种新的理念，一方面，共同决策研究将临床决策研究从同意引向完整、具体的决策过程，进而实现了临床决策方式的变革，实现了对告知型决策方式的升华和超越；另一方面，共同决策方式是对医患关系共同体的本质把握，精准定位临床决策的目标。通过对共同决策过程中患者的参与程度、医疗服务提供者为提高患者参与程度所做出的行为表现进行评估，可明确医疗服务提供者在实施共同决策中的薄弱点，进而加以改善，促进共同决策的临床实践。

一、共同决策的定义

共同决策是指医生跟患方(包括患者及其家属)共同参与，双方对治疗的各种结局进行充分讨论，最后得出相互都能够接受的、适合患者个体化治疗方案的过程。SDM 是一种临床决策模式，在该模式中，医疗服务提供者与患者处于平等地位，双方充分共享信息并积极参与协商，最终由医患双方共同作出医疗决策。与家长式决策、知情决策其他两种临床决策模式相比，共同决策将患者偏好纳入决策过程中，完善决策过程，提高决策质量，进而增强患者对治疗的依从性，提高患者健康水平。

二、共同决策模式

医患共同决策模式强调“以患者为中心”的患者参与，具体来说一次理想的医患共同决策大致上包括以下几个步骤：①医护人员对患者的病情进行诊断，并结合相关经验给出患者最优的治疗方案；②医护人员与患者(最好是患者)或家属就病情、治疗方案、预后、风险等相关情况进行沟通；③最终由患方(患者、或患者与家属)同医务人员共同确认适宜的、符合患者最佳利益的治疗方案。尽管共同决策已得到越来越多医护人员的认可，但在临床实践中依然受限。具体的过程模型不仅可促进共同决策的临床实践，也能指导医疗服务提供者共同决策能力的培训。常见的几种共同决策模式如下：

1. Makoul 模型

Makoul 模型包括 9 个步骤：①澄清和解释问题；②提供各种治疗方案；③告知患者各种治疗方案的好处、风险、花费；④评估患者偏好/价值取向；⑤讨论患者能力/自我效能；⑥医生提供知识与建议；⑦核对双方的理解；⑧作出决策或明确推迟决策；⑨安排随访。该过程模型既被作为构建量表的理论基础，也被用来指导培训临床医生的共同决策能力。

2. 谈话模型

“谈话模型”(three talk model)包括 3 个步骤：①选择谈话：确保患者知道有多个合理选择；②方案谈话：提供有关可选择方案的详细信息；③决策谈话：考虑患者偏好，决定哪种方案最好。

3. Stiggelbout 模型

Stiggelbout 提出了四步骤的共同决策过程模型：①专业人员告知患者需要做出决定，且患者的意见很重要；②专业人员解释每种治疗方案的优缺点；③讨论患者对可选择方案的偏好，并支持患者意见；④讨论患者的决策意愿，作出决策并讨论随访。

三、共同决策的评估工具

根据评分视角可将现有的过程评估工具分为患者角度、医疗服务提供者角度、观察者角度、多角度四类评估工具。

1. 患者角度的过程评估工具

(1)共同决策问卷(shared decision making questionnaire，SDM-Q)

Simon 采用德尔菲法编制了 SDM-Q，旨在评估临床实践中共同决策的程度，并在 773 名妇科、泌尿科、麻醉及抑郁患者组成的混合样本中进行了初步验证，最终得到单维度、条目数为 11 的 SDM-Q。每一条目从“强烈不同意”到

“强烈同意”分别赋分 0~4 分，总得分越高，表明患者参与共同决策的程度越高。该问卷通过了患者与问卷开发专家的可读性测试，但由于 Rasch 分析的结果并不理想，并未得到广泛应用。

(2)共同决策问卷-9(9-item shared decision making questionnaire, SDM-Q-9)

Kriston 等对 SDM-Q 的 Rasch 分析结果进行讨论后，将原先应用的项目反应理论修正为经典测量理论，SDM-Q-9 为单维度量表，包含 9 个条目和 2 个开放性问题，涵盖了 Makoul 过程模型的所有重要要素。每个条目从“完全不同意”到“完全同意”分别赋分 0 分~5 分，分数越高表示临床实践中共同决策的程度越高。该量表 Cronbach's α 系数为 0.938，呈现出较高的内部一致性，条目-总体相关性在 0.685~0.826，所有条目的接受度均在 80%以上，具有良好的心理测量属性，且条目简短易于应用，目前已被翻译为法语、英语、阿拉伯语等 23 种不同语言版本。

(3) CollaboRATE 量表

CollaboRATE 量表是由美国学者 Elwyn 等在“谈话模型”的基础上，通过认知访谈而开发的，用于评估临床实践中共同决策的程度。该量表包含 3 个条目，分别为：①为帮助您了解您的健康问题，您认为您的医疗服务提供者做了多少努力？②为倾听对您最为重要的健康问题，您认为您的医疗服务提供者做了多少努力？③在对下一步作出选择时，您认为您的医疗服务提供者做出了多少努力以考虑对您最为重要的健康问题？每个条目均描述了医疗服务提供者为作出共同决策的努力程度。条目评分则存在两种版本，CollaboRATE-10 从“没有做任何努力”到“尽一切努力”分别赋分 0 分~9 分，而 CollaboRATE-5 的评分中，没有做任何努力=0 分，尽一切努力=4 分。总得分越高则表明医疗服务提供者为使患者参与共同决策所付出的努力越多。

2. 医疗服务提供者角度的过程评估工具

(1) 医生版共同决策问卷(shared decision making questionnaire-physician version, SDM-Q-Doc)

Scholl 认为由于临床决策过程的复杂性，只有通过多角度评估，才能进一步了解决策过程。该量表包含 9 个条目和 2 个开放性问题，条目赋分与 SDM-Q-9 相同，从“完全不同意”到“完全同意”分别赋分 0 分~5 分，总分越高提示医生感知到的共同决策程度越高。SDM-Q-Doc 量表是第一个通过信效度检验的医生角度的共同决策评估工具，填补了共同决策评估领域的空白。

(2) 提供者决策过程评估工具(provider decision process assessment instrument, PDPAI)

Dolan 基于 O'Connor 的决策冲突理论构建了 PDPAI，该工具包含 12 个条

目，可用来评估医疗服务提供者在医疗决策过程中的满意程度。每个条目的选项采用 Likert 5 分制，从“强烈同意”到“强烈不同意”赋分 1~5 分，分数越低说明对决策的满意程度越高。该工具由于其心理测量属性未得到充分验证的原因并未得到广泛应用。

3. 观察者角度的过程评估工具

（1）观察患者参与量表（observing patient involvement in decision making，OPTION）

OPTION 量表虽然不是共同决策的特异性评估工具，但由于该量表能够较为准确地评估医疗服务提供者促进患者参与共同决策的程度，且具有良好的信效度，仍被广泛用于共同决策的相关研究中。目前存在多个版本，其中以 OPTION-12 最为常用。Elwyn 开发了 OPTION-12 量表，该量表由 12 个条目组成，包括明确问题、告知存在多种方案、探查患者期望等，由观察者依据决策过程的录像或音频记录独立评分，评分从 0 分~4 分，分别表示未观察到有实施该行为的意图、该行为的实施意图不够明确、该行为的实施达到基线水平、该行为的实施达到较好水平、该行为的实施达到高水平。该量表为目前最常用的观察者角度的评估工具。

（2）共同决策量表（shared decision making scale，SDM Scale）

SDM Scale 由加拿大肿瘤学专家、肿瘤科护士、健康心理学家组成的研究小组于 2010 年开发，旨在评估肿瘤科医生在医患沟通中所使用的共同决策行为，该量表涵盖治疗、证据、患者面临的挑战 3 个维度，共 18 个条目，“不存在”得 0 分，“存在”得 1 分，总得分在 0 分~18 分，Cronbach’s a 系数为 0.77，且具有良好的信效度，但相关研究较少，还需在不同地区、文化环境中进一步验证。

4. 多角度的评估工具：Dyadic OPTION

Melbourne 为保留各角度的独特优势，采用认知访谈对现有量表 OPTION-12 进行了修改，开发了 Dyadic OPTION 量表，该量表包含 12 个条目，由医疗服务提供者和患者在临床咨询结束时即刻完成。问卷由患者完成时称为 d-OPTION 患者版，由医疗服务提供者完成则称为 d-OPTION 提供者版，旨在结合患者与医疗服务提供者两个角度综合评估共同决策中患者的参与程度。每个条目对应“强烈同意”、“同意”、“不同意”、“强烈不同意”，但计分方式尚不明确。36 组医生和患者在咨询结束后填写了原 OPTION-12 和 Dyadic OPTION，结果显示 OPTION-12 和 Dyadic OPTION 得分的差异具有统计学意义。虽原 OPTION-12 量表具有令人满意的信效度，但 Dyadic OPTION 的心理测量属性尚未经研究证实。

第六节　家庭会议

疾病终末期的患者常有较多的症状困扰、面临死亡威胁等，患者和家属的生活质量较低。家庭会议可以加强患者、家属及医护团队的沟通，避免误解；讨论症状的控制，目前的治疗方案和照护的目标，并引导患者和家属积极参与决策过程；促进家属分享对患者病情的感受，避免因沟通不良给终末期患者或家属造成伤害；同时，还有利于提高终末期患者及家属接受的安宁疗护质量，减轻其生理、精神负担。所以举行家庭会议被认为是为终末期患者提供医疗服务的医护人员必备的技能。

一、家庭会议的定义

家庭会议(Family Meting 或 Family Conference)是一种医护人员向患者和家属传递患者疾病相关信息，评估患者和家属的需求，给予情感支持，讨论照护目标和照护策略并达成共识的有效方法。

二、家庭会议的目标

家庭会议的核心目的是为了和终末期的患者、家属进行更好的沟通，给予患者家属支持，为患者提供更优质的医疗服务。在家庭会议开展前，必须有明确的目标和合适的计划。会议目标主要包含以下内容：

(1)病情告知：告知患者目前的健康状况，公开难以接受的诊断信息(坏消息)，解释安宁疗护的目的，确定家庭主要照顾者和医疗决策代理人；

(2)说明患者病情进展及可能预后：讨论疾病给患者和家属带来的负担、症状困扰、治疗计划、疾病预后；

(3)协助家属或患者处理情绪问题：了解家庭成员及患者相互之间的感受，表达患者的需要、家属的角色、感受和愿望，为哀伤辅导做准备；

(4)协助患者与家人沟通，整合家属意见：患者在安宁疗护病房接受的照护、营养问题、停止治疗的决定、预立医疗照护计划等，解决冲突或争议；

(5)提供可选择的诊疗手段及利弊分析，共同确定照护计划方向；

(6)讨论出院或善后事宜准备：制定出院回家计划。

三、会议前准备

1. 时机准备

一般来说有以下几种情况：

(1) 常规召开家庭会议，如：入院时、入院 2 天内、制定出院准备计划时，或出院前 2~3 天。

(2) 患者或家属需要或要求时。

(3) 患者出现复杂状况时召开，包括但不限于：患者的症状难以控制，病情发生变化，公布难以接受的诊断信息，制定预立医疗照护计划，患者的家庭社会情况较为复杂难以在治疗方案上达成一致，或是患者的合并症较多，伦理上的冲突，患者的照护目标比较具有挑战性，需要对患者的生活质量或者临终的事宜做艰难的决定等。

2. 人员准备

召开家庭会议前，先联络患者和家属，确认参与会议家属的意愿、人数和时间。

(1) 人员组成：包括家属、患者的主管医生及护士、内科医生、外科医生、肿瘤科医生、放疗医生、心理治疗师、社工、营养师、药师、物理治疗师、宗教人士（如牧师）、社区照护的工作人员、个案管理师、牙医及多学科团队里的其他成员。根据召开家庭会议的预期目标邀请相关人员参与。受邀参会的医务人员应在会议召开前充分了解患者的病史及现状。

1) 患者：患者本人是否参加家庭会议，存在较大的争议，可征求家属和/或患者本人意愿后决定。多数学者认为患者在身体状况允许的情况下应该出席家庭会议，患者实际参加家庭会议的比例为 32%~60%。

2) 家属：参加会议的家属必须是患者家庭的核心成员，患者的主要照顾者或患者的医疗决策代理人。一般情况下不建议儿童参加家庭会议，如果患者是儿童，可以邀请他/她的兄弟姐妹参加。

3) 医生：需要在家庭会议召开前掌握患者以往的疾病治疗过程、目前的疾病状态、治疗方案、患者对治疗的反应、疾病预后、症状控制等，必要的情况下需要咨询其他医生以了解全部的信息。

4) 护士：作为接触患者及家属最多的医疗人员，相较于多学科团队里的其他成员而言，护士更容易了解患者及家属的需求，更善于与患者及家属建立信任关系，有更多的机会与他们讨论价值观和他们倾向的治疗方式，给予情感支持，帮助患者及家属作决定，并启发他们去谈及临终的相关事宜。护士在会议开始之前应该收集患者的病历资料，咨询医疗团队的其他成员以了解患者最新的疾病及治疗信息，并且向社工咨询患者的相关问题。是家庭会议的召集人和主持者最佳人选。

(2)人数控制：参加家庭会议的医疗团队的成员人数必须控制为必要的最少人数，最好医护人员的数目与家属的数目相当，以免因为医护人员人数太多，导致患者及家属感到不自在或者感觉受到压制。

3. 场地准备

家庭会议应该在一个安静不被打扰的房间内进行，关闭手机。最好是以圆桌的方式举行会议，以便参与者能互相面对面交流。房间内应该备有足够的椅子，并且参与者能随意选择自己的座位。最好房间内能配备视频设备，这样可以让不能到场的重要家属或者多学科团队成员通过电话或者视频的形式参加会议。

4. 议程及其他物品准备

会议开始前要制定会议的议程，包括会议的主要目的、内容、持续的时间、地点、参加的人员，以分发给参加会议的人员。准备“家庭会议记录单”(见附录)，整合团队共识。确定会议主持及记录人员，依实现预定的会议目的进行讨论。

需要为患者和家属准备健康教育的资料，以作为口头信息的补充，这些资料应该包括介绍医疗机构所提供的服务、治疗和药物信息的宣传册等。

四、家庭会议流程

会议的过程分为 5 个步骤：介绍和开场、交换信息、讨论、结束与跟进。

1. 介绍和开场

参会者简短自我介绍、说明患者现在的健康状况、说明这次会议的目的

由参加会议的医护人员向患者及家属进行简短自我介绍及解释自己在医疗团队中的职责，并请患者家属进行自我介绍；然后介绍会议的目标，持续的时间（一般不超过 1h)，会议的基本要求(如每位参与者都有发言和提问的机会，1 位参与者发言时其他人不要打断等)。

2. 交换信息

了解家属目前知晓哪些病情以及期待。

挖掘患者家属对患者疾病现况的了解程度，回顾患者的病情、目前的治疗方案及预后，与患者及家属讨论患者的照护目标、期望的治疗方案等，了解患者及家属遇到的问题并探讨解决的方式，对患者及家属的情绪反应(如生气、焦虑、伤心等)给予疏导。

3. 讨论

与家属共同决策。

引导家属站在患者的角度思考，而不是家属自己的决定；根据家属的想法，安宁团队提出比较具体的建议；最好所有参与者能达成共识。

4. 结束

简要总结会议的内容，询问是否还有其他问题，感谢和肯定家属的参与并同理其决定，对接下来的工作做简要的计划，将会议记录保存入病历。

5. 跟进

对于未参加会议的患者，医护人员应至患者床旁告知其会议的内容；同时，应该跟踪会议制定的计划的执行情况，有必要的时候再次召开家庭会议。

五、进行会议时的注意事项

高质量的家庭会议必须包含以下几点：医护人员积极地倾听，检查家属是否听懂，对患者及家属的情绪进行回应，合适地转移话题，给予支持，尊重患者的价值观，医护人员表达清晰。

1. 在举行会议的过程中，医护人员必须用平实易懂的语言向患者及家属解释患者的病情及治疗的措施，并且要不断确认患者及家属是否听懂。

2. 医护人员应积极地聆听，并且要有同理心，能及时察觉到患者或家属的情绪变化并给予安慰。

3. 医护人员应该充分尊重患者及家属，使用开放性的问题，不要回避家属及患者提出的问题，注意照顾到每位参加会议的家属，并鼓励他们说出自己的想法和感受，多给患者及家属提问和发表感想的机会。

4. 医护人员的表述应该直接且清晰，不要给患者和家属不切实际的希望，允许会议过程中出现沉默或哭泣，不要站在患者和家属的对立面等。

六、文本记录

家庭会议常会谈论患者进一步治疗的决策，如住院治疗或者进行居家疗护；解决家庭内部的争议，并达成一致意见：这些都是对患者非常重要的信息，避免以后再次出现争论或医疗纠纷。基于此，家庭会议必须要进行文本记录。记录的内容包括参加的人员，患者所存在的问题，症状评估信息，患者家属对患者现状的了解程度，患者家属的担忧，达成的共识和接下来的计划，并分发给患者的照护团队；另外要向患者或家属提供会议主要内容的副本，并在该患者的病历中提交1份副本。

第七节　死亡教育

死亡教育在欧美国家的发展已有半个多世纪，欧美国家大多已形成较为完善的教育系统。我国的死亡教育起步晚，并受到传统文化对死亡的忌讳与回避，使得我国死亡教育发展缓慢。死亡作为生命的重要部分，是每个人必然要经历的过程，如何面对自己和他人的死亡是重要的人生课题之一。然而，死亡教育在生活、家庭、社会中的缺失，会使人们在面临死亡时处于极度恐惧、焦虑的负性情绪中，无法正确认识死亡。随着死亡的社会问题日益突出，人们对死亡知识的匮乏，在中国实施死亡教育是大势所趋。死亡教育的开展是为帮助受教者更好地理解生命的意义，珍惜生命，提升其对死亡的应对能力。因此，在全国范围内广泛开展死亡教育，树立正确的死亡观，其必要性应得到重视。

一、死亡教育的定义

《辞海》对死亡的定义是呼吸、心跳停止。社会学家把死亡分为 3 个阶段：生物死亡、知识死亡和社会死亡。死亡教育在《医学伦理学词典》中的定义是使人们正确对待他人及自亡观的影响。死亡教育是提供课程结构，帮助受教者提高对死亡真实性的认识，能够贯穿人的整个生命过程，并促使人们认识到生命中死亡所扮演的角色。死亡教育的本质是帮助患者认识死亡的发展规律，树立正确的生死观，明确生命存在的意义，培养和提升对死亡事件的应对及处理能力，进而增进人们对生命的理解。

二、死亡教育的现状

西方死亡教育最早起源于 20 世纪 20 年代的美国。1963 年，在美国明尼苏达州立大学首次开设死亡教育课程，早在 1985 年在美国约有 60% 的大学已经开设死亡教育相关课程，现如今全美几乎所有学校的各个年级都开设了死亡教育课程，普通民众也能接触到死亡教育的课程。20 世纪 70 年代日本的死亡教育也逐渐发展起来，德国、法国等国家的死亡教育在近年也得到了较快的发展。我国大陆地区对死亡教育的探讨相对开展较晚，上海第二军医大学王建民在 1998 年翻译的德国学者阿尔方斯·达凯恩的文章《死亡教育》并于《医学与哲学》上进行刊登，首次向我国大陆地区介绍死亡教育的理念。2016 年 11 月，在清华大学召开了第一届“中国当代死亡问题研讨会”，但是明确把死亡教育作为课程来开设的学校并不多，并且开设的全部都为选修课。此外，在中小学，

近些年来虽然掀起了开设生命教育课程的热潮，但教育内容上还是较少真正涉及死亡教育议题，目前我国中小学对于死亡教育仍处于较匮乏状态。

三、死亡教育的必要性

1. 引导学生建立健全积极的人生观

青少年非正常死亡现象的频繁出现，使得青少年死亡观教育迫在眉睫。当代青少年生活在经济高速发展的时代，拥有优越的生活条件，没有体验过生存的艰难，较少接触死亡，青少年死亡知识的匮乏，这使得青少年们对死亡的未知使死亡蒙上神秘的面纱。他们对死亡充满好奇，但却错误地把死亡理解为一种解脱当前痛苦的方式，故因挫折而轻生的例子比比皆是。他们在现实生活中面临诸如师生关系、同学关系紧张，课业负担过重，家庭对其期望过高等情况时，轻易地在生命与死亡中做了取舍，这说明死亡教育的缺少对影响青少年的健康成长之深。死亡教育是心理健康维护的重要手段，能帮助青少年更好地去理解生命的意义，并提供检视死亡的真实性及其在人生当中所扮演的角色与重要性。通过死亡教育帮助青少年体验生命的美好从而慎重地对待生命，增加其心理承受能力，引导学生消除遇到挫折产生轻生念头的不良心理，帮助青少年建立健全积极的人生观。

2. 死亡教育是完整教育中不可或缺的一环

我国现代教育包括思想政治教育和素质教育。死亡教育是作为完整教育中不可或缺的重要一环。死亡教育不单是针对生命终末期患者的临终教育，而是针对所有年龄阶段、不分种族性别的通识教育，现代教育只有把死亡教育加入后才是完整的教育。素质教育的主要目的是强调在传播知识和发展能力的基础上，使人的身心得到全面和谐发展。死亡教育是通过死亡课程让学生正确认识死亡，敬畏死亡，以此找寻生命的价值，理解生命的意义。通过死亡教育引导建立正确的人生观价值观，促进身心健康发展，提高幸福指数，实现个人的生命价值。思想政治教育的根本目的是提高人们的思想道德素质，促进人的自由全面发展，激励人们为建设中国特色社会主义，最终实现共产主义而奋斗，而死亡教育正是响应了将思政教育融入课堂教学的号召，用死亡教育的根本思想引领学生，凸显思政教育的生命关怀与人文精神，树立学生积极的人生观价值观以及科学的死亡观。

3. 现实意义与社会意义

当人们面对各类突发性伤害事件如地震、海啸等自然灾害等，死亡教育能帮助人们缓解心理恐慌，面对各类突发灾害通过死亡教育有利于人们提高生命意识，作出正确判断，发生后积极开展灾后重建，接受心理疏导。此外，死亡教育有助于缓解医学面临的社会性问题，我国公民去世后遗体捐献率仅为0.6/100万，是世界上捐赠率最低的国家之一，许多患者因等不到供体抱憾而终。开展死亡教育有助于推进器官捐献、遗体捐赠和遗体解剖的发展，能有效帮助厘清与死亡相关的医学、伦理、法律、宗教等方面的问题，从而促进多学科多领域的发展，对医学教育、科研和临床治疗具有现实意义。世界卫生组织发布的《2019年世界卫生统计》报告显示，自杀是继交通事故后，造成人们死亡的第二大“夺命杀手”。死亡教育让人们深入领会“死亡不可避免，接纳死亡，生命有限，珍惜当下”，只有正确认识死亡，缓解焦虑和恐惧，才能真正面对生活磨难和困苦，发现生命的意义，并学会尊重生命。死亡教育在增长死亡知识、预防轻生行为、提高生命质量方面发挥着重要作用，面向社会大众的死亡教育能有效预防自杀等社会问题，帮助创造良好的社会氛围。

四、死亡教育的常用方法

死亡教育的具体方法非常多，一般有讲授法、阅读法、欣赏讨论法、模拟想象法、亲身体验法等。主张根据教育对象的实际情况，选择相应的教育方法。将死亡教育方式主要分为两类：一类是知识传授型，包括语言教育、形象化教育、电化教育、综合教育；另一类是活动参与型，以多样化的活动使教育客体自主探索死亡和濒死的各种体验。下文对死亡教育常用的方法进行介绍。

1. 讲授法

讲授法是国内院校死亡教育最常见的实施方法，多由教师通过讲述形式介绍死亡相关知识，如死亡教育讲座的开展能够在短时间内让听众对死亡教育有一个初步大致的了解，很多学者在死亡教育实验研究中应用此方法。单纯的讲授法缺乏灵活性和实践指导意义，需要结合其他辅助策略才会增加其教育效果。讲授法为主并结合讨论、阅读等方式周期开展的死亡教育教育核心课程能获得更好的教学效果。

2. 影片欣赏法

在线教育在学术界应用越来越普遍，电影作为一种媒介已经应用于教授各种各样的主题，尤其是在心理学教学方面应用甚广，作为一种“视觉教材”可以激发学生的思考和讨论，在死亡与悲伤的在线课程中应用效果显著。通过观赏死亡相关的影片，跟随影片中人物一起体验死亡之旅，对死亡有着深入的思考，有利于死亡恐惧的释放和排解。但是，电影的选择非常重要，应该选择可以唤醒人们同情心和怜悯心的影片，并且电影结合小组讨论和反思等辅助性策略将会增加教学效果。

3. 仿真模拟法

模拟教学长期以来一直被应用于医学临床教育中，为成为一名合格医务工作者所必需的临床技能的评估和提高提供了一个安全的环境。通过模拟照顾濒死患者场景的应用于死亡教育中，让学员能对死亡态度影响冲击更为直观与明显，仿真模拟是一种强有效的学习策略，能够显著提高死亡教育的学习效果。模拟教学是能帮助教育者向学员提供相对贴近实际应用的一种有效教学手段，模拟教学包括基于人体模拟、标准化患者或基于计算机程序、虚拟模拟、混合模拟，而且所有的模拟活动结束后会有一个简短的汇报，任务汇报是模拟的关键组成部分，有利于学员对模拟活动的反思和知识的获取。所有成功的模拟均需要教育者事先有充分的计划和准备，在整个模拟过程中教育者的场景布置及角色扮演安排起到引导作用，虽然跟讲授法相比具有体验良好及易于理解的优势，但是需要耗费大量的时间和精力，不具有普遍开展的可行性。

4. 在线教育

随着科技的进步，在线教育逐渐成为死亡教育的一种创新方式。死亡及濒死在线课程是传递死亡教育认知及情感领域的有效论坛，包括在线案例模块、说教的演讲以及演示濒死患者最后几个小时出现的症状和体征的平板电脑的在线技术形式，应用死亡及濒死在线课程能使学员更便捷地了解死亡教育。在线死亡教育的最大优势在于基于 Web 在线教育平台的具有针对性和可操作性，用户通过超链接访问辅助资源，包括临床指南、开创性研究论文、案例分析等，可以快速获得死亡教育相关的学习资源，为使死亡教育面向社会大众提供了一个广阔的平台。

5. 体验式学习

体验式教学也称实践经验性学习，身临其境的实践能够激发学生反思和学习，可以实现知识和技能的整合。死亡教育体验式学习最常用的是工作坊的开展和临终关怀志愿者活动两种体验式方法，通过体验式干预，学员对于死亡有更深入的了解。安心卡工作坊是针对医护人员死亡教育的一种体验式教学工作坊，利用安心卡作为死亡教育的工具，将研究对象带至生命末期的情境，同理患者，谈论临终愿望、思考死亡，交流愿望背后的原因，相互给予支持。参与者反馈表明安心卡工作坊有意义并值得推广，利用安心卡作为工具，更容易与患者谈论死亡相关议题，提高死亡教育的能力应用。临终关怀志愿者活动形式的体验式方法，通过让学员进入临终关怀病房，与临终关怀患者及家属近距离接触，切身去体会了解，通过临终关怀志愿者活动让学员能更真实地进行死亡教育学习，同时临终关怀志愿者活动也可以作为临终关怀教育的一种形式。目前死亡教育实践性教学方法在国外及我国港台地区应用较多，主要包括濒死体验、书写遗嘱、参观殡仪馆、临终关爱志愿者服务等活动。

死亡教育是一个探讨生死关系的教学历程，这个历程包含了文化、宗教对死亡及濒死的看法与态度，希望借着对死亡课题的讨论，使学习者更加珍惜生命、欣赏生命，并将这种态度反映在日常生活中。死亡教育就是引领人们去正视自我之死和他人之死，认识到生与死是人类生命历程中不可或缺的组成部分，从而树立科学死亡认知；通过死亡教育减少或消除人们对死亡的恐惧、焦虑等心理，使人们认识到死亡是不可抗拒的自然规律，让人更坦然地面对死亡的到来。

主要参考文献

[1] 倪静，成文武，赵苇苇. 姑息治疗晚期癌症患者生存期预测的评估进展[J]. 中华全科医师杂志，2021，20(01)：111-114.

[2] 晏英. 医疗坏消息告知程序构建研究[J]. 医学与哲学，2020，41(22)：26-32.

[3] 曾洁，金蕾，孙垚. 医患共同决策模式过程评估工具的研究进展[J]. 医学与哲学. 2018，39(10A)：10-13.

[4] 赵羚谷，王涛，王颖. 国内外医患共同决策研究及应用进展之比较[J]. 医学与哲学. 2018，39(10A)：6-9.

[5] Hudson P, Quinn K, O'Hanlon B, et al. Family meetings in palliative care: Multidisciplinary clinical practice guidelines[J]. BMC Palliative Care, 2008, 7(1): 1-12.

[6] 赵文娟，黄喆. 终末期患者家庭会议实施过程的研究进展[J]. 护理学杂志，2018，33(19)：114-117.

[7] 许宝惠，胡成文，顾道琴，等. 病人死亡教育研究进展[J]. 护理研究，2020，34(12)：2170-2174.

[8] 冯勇. 我国生死教育实现路径[J]. 新经济，2021(05)：88-92.

[9] 魏彤儒，白琳琳. 中国死亡教育三十年研究历程探析——基于 CNKI 1988—2018 期刊文献[J]. 医学研究与教育，2020，37(04)：60-67.

[10] 李凤侠，胡成文，许宝惠，等. 国内外护理人员死亡教育方法的研究进展[J]. 护理研究，2019，33(20)：3559-3562.

第三章

安宁疗护的转介规范

第一节　安宁疗护的转介标准

一、转介与医疗转介

（一）转介的定义

“转介”一词目前没有一个比较全面、准确的定义，其多见于心理学及社会工作学中。

（1）“转介”在心理学中，见于中小学心理危机干预工作中，是指学校师生接触或发现严重心理危机学生后，在征得危机学生当事人同意的情况下，按照学校事先制定的心理危机干预工作操作流程，将当事人稳妥地介绍或推荐给与危机干预相匹配的专业机构，由心理咨询师对当事人的心理危机程度做初步的评估或精神专科医师对当事人的心理危机或精神疾病做进一步的诊断、治疗的有效处置办法。

（2）“转介”在社会工作学中，是指对本机构不能提供服务的个案，经过一连串的专业服务机构，转送到其他服务机构。

（二）医疗转介的定义

“转介”在医疗机构称为“医疗转介”。是依据患者诊疗、康复和保健的多层次需要，通过医院各部门之间、医院与其他机构之间的合作，满足患者多样化的健康需要，促进医疗资源的合理配置，提高诊疗资源使用效率的活动。常见的医疗转介有：医疗保健转介、双向转介等。

二、医疗保健转介和双向转介

(一)医疗保健转介

1. 医疗保健转介的定义

是指医务人员在接诊患者期间，评估其情况，明确其需求，安排患者由临床医疗科室转至保健科室，或由保健科室转至临床医疗科室，为患者提供可选择的医疗、心理、营养及康复服务。包括门(急)诊患者转介和住院患者转介。

2. 门(急)诊患者转介

(1)各临床科室医师评估患者存在营养、心理问题和康复需求时，将患者转介至营养科、心理科、康复科等进一步评估和制定保健计划。妇女儿童保健科室医师如发现患者在临床上存在异常症状体征或有异常的检验情况时，将患者转介至临床各科室门诊评估是否需要进一步检查和治疗。

(2)首诊科室医师确定转介对象后，填写转介单。患者持转介单到相应临床和保健科室就诊，转介科室医师对患者进行相应的评估，提出医疗保健计划，除填写转介单外，首诊科室和转介科室医师均需规范书写门诊病历。

3. 住院患者转介

临床医师评估患者存在营养、心理问题和康复需求时，先请营养、心理、康复保健科医师会诊，营养等各科医师对患者进行相应的评估，经评估符合转介指征的患者，在会诊单中写明转介建议。临床经治医师在病床记录中体现相关记录，填写转介单，患者出院后持门诊病历和转介单到营养等科室就诊。

(二)双向转介

1. 双向转介的定义

双向转介，又称双向转诊。是指对于只需进行后续治疗、疾病监测、康复指导，护理等服务的患者，医院应结合患者意愿，宣传、鼓励、动员患者转入相应的乡镇卫生院或社区卫生服务中心，由下级医院完成后续康复治疗。对于在本院不能得到更好医疗服务的患者转入上层医院。

2. 双向转介的内涵

由于社区卫生服务机构在设备和技术条件方面的限制，对一些无法确诊及危重的患者转移到上一级的医疗机构进行治疗。上一级医院对诊断明确、经过治疗病情稳定转入恢复期的患者，确认适宜者，将重新让患双向转介者返回所在辖区社区卫生机构进行继续治疗和康复。双向转介的目标是为建立“小病在社区、大病进医院、康复回社区”的就医新格局。

3. 双向转介的划分

常以医院的等级进行划分，除在同等级综合医院间进行转介外，还可以将转介分为纵向转介和横向转介.纵向转介包括正向转介和逆向转介，正向转介指由下级(社区)医院向上级医院逐级转介，逆向转介是指由上级医院向下级(区)社医院转介。横向转介则指向同级别专科、专长医院转介。

4. 双向转介的意义

在我国医疗体制改革进程中，双向转介是在社区首诊基础上建立的扶持社区医疗卫生，解决“看病难、看病贵”的一项重要举措，对于减少由于城市综合性大医院承担大量常见病、多发病的诊疗任务而造成的卫生资源浪费，以及基层医院和社区医疗服务机构需求萎靡、就诊量过少等现象具有重要意义。

5. 双向转介的指导思想

(1)适应国家发展社区卫生服务的新形势，把握“政府承担公共卫生及全民基本医疗”的医改新方向。

(2)最大限度地凭借集团科学的管理与经营理念、先进的医疗设备、精湛的医疗技术及优良的就医环境等优势，挖掘潜在的医疗市场。

(3)满足社区卫生服务机构的医疗保健、人才培养、仪器设备等需求，以“低收费、广覆盖”惠利于民。

6. 双向转介的关键

既要有规范化的管理，同时也要做到区域卫生资源的合理规划。合理地利用资源，按照双向转介社区人口密度，根据当地发病率，并根据当地的医疗资源条件来定，要保证社区医院有相当数量的患者转给对口医院。如果患者只对一个医生和医院，就用不着重复检查，自然而然地形成有效的运转：

(1)对社区医疗站设备技术不足的、不能处理的病例，由全科医生负责会诊、转介。

(2)为专科医院医生提供患者的健康资料，包括病史、临床检查资料等。

(3)对转介患者进行随访，随时与专科医生联系，掌握患者在转介治疗期间的治疗情况以及病情的发展变化。

(4)患者结束在专科医院的治疗后，要求专科医院提供转介期间治疗及用药情况，并把患者转回到社区医疗站，做到双向转介。

7. 双向转介的服务优势

小病分流到社区后，可以降低小病的医疗费用，社区医院医疗资源闲置现象将得到改善；大医院由于康复期患者“压床”造成的医疗资源紧缺矛盾也会得到一定程度缓解，大病到大医院也不会人满为患，看不上病。社区群众遇到疑难重病以及原有疾病加重或出现复杂变化，可以通过“双向转介”获得及时有效的保障，避免延误诊疗时机；大医院的住院患者在急性治疗稳定后，可以转介到社区医院进行后继康复治疗，既节省了医疗费用，又为其他急需住院的疑难危重患者创造了救治机会。大医院解决了人满为患的问题，就可以腾出更多时间和精力，致力解决疑难重病。

双向转介实质上是由政府牵头对城市医疗资源进行优化整合的一种医改方法。

三、安宁疗护转介

安宁疗护转介是双向转介的一种具体实施形式，是双向转介在安宁疗护中的体现。

（一）转介的目的与目标

1. 转介的目的

（1）充分利用安宁疗护资源，使临终患者和家庭达到最好的功能状态，获得更多的照顾和支持。

（2）提高临终患者的生命质量。

（3）帮助临终患者平静、舒适、有尊严的死亡。

2. 转介的目标

制定安宁疗护机构与机构间、机构与居家间合理顺畅的转介制度，提高安宁疗护服务水平，提升安宁疗护服务效率，惠及临终患者及其家庭。

（二）转介的要求

（1）加强转介过程中有关转诊信息与资料的有效传递，通过信息化等手段，在患者上转时，应向转诊医院提供患者已有就诊记录、相关检查资料、本次转诊建议等内容；在患者下转时，应向家庭医生提供居民在上级医疗机构就诊记录、出院小结、用药医嘱、相关检查资料、本次转诊建议等内容。

（2）实施有针对性的转介，提高转介的必要性和有效性。转介应严格按照相关流程规范，确保应该转介的安宁疗护患者能够便捷上转或规范下转，确保转介患者在居家安宁疗护或医疗机构内得到有效的诊疗服务。

（3）加强对安宁疗护转介工作的管理和考核，落实安宁疗护转介工作中的质量控制责任。对安宁疗护的转介工作应计入标化工作量，并纳入安宁疗护工作考核体系。

（三）转介的服务对象

（1）医疗机构中需要安宁疗护的患者；

(2)社区居家安宁疗护的患者；
(3)养老机构中有安宁疗护需求的老人。

(四)转介的原则

1. 就近原则

居家安宁疗护、二三级医院(除安宁疗护中心所在医疗机构)、社会办医院、养老机构有安宁疗护需求老人请求转介时，根据实际情况，原则上应优先将患者转介至就近开展安宁疗护的医疗机构，如就近医疗机构难以满足居民实际需求的，再转往其他安宁疗护医院。

2. 急重症原则

安宁疗护需求患者出现急症或社区卫生服务中心因条件所限不能解除的病症转介时应优先转往区安宁疗护中心进行治疗。

(五)转介的形式

1. 院内科间转诊

患有肿瘤或器官衰竭等疾病的临终病患，床位医生评估近期内有生命危险的，可请安宁疗护病房医师会诊，医师给予评估，KPS 评分小于 50 分，预计生存期小于 28 天的病患，可转入安宁疗护病房进一步对症治疗。

2. 二三级医院(除安宁疗护中心所在医疗机构)、社会办医院存在符合收治范围的患者，联系就近安宁疗护机构(包括社区卫生服务中心及安宁疗护中心)联系人进行转介。各医疗机构门诊患者可由医生直接登录区域卫生信息平台预约转诊系统进行转诊，转至就近社区卫生服务中心或安宁疗护中心门诊就诊。

3. 居家安宁疗护、社区服务中心与安宁疗护中心之间的双向转诊

符合转介条件患者，应向安宁疗护中心提出转诊申请，安宁疗护中心根据患者情况收入病房，患者合并症缓解后可转回居家、养老机构和社区医疗服务中心，形成双向转诊机制。

4. 养老机构内符合安宁疗护收治范围的老人，可以联系与养老机构进行医养结合签约服务的社区卫生服务中心进行会诊，同时也可以联系与老人进行“1+1+1”签约服务的社区卫生服务中心家庭医生进行会诊。会诊后，根据老人病情，转至社区卫生服务中心或安宁疗护中心。

(六)转介的基本标准

根据病情进展、患者及家属需求，经与患者及其家属进行沟通告知后，相

关医疗机构可提供机构内或机构间的转介服务。

1. KPS 不大于 50 分，且预期生存期不大于 3 个月的临终患者，可由居家安宁疗护转为住院安宁疗护，也可转介至区安宁疗护中心或相关医疗机构；

2. 住院安宁疗护患者急性症状得到控制，经患者及其家属同意，可再次转为居家安宁疗护；

3. 经过充分沟通与告知后，患者及家属有权选择转介，也可拒绝安宁疗护服务。

（七）安宁疗护机构转入标准

1. 癌症末期患者

病情急剧转变造成患者极大不适时，如：急性疼痛、恶性肠梗阻、肿块破溃、发热疑似感染、急性谵妄、脊髓压迫、严重呼吸困难、出血、严重呕吐、癫痫发作等。

2. 心脏衰竭

虽经医疗处置仍有不易控制的如下症状：

（1）因心律不齐而造成晕厥等严重症状者；

（2）常有心脏骤停或有心肺复苏病史者；

（3）常有不明原因晕厥者；

（4）心因性脑栓塞；

（5）左心射血分数小于 20%。

3. 慢性阻塞性肺病 COPD 和肺部其他疾病

COPD 和肺部其他疾病症状持续恶化（肺炎或呼吸衰竭），合并以下任一症状：

（1）持续吸氧状态下，$PaO_2 \leqslant 55$ mmHg 或 $PaCO_2 \geqslant 50$ mmHg；

（2）FEV1 持续下降且速度大于 40 mL/s；

（3）肺心病或肺病造成的右心衰；

（4）合并有其他症状（恶液质、反复感染）或多重合并症。

4. 终末期肝病及肝硬化

合并下列症状：

（1）严重难治性腹水；

（2）自发性腹膜炎；

（3）肝肾综合征；

（4）多重器官衰竭。

5. 急性肾衰竭

有下列合并症之一的：

（1）其他重要器官衰竭及危及生命的合并症；

（2）严重感染合并危及生命的合并症；

（3）恶液质或严重的营养不良危及生命者。

（八）安宁疗护机构转出标准

安宁疗护机构转出至社区卫生服务中心或居家安宁疗护，应遵循以下转介标准：急症症状得到控制，且预期生存期大于28天。

（九）转介的管理要求

1. 安宁疗护科转介的管理要求

（1）基本管理要求

1）应制定通畅合理的转介制度，应明确说明安宁疗护科与各级医院间，与居家转介的程序手册和作业转介指导书；

2）应明确说明安宁疗护科转介程序运行方式和机构间转介程序的运动；

3）转介流程应由安宁疗护科主任签名，应现行有效；

4）确定转介质量管理所需的程序并确保这些程序在安宁疗护科得到实施；

5）确定这些过程的程序和相互关系；

6）确保具备所需的资源和信息以支持转介程序的运行和实施；

7）实施必要的措施以达到转介过程的预期结果并持续改进。

（2）安宁疗护科转介的转入管理

1）安宁疗护科由住院转入患者应符合以下：经医院明确诊断为终末期临终患者；

2）安宁疗护科的每位转入患者应有病历或转院病情介绍；

3）安宁疗护科应评估有资源和能力接受转入患者；

4）经安宁疗护科执业医师预期生存期90天内，患者本人或家属签署《安宁疗护协议书》；

5）执业医师签署入院证明，家属办理入住临终关怀病房手续；

6）应保留转入协议和知情同意书。

（3）安宁疗护科转介的转出管理

1）安宁疗护科住院患者急性症状控制后，患者及其家属要求出院；

2）应联系居家安宁疗护；

3）住院患者预期生存期大于90天，病情稳定，患者或家属要求出院；

4）家属或患者拒绝安宁疗护服务，要求转院。

2. 居家安宁疗护转介的管理要求

（1）基本管理要求

1）应制定通畅合理的转介制度，应明确说明安宁疗护科与各级医院间，与居家转介的程序手册和作业转介指导书；

2）加强转介过程中有关转诊信息与资料的有效传递，通过信息化等手段，在患者上转时，应向转诊医院提供患者已有就诊记录、相关检查资料、本次转诊建议等内容；在患者下转时，应向家庭医生提供居民在上级医疗机构就诊记录、出院小结、用药医嘱、相关检查资料、本次转诊建议等内容。

3）实施有针对性的转介，提高转介的必要性和有效性。转介应严格按照相关流程规范，确保应该转介的安宁疗护患者能够便捷上转和规范下转，确保转介患者在居家安宁疗护或医疗机构内得到有效的诊疗服务。

4）转介流程应由安宁疗护科主任签名，应现行有效。

5）加强对各级医疗机构安宁疗护转介工作的管理与考核，落实各级医疗机构尤其是安宁疗护中心在转介工作中的质量控制责任，通过信息化对安宁疗护就诊与转诊情况进行及时跟踪、汇总与分析。对安宁疗护的转介工作应计入标化工作量，并纳入安宁疗护工作考核体系。

（2）居家安宁疗护的转入和转出管理

1）接受居家安宁疗护的临终患者 KPS 评分小于 50 分且生存期小于 3 个月，可由居家安宁疗护转为住院安宁疗护，也可以同安宁疗护中心以及周边二三级医院建立转介服务。

2）临终患者急性症状得到控制后，经家属及患者同意可出院，再次转入居家安宁疗护。

3）在经过充分沟通与告知后，患者及其家属有权选择是否转介，也可拒绝安宁疗护服务。

第二节　安宁疗护的转介相关文书

一、基本情况

安宁疗护的转介相关文书包括：安宁疗护科与医疗机构间转介单、安宁疗护科与居家间转介单及居家安宁疗护转介单。

二、转介的相关文书

（一）社区卫生服务中心安宁疗护科与医疗机构间转介单

表 3-1　上海市社区卫生服务中心安宁疗护科与医疗机构间转介单（示例）

上海市普陀区社区卫生服务中心 安宁疗护科与医疗机构间转介单（存根）	上海市普陀区社区卫生服务中心 安宁疗护科与医疗机构间转介单
姓名：　　　性别：　　　年龄： 转介号：	姓名：　　　性别：　　　年龄： 转介号： 居住地址： 联系电话： 医保卡号（门诊卡号）： 住院安宁疗护情况：
居住地址： 联系电话：	
医保卡号（门诊卡号）：	
住院安宁疗护情况：	
转介医疗机构名称：	
转介时间：　　　年　　　月　　　日	转介医疗机构名称： 转介时间：　　　年　　　月　　　日 转介医生签名： 安宁疗护科主任签名： 患者（代理人）签名：
转介医生签名： 安宁疗护科主任签名： 患者（代理人）签名：	

(二)社区卫生服务中心安宁疗护科与居家间转介单

表 3-2　上海市社区卫生服务中心安宁疗护科与居家间转介单(示例)

<table>
<tr><td>上海市普陀区社区卫生服务中心
安宁疗护科与居家间转介单(存根)</td><td>上海市普陀区社区卫生服务中心
安宁疗护科与居家间转介单</td></tr>
<tr><td>姓名：　　性别：　　年龄：
转介号：</td><td rowspan="6">姓名：　　性别：　　年龄：
转介号：
居住地址：
联系电话：
医保卡号(门诊卡号)：
住院安宁疗护情况：

转介原因：
转介时间：　　年　　月　　日
转介医生签名：
安宁疗护科主任签名：
患者(代理人)签名：</td></tr>
<tr><td>居住地址：
联系电话：</td></tr>
<tr><td>医保卡号(门诊卡号)：</td></tr>
<tr><td>住院安宁疗护情况：</td></tr>
<tr><td>转介原因：</td></tr>
<tr><td>转介时间：　　年　　月　　日</td></tr>
<tr><td>转介医生签名：
安宁疗护科主任签名：
患者(代理人)签名：</td><td></td></tr>
</table>

（三）社区卫生服务中心居家安宁疗护转介单

表 3-3　上海市社区卫生服务中心居家安宁疗护转介单（示例）

<table>
<tr><td>上海市普陀区社区卫生服务中心
居家安宁疗护转介单（存根）</td><td rowspan="7"></td><td>上海市普陀区社区卫生服务中心
居家安宁疗护转介单</td></tr>
<tr><td>姓名：　　性别：　　年龄：
转介号：</td><td rowspan="4">姓名：　　性别：　　年龄：
转介号：
居住地址：
联系电话：
医保卡号（门诊卡号）：
居家安宁疗护情况：</td></tr>
<tr><td>居住地址：
联系电话：</td></tr>
<tr><td>医保卡号（门诊卡号）：</td></tr>
<tr><td>居家安宁疗护情况：</td></tr>
<tr><td>转介医院名称：</td><td rowspan="3">转介医院名称：
转介时间：　　年　　月　　日
转介医生签名：
安宁疗护科主任签名：
患者（代理人）签名：</td></tr>
<tr><td>转介时间：　　年　　月　　日</td></tr>
<tr><td>转介医生签名：
安宁疗护科主任签名
患者（代理人）签名：</td><td></td></tr>
</table>

三、注意事项

1. 应认真仔细填写，填写好后要注意检查，避免漏项、缺项；
2. 每项内容应按患者实际情况填写，防止夸大或杜撰；
3. 一定要有安宁疗护科主任签名，转介单方能有效；
4. 转介单的存根应注意保留并由专人保管。

第三节　安宁疗护的转介操作流程

一、基本概况

2016 年 4 月 21 日，国家政协召开的第 49 次双周协商会上提出，全国开展安宁疗护需要在分级诊疗的基础上建立大医院、社区医院和家庭医生的分工负责和联系协作机制。全国政协认为在中国应建立由社区卫生服务中心承担，以居家为基础，大医院支持的安宁疗护服务体系。据此，建立安宁疗护上下联动机制，医疗卫生机构分工协作机制，实现安宁疗护转介分流，使医疗资源利用效率和整体效益进一步提高，临终患者也能够得到更好、更全面的照护服务。

安宁疗护的转介主要发生在以下几个主体之间：医疗机构内部各个科室之间，医疗机构之间，养老机构与安宁疗护机构之间，居家安宁疗护与机构安宁疗护之间，社区卫生服务中心安宁疗护科与安宁疗护中心之间。

二、转介操作流程

（一）医疗机构内部各个科室之间的转介

医疗机构各科室的患者，经责任医生评估处于不可治愈的疾病终末期，录入请安宁疗护科会诊医嘱并书写会诊单，护士移交会诊单至安宁疗护科，安宁疗护科派医生会诊，进行评估并书写处理意见，根据评估结果进行科室转介（KPS<50，预计生存期<90 天），提供安宁疗护（见图 3-1）。

（二）医疗机构之间的转介

没有安宁疗护诊疗科目的医疗机构存在有安宁疗护需求的患者，至转诊预约平台，通过就近安宁疗护机构会诊或区卫生信息平台预约转诊系统，向区安宁疗护中心或社区安宁疗护病房转介，以得到安宁疗护（见图 3-2）。

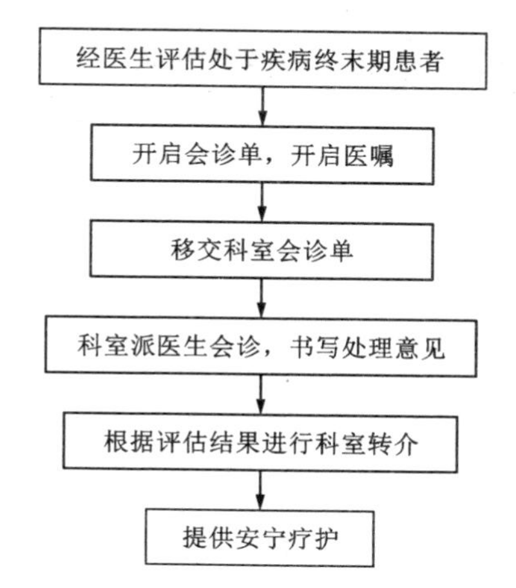

图 3-1 医疗机构内部转介操作流程图

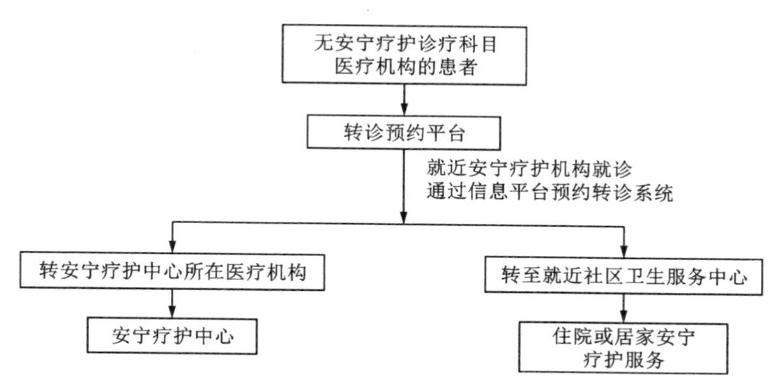

图 3-2 医疗机构之间转介操作流程图

(三)养老机构与安宁疗护机构间的转介

养老机构存在有安宁需求老人，由与养老机构签订医养结合服务协议的社区卫生服务中心全科医师会诊或通过 1+1+1 签约家庭医生会诊、评估病情，符合机构安宁疗护收治指征的，转至协议的社区卫生服务中心安宁疗护病房；符合机构安宁疗护收治指征的，安宁疗护团队定期提供居家安宁疗护服务；存在急危重转介条件转至区安宁疗护中心(见图 3-3)。

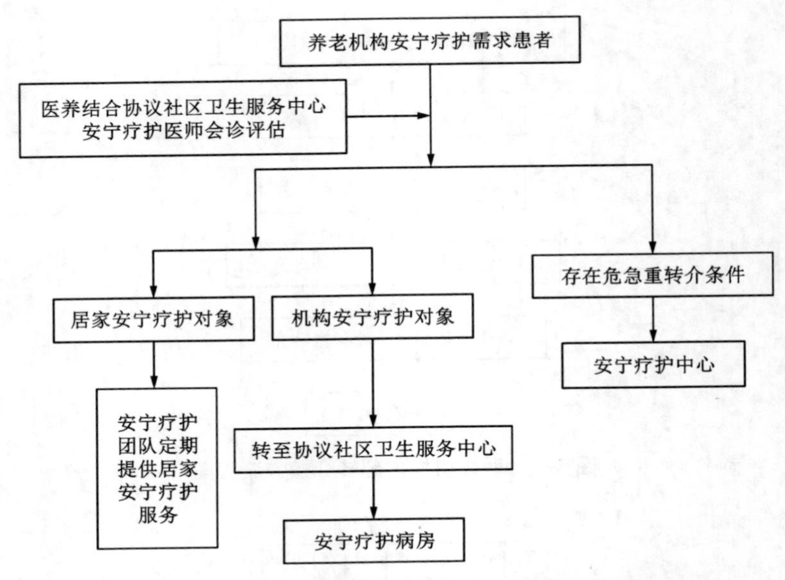

图 3-3　养老机构与安宁疗护机构间转介操作流程图

(四)居家安宁疗护与机构安宁疗护之间的转介

居家安宁疗护患者，若病情出现恶化，由安宁疗护医生会诊协助处理；若除病情外，符合机构安宁疗护指征的，需向安宁疗护机构提出转介申请，安宁疗护机构根据患者实际情况收入安宁疗护病房。转介并经治疗后，患者合并症缓解且病情趋于稳定，或由家属或患者提出转居家安宁疗护的转介需求，转至居家安宁疗护(见图 3-4)。

(五)社区卫生服务中心安宁疗护科与安宁疗护中心之间的转介

社区卫生服务中心安宁疗护科患者，若病情出现恶化并存在转介条件，由安宁疗护中心医生会诊后，符合安宁疗护中心住院指征的，转至安宁疗护中心治疗；转介并经治疗后，患者合并症缓解，或由家属或患者提出转社区机构安宁疗护的转介需求，转至社区卫生服务中心安宁疗护科(见图 3-5)。

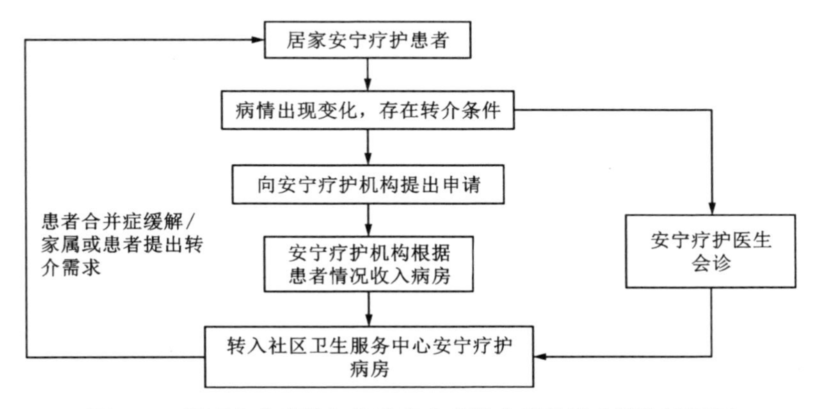

图 3-4　居家安宁疗护与住院安宁疗护之间的转介操作流程图

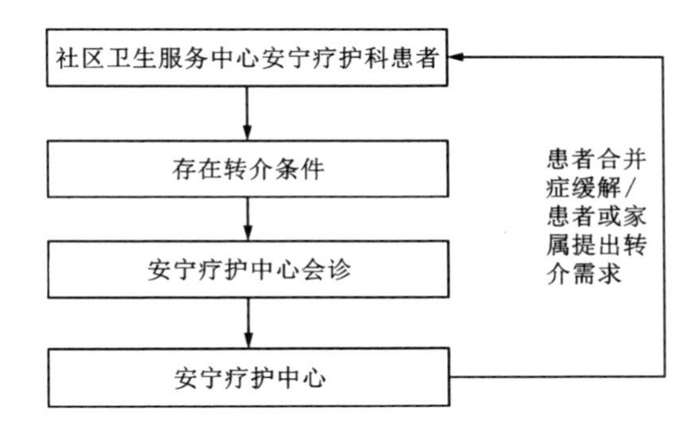

图 3-5　社区卫生服务中心安宁疗护科与安宁疗护中心转介操作流程图

主要参考文献

[1] 上海市卫生健康委员会. 上海市卫生健康委员会关于印发《上海市安宁疗护服务规范》的通知[EB/OL](2020-08-05)[2022-12-01]. https://www.shanghai.gov.cn/nw49248/20200920/15f042adfcdc48e29124235a8e6f7dc2_65515.html

[2] 蒋伟，朱聚，赖甫志，等. 国外急诊安宁疗护模式管理[J]. 中国护理管理，2019，19(2)：314-316.

[3] 马周理，吴冰. 医学人文背景下的社区卫生医务社工规范化实践[J]. 心理医生，2018，24(11)：296-298.

[4] 马娜，秦苑，张泽涛，等. 三级综合医院建立安宁疗护病房的实践[J]. 中国护理管理，2018，18(3)：325-329.

第四章 症状评估与处理规范

第一节　疼痛

疼痛是一种复杂的主观感觉，可导致整体的生活质量下降。随着人口老龄化的日趋严重，疼痛患者数量呈现井喷式态势。据报道，多达50%的社区老年人存在影响正常功能的疼痛，至少一半的疗养院居住者报告每日都有疼痛，而终末期的老年患者发生疼痛的比例更高。终末期的老年人发生疼痛除了与肿瘤有关以外，还与冠心病、心力衰竭、慢性阻塞性肺疾病、关节炎、骨质疏松、脑卒中等慢性疾病密切相关。疼痛会严重影响患者的心理、认知、社会和精神状态，对患者的生存质量造成严重的负面影响。如何减轻终末期老年患者的疼痛及其家人的痛苦和负担，让患者在生命末期能够有尊严有质量地生活，需要医护人员主动筛查潜在疼痛患者，并对报告疼痛的患者，给予全面的评估和针对性治疗。

一、概述

疼痛是一种令人不愉快的感觉和情绪体验，伴有实际存在的或潜在的组织损伤；或者患者用疼痛这一术语来描述受到某种伤害，其在终末期患者中的发生率为59%~64%。疼痛会影响患者的心理、认知、社会和精神状态；反之，疼痛体验也会受到情绪、认知、社会和精神因素的影响。疼痛负担不仅表现为遭受痛苦，还表现为功能受损、活动减少及身份认同感和社会角色的改变。未得到控制的疼痛会对患者的生存质量造成严重负面影响，甚至可使患者感到无望、绝望且希望提早结束生命。家属看到所爱之人因为未得到控制的疼痛而遭受痛苦时，可能感到无助并无法承受负担。

由于老年人感觉器官减退、反应变慢，且常合并多种慢性疾病，大多数人存在错误认识，认为疼痛是伴随衰老的正常过程，因此老年人的慢性疼痛问题长期被人们所忽视。疼痛感受以及对疼痛的敏感性随着年龄的增长而减弱。老年人痛阈升高可能会削弱疼痛的报警功能，对伤害性刺激的感知减弱可加速组织损伤；同时痛阈升高会使患者对疼痛症状的描述有误，导致不适当的诊断和治疗。研究发现，老年人对严重疼痛的耐受力随年龄增长而降低。老年人的中枢神经系统在受到刺激后更容易产生长时间的过度兴奋，其伤害性信息处理系统的可塑性减弱，在组织损伤时，功能修复所需的时间延长，常常导致患者功能障碍，严重影响日常生活。终末期老年人常常伴有肌肉、骨骼的疼痛，约80%的65岁及以上的老年人遭受关节炎的困扰。老年人癌性疼痛也十分常见，癌性疼痛患者中80%以上是严重疼痛。

疼痛控制不佳会导致不必要的痛苦，降低患者应对疾病的能力，妨碍日常生活活动；会导致住院时间延长或反复住院；还会延误或中断抗肿瘤治疗，影响治疗效果。临床医生必须认识到疼痛控制不佳所造成的各方面影响，充分地了解疼痛原因，全面评估并制定合理的疼痛管理方案。

二、疼痛的类型

发现疼痛的病因可能影响预后或者评估及治疗决策。同样地，推断出维持疼痛的病理生理过程的类型可能对治疗计划产生积极影响。

(一) 伤害感受性疼痛

伤害感受性疼痛与持续存在组织损伤有关，损伤可能激活躯体感觉系统，提醒机体注意有害事件(伤害感受系统)，最终使患者感知到疼痛。它可分为躯体伤害感受性疼痛和内脏伤害感受性疼痛。

1. 躯体伤害感受性疼痛

由躯体结构(如骨骼、关节或肌肉)损伤引起。患者通常将疼痛性质描述为“钝痛”、“锐痛”、“跳痛”或“压榨样痛”。

2. 内脏伤害感受性疼痛

涉及内脏损伤。由空腔脏器(如肠腔)梗阻引起时，其特征通常为“绞痛”或“痉挛痛”；由其他内脏结构(如器官包膜、心肌或胸膜)损伤引起时，其特征为“钝痛”或“锐痛”。

(二) 神经病理性疼痛

疼痛由累及外周或中枢躯体感觉系统的病灶或疾病所致躯体感觉功能异常

引起，则为神经病理性疼痛。大约40%的癌症疼痛综合征涉及神经病理性机制，这种疼痛综合征可由疾病本身或其治疗引起。如感觉倒错是一种异常的不适感觉，被描述为“烧灼样”或“电击样”，提示存在一种神经病理性疼痛机制。

对神经病理性疼痛患者进行体格检查可能发现触诱发痛（即非疼痛性刺激引起疼痛）、痛觉过敏（即对疼痛刺激的感觉增强）的表现或其他感觉性表现。患者可能同时存在其他神经系统表现，如反射减弱或改变，且部分患者的疼痛解剖分布区域内会出现自主神经功能障碍。

（三）心因性疼痛

是指主要由心理因素引起的疼痛。心因性疼痛并不是指一些患者的疼痛会因心理因素而加重这种常见现象，也不是指疼痛相关的严重不适或共存精神疾病，而是最适合由心理因素来解释的疼痛。心因性疼痛与其他疾病有关，这些疾病的特征为具有明显的躯体症状伴显著不适和功能障碍。美国精神病学会出版的《精神障碍诊断与统计手册》第五版（DSM-5）将这类疾病归为“伴明显疼痛的躯体症状性疾病”，其诊断依据为疼痛相关的过度思考、感觉或行为，导致患者不适、损害功能且看起来与体格检查结果不相称。在癌症人群中，心因性疼痛似乎较为罕见。除非评估发现与疼痛特定相关的精神病理学证据，否则不应诊断为心因性疼痛。

（四）特发性疼痛

根据目前疾病，不能进行分类的疼痛。

三、疼痛的评估

疼痛是一种主观体验，会受到生理、心理、个人经历和社会文化等多方面因素的影响，并且个体对疼痛的理解和认知也存在差异。因此，正确客观地评估疼痛，对患者疾病的诊断以及后续治疗方案的制定和实施都十分关键。老年人常常错误的以为疼痛是老化的一种表现或害怕药物成瘾，且常常存在感觉功能减退或认知功能损害，从而对疼痛的严重程度描述不足，导致评估更具挑战性。

（一）询问患者有无疼痛及其严重程度，并且相信患者的回答

全面收集患者病史，包括肿瘤史、合并症、药物史、疼痛史等，询问患者目前有无疼痛，是否服用止痛药等。体格检查除了评估常规的生命特征，还应评估认知功能、移动/平衡能力。疼痛并非仅见于癌症患者，且并非所有危重患者都存在疼痛。老年人常见的终末期心力衰竭、慢性阻塞性肺疾病、肝硬化、

骨质疏松和关节炎也会出现疼痛。此外，患者和医疗专业人员对疼痛严重程度的评估存在很大差异，我们要相信患者的回答。

（二）疼痛的部位及是否存在放射

应进行详细的体格检查，询问“疼痛具体在什么部位？”“疼痛是否扩散/放射到其他部位？”为了避免患者对解剖术语存在误解，最好让患者指出疼痛部位。

（三）疼痛性质

询问患者“疼痛的感觉像什么？”，不同疼痛性质有助于区分伤害感受性与神经病理性疼痛。如躯体伤害性疼痛由皮肤、骨骼、关节、肌肉等躯体结构的损伤导致，通常定位明确，患者常将其描述为“钝痛”、“刺痛”或“跳痛”。内脏伤害性疼痛是由内脏器官扩张、损伤或炎症引起，通常定位不清，由空腔脏器（如肠腔）梗阻引起的疼痛特征为“咬痛”或“绞痛”，而其他受躯体神经支配的内脏结构（如脏器包膜或壁胸膜）存在病变时，疼痛特征为“钝痛”或“刺痛”。神经病理性疼痛是由外周或中枢神经系统中的异常躯体感觉过程或者直接的神经损伤导致，例如，带状疱疹后神经痛、化疗后神经病变和幻肢痛。患者可能描述为难以预料的电击痛、烧灼痛、麻木或瘙痒。

（四）疼痛时间评估

疼痛时间特征评估包括：疼痛的起始、持续时间、过程和日常波动情况。询问患者“疼痛是从什么时候开始的？”“是所有时间都疼痛，还是有时疼痛有时好转？”“白天和晚上的疼痛程度是一样的吗？”急性疼痛综合征通常有明确的起病，并且容易识别出病因（如手术）。这种疼痛的持续时间一般较短，治疗通常着眼于减轻疼痛症状，直至缓解。终末期老年人常常表现为慢性疼痛。慢性疼痛的特征往往是起病不明确，病程较长且有波动。虽然患者常常没有明显的疼痛行为（如表情痛苦）和交感神经活动过度的表现，但可能会出现自主神经紊乱的表现，包括疲乏、睡眠障碍和厌食。

（五）疼痛诱发或缓解因素

某些体位、药物、情绪等可能诱发或加重疼痛，应询问患者“什么原因使得疼痛加重？”“什么方式能够缓解疼痛？”

（六）疼痛的强度及对生存质量的影响

疼痛的严重程度可指导药物选择和剂量。很多简易方法可评估疼痛严重程度。最常用的标准化量表见图 4-1，包括视觉模拟评分（Visual Analogue Scale，VAS）、口述描绘评分（Verbal Rating Scale，VRS）和数字评定量表（Numeric Rating Scale，NRS）。此外，简明疼痛评估量表（Brief Pain Inventory，BPI），一种患者自评量表，可评估疼痛强度和疼痛对多方面功能的影响。McGill 疼痛问卷可提供对疼痛的感觉、情感和评价维度的估计。还有另一种评估工具——记忆疼痛评估卡，采用简单的 VAS 和 VRS 来评估疼痛强度、疼痛缓解程度和心境状态。虽然这些工具很多都是为癌症患者设计的，但也同样适用于其他严重和/或致命性疾病患者。

另一种评估严重程度的方法是评估疼痛对躯体功能、心理功能和生活质量（Quality of Life，QOL）的影响。家属在这方面可能会提供重要的信息。疼痛可干扰患者的日常活动、行走和睡眠以及影响患者的心境，从而干扰 QOL。重度疼痛可能会让患者感到焦虑和绝望。焦虑反过来会增加患者对疼痛的反应，而恐惧则可降低患者对疼痛的反应。

所有患者疼痛强度的初步评估应包括：

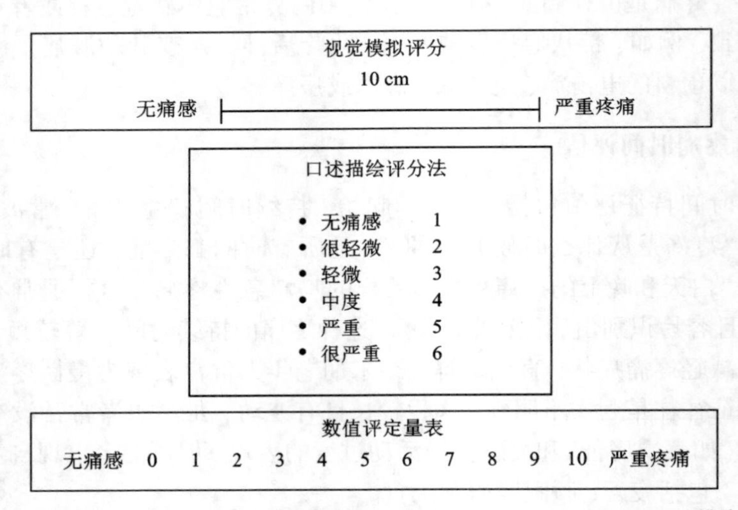

Visual Analogue Scale（VAS）：视觉模拟评分；Verbal Rating Scale（VRS）：口述描绘评分法；Numeric Rating Scale（NRS）：数字评定量表。

图 4-1　疼痛评估的常用方法

- 询问一个关键的筛选问题，该问题不能改述。该问题应该是："在 0-10 分量表上，过去 24 小时内您的最严重疼痛是什么？"，其中 0 是无疼痛，10 是可以想象的最严重疼痛。

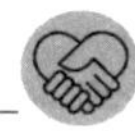

- 监测疼痛是否≤3。
- 如果最严重疼痛>3或患者因疼痛而痛苦，则进行更详细的评估(如表4-1)。
- 给予适当的镇痛药，并重新评估疼痛和镇痛药的副作用。
- 如果处方镇痛药存在副作用和/或疼痛持续存在，审查镇痛方案。

表4-1　疾病的任何阶段对疼痛患者进行充分评估

对疼痛进行评估和再评估

- 疼痛的原因、发作方式、类型、部位、有无放射性疼痛、持续时间、强度、疼痛缓解和时间模式、BTcPs的数量、疼痛综合征、推断的病理生理学、休息和/或运动时疼痛
- 是否存在触发因素以及与疼痛相关的体征和症状
- 存在缓解因素
- 镇痛药的使用及其疗效和耐受性
- 疼痛性质描述：

—酸痛、跳痛、压迫感：常伴有皮肤、肌肉和骨骼的躯体疼痛

—酸痛、抽筋、啃咬、尖锐：常伴脏器或内脏疼痛

—射击、尖锐、刺痛、振铃：通常与神经损伤引起的NP相关

对患者进行评估和再评估

- 通过全面/特定体格检查和特定放射学和/或生化检查了解临床状况
- 疼痛对患者的日常活动、工作、社交生活、睡眠模式、食欲、情绪、健康和应对的干扰
- 疼痛、疾病和治疗对生理、心理和社会状况的影响
- 护理人员的存在、心理状态、对疾病的认知程度、焦虑和抑郁以及自杀意念、他/她的社交环境、QOL、精神问题/需求、沟通问题、人格障碍
- 与癌痛综合征相关的体征、身体和/或情绪症状的存在和强度
- 存在合并症(如糖尿病、肾和/或肝衰竭等)
- 功能状态
- 存在与疼痛治疗相关的阿片类恐惧症或错误观念
- 酒精和/或药物滥用

评估和重新评估你向患者和家属提供信息和沟通的能力

- 花时间与患者和家属在一起，了解他们的需求

BTcP，breakthrough cancer pain 爆发性癌痛；NP，neuropathic pain 神经性疼痛；QOL，quality of life 生活质量。

（七）心理社会评估

心理社会评估包括观察法、会谈法、心理测验、量表评定法等。心理痛苦可能放大疼痛，同样，控制不佳的疼痛可能引起心理痛苦。心理评估有助于评估潜在的精神障碍或人格障碍。

（八）特殊情况

1. 不能自述症状的患者

对于不能参与评估的半清醒或无法交流的患者，当疼痛体征矛盾或不容易与其他问题区分时，我们宁可假定疼痛存在并进行治疗。对于无法用语言交流的危重患者，可采用经验证的评估工具包括疼痛行为量表（Behavioral Pain Scale，BPS）和重症监护疼痛观察工具（Critical Care Pain Observation Tool，CPOT）。这些工具既采用了疼痛相关行为，也包括生理指标，有非常好的效度和信度，得到多个指南的推荐。恰当情况下，患者家属可参与疼痛评估过程。轻度痴呆患者通常能够对疼痛进行描述和评分。晚期痴呆患者可能通过痛苦行为来表达疼痛，如烦躁不安、面部扭曲、呻吟、防卫姿势及日常活动改变，但这些行为并不仅限于疼痛时。当发生此类行为时，应进行体格检查并注意疼痛行为与运动、压力、如厕、饥饿、恐惧、孤独或视力障碍的关系。通过经验证的恰当方法启动进一步评估。

2. 有药物成瘾史的患者

癌性疼痛的老年患者可能既往使用过阿片类药物，且存在成瘾，此类患者疼痛评估和治疗比较困难。因为医护人员担心可能存在欺诈、药物滥用等情况，必须仔细、客观地评估患者疼痛。应该考虑到他们使用此类药物也有可能是为了缓解疼痛。即便他们已经成瘾，但其疼痛是真实存在的，且处于疾病终末期，评估的重点应放在治疗上。

四、疼痛的管理

有效的疼痛管理不仅要治疗引发疼痛的基础病因，还要考虑患者的共存问题、出现药物间以及药物与疾病间的相互影响以及不良反应的可能性增加；此外，还要考虑患者躯体、心理社会及经济方面的因素。特别是老年患者常常多病共存、多药共用，认知功能受损或存在焦虑抑郁等，使得控制疼痛更加困难。老年人疼痛管理主要包括非药物和药物治疗，见表 4-2。

表 4-2 疼痛治疗的分类

药物治疗
- 阿片类镇痛药
- 非阿片类镇痛药
- 非传统镇痛药(辅助镇痛药)

介入干预
- 注射疗法
- 神经阻滞
- 植入疗法

康复治疗
- 治疗性锻炼
- 作业疗法
- 水疗
- 治疗特定疾病(如淋巴水肿)

心理治疗
- 心理教育干预
- 认知行为治疗
- 放松治疗、引导想象、其他类型的应激管理
- 其他形式的心理治疗

神经电刺激
- 经皮
- 经颅植入

整合(补充或替代)治疗
- 针刺
- 按摩
- 身体(物理)或运动(活动)
- 其他

(一)非药物治疗

非药物治疗作为药物治疗的替代或辅助手段，对疼痛有一定缓解。并且副作用更少和/或身体机能和心理社会功能结局更好，部分患者倾向于先尝试此类方法。

1. 心理疗法

疼痛是一种多维的体验，所以疼痛不仅受患者认知和心理变量影响，它也会反过来影响患者的认知和心理反应。即使有明确的生理机制支持和解释疼痛，例如癌症患者的疼痛，但尽量减少疼痛对心境和整体情绪健康状况的影响，可提高患者的生存质量。心理疗法已逐渐成为疼痛综合治疗的一部分。

认知行为疗法(cognitive behavioral therapy，CBT)是慢性疼痛的一线心理治疗手段。它强调通过患者的自我管理来改善其生存状态，教给患者如何实现自我放松、认识和消除负面评价、消除恐惧等方法技巧。CBT 已被证实有助于改善疼痛、抑郁、焦虑、失眠等症状。但也有研究表明单纯使用 CBT 或其他心理治疗手段对于疼痛、情绪以及行为的调节作用有限，应当配合药物治疗。

2. 康复和物理医学干预

康复干预的主要目标是改善功能和/或控制症状，干预措施包括：治疗性锻炼，水疗，使用矫形器、助步器和其他装置。物理方法，例如热疗、冷疗、振动、超声、电刺激[如使用经皮神经电刺激(transcutaneous electrical nerve stimulation，TENS)设备]，以及治疗淋巴水肿。

(1)治疗性锻炼

也称理疗，是一种有时间限制的干预措施，在改善病情的治疗(如手术或化疗)后减轻症状并改善功能，或者对于晚期疾病患者，减轻症状并提高自我效能和生存质量。锻炼的类型、频率和持续时间始终取决于患者的体能状态和总体治疗目标。治疗性锻炼包括系统地按计划进行身体运动、姿势或活动，以缓解损伤、改善功能和提高总体健康状况。该疗法包括手法拉伸、肌筋膜疗法、被动运动和主动锻炼。

(2)水疗

是指将一小部分或较大体表面积浸泡在水中，通常在小水槽或浴缸中进行。水温通常不超过 40℃，但可根据治疗的病况和期望的效果调整。这种方法已用于伴疼痛和损害的疾病，例如类风湿关节炎、强直性脊柱炎和纤维肌痛。

(3)矫形器和其他器械

对于运动时疼痛的患者，使用夹板限制引发疼痛的运动可能有益。对于癌症患者，特别是晚期，使用矫形器可能优于其他改善功能的干预措施，如理疗。安装合适的假体可改善残端痛，助步器可减轻行走时的疼痛，旨在促进特定功能(如厕或进食)的器械可镇痛或降低与制动相关的继发性疼痛并发症风险。

(4)物理方法

对与癌症无关的局灶性疼痛部位(如扭伤)进行热疗或冷疗、超声和神经电刺激治疗已被广泛接受。作为轻至中度疼痛的辅助治疗手段，以及在等待镇痛药对暴发性疼痛起效期间，物理方法尤其有帮助。

1)冷疗：使用冰袋、延展性的化学凝胶袋和蒸汽冷却喷雾剂进行冷疗可减轻肌肉痉挛、炎症和水肿。应避免对缺血和受照射的组织进行冷疗。

2)热疗：多种浅表和深部热疗方法可用于控制疼痛，在癌痛患者中应用较广。通过加热袋、药物加热贴、加热垫或热水浴进行浅表热疗可改善皮肤血流并放松最深0.5 cm的肌肉和韧带。

3)TENS和其他电刺激设备：尽管TENS对任何类型慢性疼痛(包括癌症相关疼痛)的疗效证据有限，但该方法仍被广泛应用。

4)扰频器疗法：是一种新型经皮神经刺激方法，通过在皮肤两侧、疼痛部位上方和下方放置与心电图类似的皮肤垫来给予电流。扰频器治疗对一些患者来说可能是安全的替代方法，从而无需提高阿片类药物剂量或操作性疼痛干预(如神经阻滞)。对神经病理性疼痛的患者更可能获益。

(5)治疗淋巴水肿

癌症人群中抗癌治疗常引起肢体淋巴水肿，通常引起疼痛。严谨的治疗方案是先进行患者教育，强调皮肤护理和避免创伤，然后根据病因和其他因素，可能推荐以下疗法：手法淋巴引流、间歇性充气加压、加压包扎、整合性退肿胀物理治疗、贴扎或锻炼(包括水中运动)

3. 整合疗法

整合疗法是一种联合常规医疗方法和大量“补充疗法”中任一种的治疗模式。补充和整合医学(complementary and integrative medicine，CIM)治疗包括替代医学系统，如中医(Traditional Chinese Medicine，TCM)、印度草医学(Ayurveda)、顺势疗法和自然疗法；身心干预，如冥想、催眠、舞蹈、音乐和艺术疗法、祈祷以及精神疗法；基于生物学治疗，如草药疗法、特殊饮食疗法、正分子营养和生物疗法；手法和基于身体的疗法，如按摩和脊柱推拿；能量疗法，如生物场和生物电磁疗法。

(1)身心疗法

其目的是减轻疼痛和焦虑并提高自我效能，通常将这些疗法作为药物治疗的辅助手段。最常用的一些身心疗法包括放松疗法、意象、催眠和生物反馈。这些方法是获得广泛认可的辅助疗法，对许多慢性疼痛患者有益，包括癌症相关疼痛患者。

1)放松疗法：放松技术分为两种方法：深度放松和简短放松，或者采用特定策略诱导放松状态，包括渐进性肌肉放松、自生训练和呼吸训练。目前的数据不足以得出结论认为在任何特定病况中哪种技术比其他技术更有效。

2)意象：是利用对愉快景象、气味、声音、味道或躯体感觉(触摸、动作或姿势)的回忆来创造一个积极的认知和情绪状态，这可预防或减轻疼痛或其他痛苦来源。

3)催眠：是指一种诱导的注意力集中并暂停一些外围意识的状态。催眠状态的主要特点包括专注(深度专注于特定主题或焦点的能力)、受控的注意力改变、分离(区分某一经历的不同方面的能力)和易暗示性(高度响应指令的能力)。催眠越来越多地用于治疗慢性和急性疼痛，并逐渐被接受用于急性和操作相关疼痛。NIH 技术评估小组对已发表文献进行分析后认为，有强有力的证据支持催眠可有效治疗慢性癌症疼痛。

4)生物反馈：涉及使用一台机器来对特定的生理参数进行监测和反馈控制。通过提供纠正信息来验证正被用于达到期望状态(如放松)的策略或显示其不足之处，从而帮助患者学会调整内在的主观体验。最常用于生物反馈的生理反应是呼吸、心率或脉搏、外周皮肤温度、皮肤电导和肌肉紧张度(表面肌电图)。

5)冥想：分为集中式和非集中式。集中技术通过指导患者将注意力集中在单个不变的或重复的刺激(如声音、呼吸、焦点)从而限制刺激输入。非集中技术会扩大患者的注意力，以便包括对患者心理活动和思想的观察(以非评判性形式)。

6)创意艺术疗法：通过使用音乐、舞蹈/运动和艺术来尝试缓解身体和情绪压力。创意艺术疗法可改善癌症患者的疼痛症状、焦虑、抑郁和生存质量，但这些效果可能是暂时的。

(2)生物场疗法

灵气疗法、治疗性触摸和康复性触摸。目前关于生物场疗法如灵气疗法、治疗性触摸和康复性触摸效果的研究数据有限，不能像推荐其他整合疗法如放松、意象、催眠镇痛和音乐疗法那样有把握地推荐这些补充疗法。

(3)手法干预

1)按摩疗法：为对身体软组织进行系统性的手法操作来促进健康和愈合。它包括一系列手法技术(包括施加固定的或移动的压力)。按摩的主要特点是运用触摸和运动。

2)针刺治疗、穴位刺激和电针刺疗法：NIH 和美国 FDA 曾发表共识声明：针刺治疗不是实验性治疗，而是有效的医疗技术，对于某些临床病况，例如恶心和疼痛，其效果与常见的常规治疗相当。

(4)顺势疗法 在欧洲癌症患者中，顺势疗法是最常用的抗化疗副作用 CIM 疗法之一。目前几乎没有证据支持顺势疗法可有效治疗任何特定疾病。

4. 介入治疗技术

介入治疗通常是指一系列侵入性镇痛治疗，包括基于注射的治疗、基于导管的输液治疗、植入装置和一些外科手术(表 4-3)。对于终末期老年患者，介入治疗使用较少。

表 4-3　疼痛管理的常见介入治疗

疼痛管理的常见介入治疗
腹腔神经丛/内脏神经阻滞治疗腹痛
腹下神经丛/神经节阻滞治疗盆腔痛
椎体压缩性骨折的后凸成形术和椎体成形术
肋间阻滞治疗肋骨骨折
腰交感神经阻滞治疗直肠里急后重
肌筋膜注射治疗肌肉痉挛
椎管内输注
肩胛上阻滞治疗肩痛

(二) 药物治疗

尽管采用了非药物治疗，但疼痛仍引起功能障碍或生存质量下降的患者，可能需要药物治疗。临床上常使用的镇痛药有以下三大类：非阿片类药物、阿片类药物和辅助镇痛药。多数情况下，考虑到药物对老年人的副作用，治疗非癌性疼痛时，非阿片类药物优于阿片类药物，阿片类药物是活动性癌症患者中度或重度慢性疼痛的一线治疗。使用镇痛药物时，应采用最低有效剂量，再逐渐调整剂量至达到疼痛控制且不良反应轻微。通常采用镇痛阶梯疗法(图 4-2)。

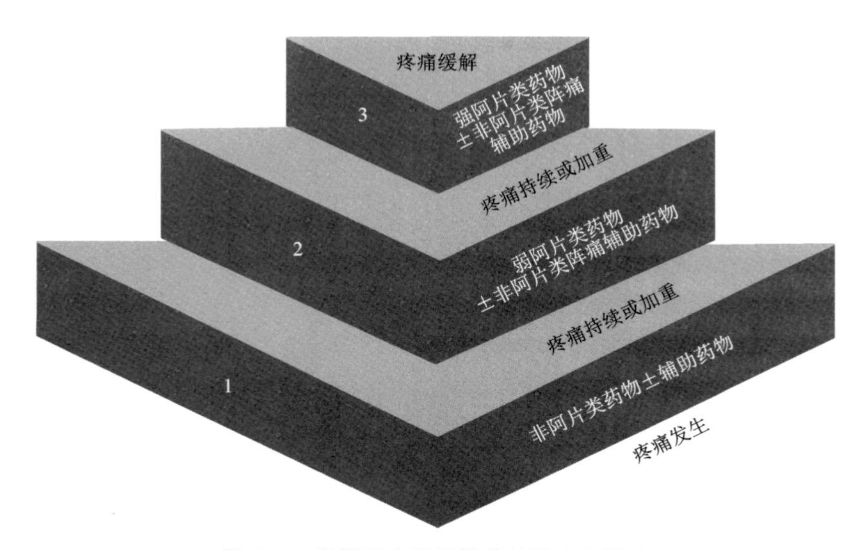

图 4-2　世界卫生组织推荐的镇痛阶梯法

1. 非阿片类药物

适用于轻至中度疼痛，也可以是阿片类药物的辅助用药。因为并非所有危重患者都需要使用或能良好耐受阿片类药物，一种或多种静脉用非阿片类镇痛药物常用作疼痛控制的一线治疗或作为多模式镇痛治疗的一部分。加用这些药物可减少或避免阿片类药物的使用及其相关不良反应。最常使用的非阿片类药物包括对乙酰氨基酚和非甾体抗炎药（non-steroidal anti-inflammatory drugs, NSAIDs）。

（1）对乙酰氨基酚

是一种人工合成的，作用于中枢的非阿片类解热镇痛药物。与其他镇痛药（尤其是 NSAIDs）相比，对乙酰氨基酚的安全性更高，是轻度持续性疼痛老年患者治疗中的一线药物。但其无明显抗炎特性，所以对慢性炎性疼痛的疗效不如 NSAIDs。其在危重患者中用于治疗发热和/或轻度疼痛，并且常用作阿片类镇痛药的辅助。对于阿片初治的中度至重度癌症疼痛患者，使用包括阿片类药物加对乙酰氨基酚（对乙酰氨基酚加可待因、氢可酮或羟考酮）的复方制剂，是单用低剂量的某种强阿片类药物的合理替代选择。此外，对于单用某种阿片类药物开始治疗的患者，若患者在阿片类药物治疗期间有轻度残余疼痛，尤其当患者对阿片类药物的副作用非常敏感时，可考虑尝试对乙酰氨基酚固定计划给药。

在姑息关怀领域，对乙酰氨基酚的成人口服剂量为 500～1000 mg，1 天 4 次。然而，对于具有对乙酰氨基酚肝毒性高风险的患者，较为安全的剂量是 500 mg，1 天 4 次。经直肠给药的生物利用度低。在临床实践中，经直肠给药的剂量与口服给药的剂量一般是相同的。对乙酰氨基酚静脉给药（姑息治疗中较少应用）剂量取决于患者体重和是否存在肝中毒的高危因素。静脉用对乙酰氨基酚可用于不能口服或直肠给药的患者，最常用于围术期。直肠或口服对乙酰氨基酚在给药后 10～60 分钟起效，在大多数患者中，静脉用对乙酰氨基酚起效更快并且可预测（5～10 分钟），达峰时间也更短（15 分钟）。对于 50 kg 以上的患者，静脉用对乙酰氨基酚的常规剂量为一次 650 mg，每 4 小时 1 次，或者一次 1000 mg，每 6 小时 1 次。对于虚弱患者、80 岁及以上或经常饮酒的患者，24 小时最大剂量低于 3 g。美国老年医学会认为所有药物中对乙酰氨基酚的 24 小时总量低于 4 g 是可以接受的。对于低体重（33～50 kg）成人，以及有轻度或中度肝功能不全、长期酗酒、营养不良或脱水的患者，应减量。重度肾功能不全（CCr≤30 mL/min）患者可采用常规剂量，但不应超过每 6 小时 1 次。对乙酰氨基酚禁用于重度肝功能不全或重度进行性肝病患者。

若患者使用含对乙酰氨基酚的复方制剂，必须嘱其用药期间不要饮酒，并

避免同时使用含对乙酰氨基酚的非处方药，以免不小心过量摄入。

(2)非甾体类抗炎药(NSAIDs)

主要用于缓解炎症相关的疼痛，包括术后疼痛和绝大部分的癌性疼痛。对有骨痛或严重炎症病变相关疼痛的患者特别有用，而对有神经病理性疼痛的患者作用相对较弱。

慢性疼痛老年患者使用 NSAIDs 可能会引起严重的不良反应，特别是胃肠道、肾脏、以及心血管系统等脏器相关的损害，有时还会引发支气管痉挛，因此禁止长期使用。不同 NSAIDs 药物的肾毒性是类似的，因此肾毒性不是决定选择药物的因素。老年患者使用 NSAIDs 应从小剂量开始，且常常合并多种慢性疾病，选择药物时应根据患者出现胃肠道和心血管疾病的危险因素来选择。在临床实践中，低剂量布洛芬(≤1200 mg/24 h)是各种情况下的首选药物。塞来昔布(200 mg/24 h)是对具有上消化道并发症高危患者(近期有过消化道出血)的一线选择药物。该类患者应用 NSAIDs 药物的同时推荐应用胃黏膜保护剂，即标准剂量的质子泵抑制剂。塞来昔布不影响出血时间，因此对血小板减少症(化疗或其他原因引发)患者也是一个好的选择。数据表明，相比于其他非选择性 NSAIDs，萘普生的心血管毒性风险较低。塞来昔布(200 mg/24 h)和双氯芬酸(150 mg/24 h)具有重大心血管事件的最高风险。因此，该类药物禁用于有心脑血管疾病的患者，同时，也不鼓励用于有心血管危险因素的患者。当患者无法口服药物时，可经直肠给予双氯芬酸钠 50 mg，1 天 3 次。对于正在服用一种强阿片类药物且预计寿命为 1~2 天的患者，此时通常可以停用 NSAIDs，并不会引发疼痛的加剧。不管选择哪种药物，对于所有接受一种 NSAIDs 的患者，应定期评估其是否出现大便隐血、血压变化，以及对肾功能或肝功能的影响。

NSAIDs 的禁忌证包括肾功能障碍的任何病史、胃肠道出血、近期手术出血、血小板异常、充血性心力衰竭、肝硬化、哮喘、同时使用血管紧张素转换酶抑制剂或近期接受心脏或血管手术。因此这类药物的不良反应通常限制了它们在危重患者中的应用。

2. 阿片类药物

阿片类药物主要通过作用于中枢或外周的阿片类受体发挥镇痛作用，具有不引起器质性病变等优点。主要适用于使用 NSAIDs 等疗效较差，或无法耐受 NSAIDs 产生的消化道、心血管等不良反应的中、重度慢性疼痛患者，各种手术后肌肉骨骼系统慢性疼痛，慢性癌症相关疼痛等。分为 μ 受体激动剂、激动-拮抗剂两类(表 4-4)。常见药物包括强阿片类药物吗啡、羟考酮、芬太尼、丁丙诺啡等，弱阿片类药物可待因、曲马多等。不良反应包括恶心、呕吐、嗜睡、呼吸抑制、便秘等，长期使用可能导致成瘾，但研究发现老年人阿片类药物成瘾概率要显著低于年轻人群。老年患者应降低阿片类药物的剂量，缓慢调整剂量至起效，同时密切监测不良反应。对60岁患者的初始剂量是将40岁患者在正常情况下接受的剂量减少25%，对80岁患者的初始剂量是减少50%，但给药间隔不变。优先选择半衰期短、代谢产物无活性和毒性的阿片类药物。

表4-4 用于疼痛管理的阿片类药物分类

<table>
<tr><th>阿片类药物分类</th><th>药物</th><th>备注</th></tr>
<tr><td rowspan="11">纯激动剂</td><td>可待因</td><td rowspan="11">1. 中重度癌痛的主要治疗方法。
2. 镇痛无临床相关的上限效应；随着剂量增加，镇痛作用增加，直至达到镇痛作用或发生剂量限制性副作用。
3. 由于毒性代谢物的潜在作用，不首选哌替啶和丙氧芬。
4. 美沙酮必须慎用；只有了解半衰期长且多变、效价不可预测和QTc间期延长可能性所带来风险的临床医生才能在没有指导的情况下使用本品。</td></tr>
<tr><td>氢可酮</td></tr>
<tr><td>双氢可待因</td></tr>
<tr><td>吗啡</td></tr>
<tr><td>氢吗啡酮</td></tr>
<tr><td>芬太尼</td></tr>
<tr><td>羟考酮</td></tr>
<tr><td>羟吗啡酮</td></tr>
<tr><td>左啡诺</td></tr>
<tr><td>美沙酮</td></tr>
<tr><td>哌替啶</td></tr>
<tr><td rowspan="5">混合激动剂-拮抗剂</td><td>丁丙诺啡</td><td rowspan="5">1. 激动剂拮抗剂包括内在疗效较低的μ受体激动剂（部分激动剂）和对一种阿片受体有激动剂作用和对另一种阿片受体有拮抗剂作用的药物（混合激动剂拮抗剂）。
2. 大多数被开发为对成瘾疾病个体的吸引力较低；这一特征并不能合理地广泛用于癌痛。
3. 在对激动剂阿片类药物有身体依赖性的患者中，所有药物均有可能诱导急性戒断。
4. 大部分混合激动剂-拮抗剂对镇痛具有天花板效应。但是，丁丙诺啡的镇痛作用没有天花板效应。它有透皮贴剂和口腔制剂两种剂型，可用于相对未接受过阿片类药物治疗的癌症患者。一些混合激动剂-拮抗剂（喷他佐辛和布托啡诺）具有较高的拟精神病副作用风险。</td></tr>
<tr><td>布托啡诺</td></tr>
<tr><td>地佐辛</td></tr>
<tr><td>纳布啡</td></tr>
<tr><td>喷他佐辛</td></tr>
<tr><td rowspan="2">混合机制药物</td><td>曲马多</td><td rowspan="2">对μ受体有激动作用并阻断单胺再摄取的中枢作用镇痛药。</td></tr>
<tr><td>他喷他多</td></tr>
</table>

（1）吗啡

吗啡是WHO镇痛三阶梯治疗第3阶梯中的代表性阿片类药物，是大多数重度慢性疼痛患者的选择。吗啡的半衰期较短，但有多种剂型，包括速释片剂、口服液体制剂、栓剂、静脉及皮下给药用溶液，以及一日1次或2次给药、可提供持续镇痛的调释剂型。一些患者优选半衰期较短的剂型，其与长效制剂合用时还可能对暴发性疼痛有用。无论为何种剂型，吗啡都主要在肝脏代谢，其代谢产物由肾脏排泄。肾功能不全患者应慎用吗啡，如果预期肾功能可能出现波动，考虑到代谢产物蓄积会引起疗效改变和副作用的风险，吗啡可能不是首选的阿片类药物。老年患者对其敏感性增加，应减少初始剂量。

（2）羟考酮、氢可酮、氢吗啡酮和羟吗啡酮

羟考酮和氢吗啡酮对老年患者都是不错的选择，因为该药半衰期短，并且兼有长效短效剂型，同时经肾清除的活性代谢产物浓度相对较低（与吗啡相比），可用于肾功能不全患者。羟吗啡酮的镇痛效果与其他阿片类药物相当。和芬太尼一样，羟吗啡酮促组胺释放倾向相对较小，使瘙痒或荨麻疹风险降低，但没有证据显示该差异具有临床意义。羟吗啡酮是半合成的μ阿片受体激动剂，类似于氢吗啡酮。作为相对新型的阿片类药物，其在老年患者中的应用不多，且价格高于其他药物。短效氢可酮仅存在于对乙酰氨基酚复方制剂。非阿片类成分的含量使得这些短效复合制剂的使用受限，仅能用于相对阿片未耐受的中度疼痛患者。2013年10月，美国批准单一成分的氢可酮长效制剂（Zohydro ER）可用于治疗疼痛严重到需每日24小时连续应用并进行长期治疗的患者，以及用于其他治疗选择不足以控制疼痛的情况。

（3）芬太尼

是一种高脂溶性的阿片类药物，可经胃肠外给药或使用透皮吸收或口腔黏膜吸收的剂型。对于一些患者，非口服途径用药及用药频率相对较低（芬太尼透皮贴剂，每2~3日1次）是该剂型的优点。芬太尼透皮贴剂较少引起便秘和比较深的镇静，所以对不能口服的老年患者来说是一个很好的选择，但起效较慢，不适用于急性疼痛。对于肾功能不全患者，因为芬太尼的代谢产物不具有活性，相比吗啡可能优先选择芬太尼。贴剂暴露于热源时（如体温升高、手术时使用加热垫或保温毯等）可能无意间引起芬太尼的全身吸收增加，而这可能增加呼吸抑制的发生风险。此外，芬太尼透皮贴剂含有金属，MRI时有局部皮肤烧伤的风险。

（4）左啡诺

该药的独特之处在于半衰期相对较长（12~16小时），但其应用经验相对有限，应将其视作治疗癌症疼痛的另一选择，尤其是其他μ受体激动剂的耐受性

较差或无法获得时。

(5)美沙酮

是一种 μ 受体激动剂，其潜在益处包括费用较低以及作用持续时间长，是唯一一种有液体剂型的长效阿片类药物。美沙酮只有约 20%以原形经肾脏排出且没有活性代谢产物，因此如果恰当给药，该药可用于肾功能不全的患者中。美沙酮的半衰期多变，短则 12 小时，长则接近一周，平均约为 24 小时。在初始剂量滴定至发挥疗效期间以及长期用药的剂量调整期间，美沙酮出现蓄积及用药过量的风险在阿片类药物中最高。美沙酮可延长 QTc 间期，诱发尖端扭转型室性心动过速。对于 QTc 间期大于 450 ms 的患者，使用该药时应非常谨慎，即考虑采取可能治疗 QTc 间期延长的任何潜在可逆转病因(如低钾血症)的干预措施，若 QTc 间期超过 500 ms 则通常不应使用该药。对于所有患者，谨慎起见应重复检查心电图，尤其是每日总剂量达到 100 mg 时，对于易发生 QTc 间期延长的患者(如，患者使用其他具有此类作用的药物，以及患者已存在显著心脏疾病)，重复监测属必要措施。

(6)丁丙诺啡

是一种高亲和力的部分 μ 阿片受体激动剂，可用于治疗阿片类药物成瘾和疼痛。若患者已对纯 μ 受体激动药产生躯体依赖，丁丙诺啡给药能诱导撤药反应。该药的镇痛作用没有天花板效应。可用于肾功能不全的患者。丁丙诺啡的透皮贴剂有一则警示，提醒由于存在 QT 间期延长风险，剂量不要超过 20μg/h。该药不常使用，且应主要考虑用于新发相对中度癌症疼痛的患者。不应将丁丙诺啡作为阿片类药物治疗的一线选择。其引起恶心、呕吐、便秘的发生率低于吗啡。

(7)可待因

是一种药物前体，本身极少或没有镇痛作用，在体内主要经过肝氧化酶 CYP2D6 代谢为吗啡才具有镇痛的作用。因此，对于不良的代谢者，可待因基本是无效的。与之相反，对极快代谢者，可待因具有潜在毒性。

(8)哌替啶

是目前临床应用最广的阿片类药物，但其代谢产物去甲哌替啶容易蓄积引起中枢神经系统毒性，从而导致震颤、谵妄和癫痫发作/抽搐，因此不再作为处理任何类型疼痛的一线阿片类药物。急性疼痛、对其他阿片类药物过敏或效果不佳者可短期应用哌替啶。重复给药、剂量增加及肾功能不全所致药物消除受损时极可能发生代谢产物蓄积，且其毒性代谢物的半衰期长(15~30 小时)，因此一般不用于老年人及肾功能受损者。

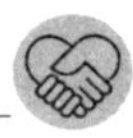

(9)曲马多

作为其他阿片类药物的替代方案而被广泛用于治疗中至重度癌症疼痛。可用于有便秘和肾功能受损的老年人。正常情况下曲马多没有依赖的可能，其最大用量为400 mg/d，超过此剂量疼痛仍不能减轻，则不能再增加剂量，需加用辅助药或换用镇痛效果更强的三阶梯用药。若无限制增加曲马多的使用，则依赖性的可能性大大增加。目前主张使用缓释制剂，既可维持其血药浓度，也可减少依赖可能。

(10)混合型激动-拮抗剂

该类药物(布托啡诺、地佐辛、喷他佐辛和纳布啡)通常不是治疗疼痛的首选药物。这是因为镇痛作用具有天花板效应，且会在已用其他μ受体激动剂类阿片类药物的患者中引起戒断症状。其副作用发生率相对高于其他阿片类药物。

3. 给药途径的选择

阿片类药物给药途径多样，可以口服、静脉输注、皮下注射、灌肠、椎管内给药等。大多数慢性疼痛患者会使用口服药物。吞咽困难的患者可使用液体型的药物(如氢吗啡酮、吗啡或羟考酮)或透皮贴剂(如芬太尼、丁丙诺啡)。对于老年衰弱患者来说，皮下组织常常减少，皮下组织减少患者对透皮贴剂的吸收可能较差。老年患者应用阿片类药物时要注意应用最低有效剂量，尽量选用缓释剂型或透皮贴剂。

(1)口服

疼痛的长期治疗通常首选灵活、方便的口服途径。对于大多数患者，口服速释剂型的镇痛作用在1~1.5小时达峰，而调释制剂的镇痛作用在3~5小时达最大。一些速释阿片类药物还有液体剂型，如吗啡和羟考酮，这些药物可能对有吞咽痛或吞咽困难的患者或者只能通过喂食管给药的患者有用。

不能将口服调释剂型碾碎服用，因为可能导致“剂量倾泻”和急性中毒。一些调释阿片类药物若与酒精同服会发生“剂量倾泻”，因为酒精会溶解包埋药物的基质。因此，每次服药前后数小时应避免饮酒。存在口腔黏膜炎、吞咽困难、肠梗阻或重度恶心的患者可能不适合口服途径。吗啡的一些调释剂型为胶囊，可拆开胶囊将药物撒在食物上给药而不会改变释药特性；这使得在必要时可通过管喂给予调释药物，但可被药物颗粒阻塞。对于这些患者，液态美沙酮可能为更好的选择。

(2)透皮途径

透皮吸收芬太尼广泛用于治疗慢性疼痛。对于大多数患者，每帖透皮贴剂可提供48~72小时的相对稳定药物释放。对于存在胃肠道吸收差或吞咽困难，或者便秘问题的患者，相较于口服阿片类药物，可能更倾向于选择芬太尼透皮贴剂。对于因控制内科疾病所需的药片数量众多而感到苦恼的患者，以及应用透皮贴剂可改善治疗依从性的患者，也可首选芬太尼透皮贴剂。对于粘贴处皮肤下没有足够脂肪组织的患者，芬太尼透皮贴剂可能无效。此类患者的皮下药物储库不充足，芬太尼的血清药物水平可能一直都达不到治疗水平，可能是因为不像持续输注那样将药物释放至血液，以及药物到达肝脏而被其代谢。白蛋白水平较低且经常感染的患者可能具有芬太尼透皮贴剂毒性风险，因为患者体温升高超过 38.9℃时，游离芬太尼会突然增加，储库吸收也会增加。

一些国家还有丁丙诺啡透皮贴剂。现有数据提示丁丙诺啡透皮贴剂可能有用，例如相对阿片未耐受且不存在需快速剂量滴定严重疼痛的患者。由于经验有限，通常不作为一线治疗考虑。对于老年及肾功能不全患者，丁丙诺啡透皮贴剂无需调整剂量。

(3)经直肠给药

目前认为，直肠用阿片类药物的效价与口服给药相似，但吸收存在差异且相对效价可能低于或高于预期。因此，口服给药换为直肠给药时通常剂量低于等效剂量。

(4)皮下或静脉给药

对于像癌症这样的进展性疾病患者，将初始口服或透皮吸收途径给予的疼痛控制方案换为持续静脉或皮下输注很常见。在胸壁或腹部皮肤下植入“蝶式”导管很容易实现持续皮下输注，留置针可保留在原位 1 周或更久，可通过这种方法给予任何有可注射剂型的药物。美沙酮对皮肤具有刺激性，因而不首选皮下给药。为了保证输注部位没有不适，皮下输注速率不应超过 5 mL/h。为了限制输注总量，可选择氢吗啡酮而非芬太尼和吗啡，因为其水溶性更高。接受持续静脉或皮下输注的患者可能通过间断性应用短效药物治疗暴发性疼痛而获益。静脉途径给药起效最快。静脉推注给药时，一些药物(如芬太尼)作用几乎立即达峰，而其他药物(如吗啡)由于需要时间穿过血脑屏障，作用达峰可能需要 15~30 分钟。

患者自控镇痛(patient-controlled analgesia，PCA)药泵可用于经静脉或皮下途径持续输注药物，从而便于给予“解救剂量”。根据药物剂量大小、两次给药的最短间隔时间(锁定间隔时间)为 1 小时或 4 小时内允许的累积剂量(比预期所需剂量高数倍)，来设定 PCA 装置的程序。通常将患者之前应用的阿片类药物方案转换为适当的持续输注剂量。选择经 PCA 药泵补充的解救剂量通常为每日总剂量的 5%~15%。急性疼痛的治疗通常为每 6~7 分钟应用 PCA 泵给药 1 次，而在长期输注期间应用 PCA 泵给予解救剂量时，所谓的锁定时间可能更长，例如 10~20 分钟。

(5)鞘内或椎管内给药

将药物持续输注至椎管腔(即，硬膜外或鞘内)，也称为靶向给药。对于常规阿片类药物无效的所有中至重度疼痛患者，或不能耐受阿片类药物治疗的所有患者，可以考虑椎管内药物输注。对于期望寿命仅为数日至数周的患者，宜经皮置入导管并与外部泵相连。如果患者的期望寿命较短，通常首选硬膜外置管。如果预期患者的生存期为数月，可为导管建立皮下隧道以降低移位和严重感染的风险。有多种药物可用于椎管内输注镇痛，比如吗啡、氢吗啡酮和芬太尼。与全身性治疗一样，椎管内给药可产生副作用，如长期鞘内输注吗啡可引起导管尖端肉芽肿。导管或泵植入部位可能发生局部感染，偶可发生脑膜炎或脓毒症。最严重的副作用是呼吸抑制。从而需要调整药物剂量或换药。

4. 阿片类药物转换

没有任何一种阿片类药物适合所有患者，如果目前使用的阿片类药物副作用占主导，可更换为等效剂量的其他阿片类药物，以在镇痛和不良反应之间获得平衡。不同阿片类药物的效价不同，效价是指产生一定效果需要的剂量。从一种阿片类药物换为另一种时，必须根据这两种药物相对效价的差异决定新用药物的起始剂量。为了防止发生撤药反应(新用药物的剂量太低)或无意间用药过量(剂量过高)，替代药物的起始剂量必须尽可能接近所预测的等效镇痛剂量。使用吗啡治疗疼痛的历史最长，且通常作为阿片类药物间比较时的对照标准(表 4-5)。

表 4-5　常用阿片类药物之间剂量转换参考

药物	口服	胃肠外给药	等效剂量
吗啡	30 mg	10 mg	口服：胃肠外=3：1
芬太尼		0.1 mg	100：1(胃肠外)
氢可酮	30 mg		1：1(口服)
氢吗啡酮	7.5 mg	1.5 mg	4：1(口服)；6.7：1(胃肠外)
羟考酮	20 mg		1.5：1(口服)
羟吗啡酮	10~15 mg	1 mg	3：1~2：1(口服)；10：1(胃肠外)

5. 剂量滴定

选择阿片类药物的起始剂量后，基本上都需要调整剂量。对于持续性或频繁复发的疼痛，固定治疗计划、24 小时连续阿片类药物方案的效果最佳，通常还要按需给予解救剂量以治疗暴发性疼痛。大多数病例都可以通过剂量滴定从固定治疗计划方案获得疼痛充分缓解。通常可选用两种方法之一实现剂量滴定。

（1）方法一：固定治疗计划剂量加30%~100%之前24小时所用总剂量，具体百分比取决于疼痛的严重程度、可能增加阿片类药物风险的身体脆弱程度或共存疾病，以及现有剂型。

（2）方法二：固定治疗计划剂量加一个日用量，此日用量根据之前几日使用的补充性解救药物总量的平均值确定，必要时可根据等效镇痛估计效力进行校正。

虽然只要镇痛效果与副作用之间的平衡保持在患者可接受的程度内，阿片类药物的绝对剂量就无关紧要，但如果需要滴定至相对较高剂量，则调整过程中应仔细进行再评估以确保仍可从药物治疗获益，以及确保轻微毒性或者费用或药片数量所致负担不会影响治疗方案。但只要镇痛效果与副作用之间的平衡保持在患者可接受范围内，可以放心地进行调整，避免太过小心而造成镇痛不足。

理想状态下，两次剂量增加之间的间隔应足够长，使每次剂量调整后都有时间达到新的稳态（不管哪种给药途径或药物，都需要5~6个半衰期）：

①口服调释剂型需要2~3日。

②透皮贴剂需要3~6日。

虽然5日的时间通常已足够判断美沙酮剂量改变完全发挥效果，但该药的半衰期可变，偶有患者需要更久的时间（最多可达数周）以确保药物作用达到稳定状态。

对于重度疼痛患者，需要更快速地增加剂量。然而，如果增加剂量的间隔时间比达到稳态所需时间（5~6个半衰期）短，则可能出现“超调”。在这种情况下，接受快速剂量滴定的患者报告获益，但随着药物水平继续升高趋于稳态，持续应用使患者获益的调整后剂量，随后会导致中毒。如果患者的疼痛控制情况差而需要快速剂量滴定，应评估超调的风险。药物的半衰期相对较长（使用美沙酮时该问题最严重）或患者身体虚弱，这种风险更高。随着固定给药计划阿片类药物方案的剂量增加，也必须增加“解救”药物的剂量。在大多数情况下，这种短效药物的剂量应保持为每日总剂量的5%~15%。

比如一例缓慢进展的乳腺癌患者因疼痛不断加重而接受了数次阿片类药物的剂量调整，当前在接受长效羟考酮（一次240 mg，一日2次），加5片5 mg短效羟考酮作为解救剂量（每次25 mg），每日大约需要4次解救剂量。除了便秘，该患者没有发生其他副作用，应用轻泻药可以控制。疼痛再次加重时对其进行了评估，因无不可控的副作用，决定进一步增加阿片类药物的剂量。长效羟考酮的每日总剂量为480 mg，解救剂量为100 mg，每日羟考酮总量为580 mg。有

两种增加剂量的方法：

①一种增加的剂量为每日总剂量的 30%～50%（580 mg×30%＝174 mg）。羟考酮的最大规格为每片 80 mg，在每次固定剂量中增加 80 mg 即可实现 30% 的剂量增加：固定剂量方案为一次 320 mg，一日 2 次。

②另一种方法是固定给药计划剂量增加每日总解救剂量（100 mg/天），结局较为保守，但仍然有用。

6. 阿片类药物不良反应的防治措施

（1）便秘

便秘是长期使用阿片类药最常见而持久的不良反应，而且不随着使用时间的推移而减轻。对便秘的预防优于治疗。特别是老年患者，活动少，饮食差，各器官功能减退，很容易发生便秘。通常的做法包括：接触性泻药（如番泻叶睡前 2 片）单用或加用大便软化剂（如口服多库酯钠 100 mg/次，每日 2 次）；或每日给予渗透性轻泻药（如聚乙二醇 17g 或乳果糖 30 mL）。若患者对乳糖不耐受禁用乳果糖。同时鼓励患者增加液体摄入、体力活动和膳食纤维。

接受了预防方案后仍发生便秘，可考虑常规药物换用（如，从接触性泻药换为渗透性泻药，反之亦可）和增加剂量；或者加用辅助镇痛药物以减少阿片类药物剂量。必要时灌肠。对于难治性便秘，可采用阿片受体拮抗剂甲基纳曲酮。口服甲基纳曲酮获批用于慢性非癌性疼痛患者，450 mg/次，每日 1 次。皮下注射甲基纳曲酮效果优于口服。长期应用时，可每 2 日或 3 日皮下注射 1 次，若需要可增加给药频率，但不应超过每日 1 次。批准的注射剂量为：38～61 kg 的患者一次 8 mg；62～114 kg 的患者一次 12 mg；其他患者的推荐剂量为 0. 15 mg/kg。若便秘仍不能缓解，建议阿片类药物转换为芬太尼或美沙酮。

（2）呼吸抑制

常被认为是阿片类药物的严重不良反应。多发生在初次使用或快速增加剂量的老年患者。初次用阿片类药且有肺功能受损的老年人发生呼吸抑制的可能性较大，一般情况下很少发生呼吸抑制，因为疼痛本身就可以刺激呼吸。镇静通常在呼吸抑制前发生，因此开始使用阿片类药物时应密切监测镇静水平和呼吸状况。一旦发生呼吸抑制，采用纳洛酮逆转，最好使用其稀释溶液少量静脉注射，将 1 支 0. 4 mg（1 mL）的纳洛酮稀释于 9 mL 生理盐水中，总体积为 10 mL，浓度为 0. 04 mg/mL，进行缓慢推注，每 2 分钟静脉注射 0. 5 mL，这样可以改善呼吸功能而不会逆转镇痛效果。由于纳洛酮的半衰期短于大多数阿片类药物，故常常需要重复给药。如果 10 分钟内无效，纳洛酮总剂量达到 1 mg，应考虑导致神志改变的其他原因。

（3）恶心和呕吐

一般在用药几天后逐渐消失，因此不必常规使用止吐药。如果恶心、呕吐症状持续，考虑阿片类药物轮换和改变给药途径或通过增加其他镇痛药以减少阿片类药物剂量。若阿片类药物轮换对患者无效，考虑采用5-羟色胺受体阻滞剂(格拉司琼2 mg口服，每日1次，昂丹司琼8 mg口服，每日3次等)或甲氧氯普胺(10~15 mg口服，每日4次)对症处理，一般有良好效果。

(4)瘙痒

长期使用阿片类药物的患者中有2%~10%出现瘙痒。抗组胺药通常作为治疗的一线药物，如苯海拉明，每次25~50 mg，静脉给药或口服，每6小时1次，或异丙嗪12.5~25 mg口服，每6小时1次。若瘙痒不能控制，考虑更换另一种阿片类药物。或者在镇痛方案中增加小剂量混合受体激动-阻滞剂，纳布啡0.5~1 mg，按需每6小时静脉给药。或者持续滴注纳洛酮每小时0.25 μg/kg，最大可调整至每小时1 μg/kg，以减轻瘙痒且不减弱镇痛效果。

(5)谵妄

考虑使用非阿片类药以减少阿片类药物剂量。必要时，给予氟哌啶醇，每4~6小时口服或静脉注射0.5~2 mg，或者奥氮平每6~8小时口服2.5~5 mg，或利培酮0.25~0.5 mg，每日1~2次。如仍无效，则应考虑其他因素。

(6)肌痉挛

常与使用高剂量的阿片类药物有关。通常的治疗方法是尝试低剂量的苯二氮䓬类药物氯硝西泮(口服0.5 mg/次，每6~8小时1次)或劳拉西泮(0.5~1 mg/次，每2~3小时1次，口服、舌下含服或静脉给药)。换用其他阿片类药物或加用一种辅助镇痛药以减少阿片类药物剂量，从而缓解肌阵挛。

7. 辅助类镇痛药物

辅助类镇痛药物是指其适应证并不是疼痛，但当其与阿片类药物一同用于慢性疼痛综合征患者的治疗时，却有可能作为镇痛药有用的一类药物。根据临床实践将辅助镇痛药分为多用途镇痛药、治疗神经病理性疼痛的药物、治疗骨痛的药物、骨骼肌松弛剂以及平滑肌松弛剂等。

(1)多用途镇痛药

1)糖皮质激素：在姑息治疗中，糖皮质激素常用于缓解如疼痛、恶心、乏力、厌食及不适等症状，并提高整体生存质量。大量临床经验表明，糖皮质激素可能对多种类型的疼痛发挥有益作用，包括神经病理性疼痛和骨痛、与包膜扩张及管道梗阻有关的疼痛、肠梗阻所致疼痛、淋巴水肿所致疼痛，以及颅内压增高所致头痛。

通常优选地塞米松用于治疗癌症相关性疼痛，这可能是因为地塞米松半衰期长且盐皮质激素作用相对较弱。但尚无经验性证据表明对于癌症人群，地塞

米松比其他任何一种糖皮质激素更安全或更有效。泼尼松和甲泼尼龙都是可接受的可选药物。癌症相关性疼痛患者的典型治疗方案是地塞米松口服或胃肠外给药，一次 1~2 mg，一日 2 次。短疗程大剂量糖皮质激素适用于任何“疼痛危象”；“疼痛危象”为对一种阿片类药物反应不足的严重且不断加重的疼痛。这种情况下常规的方案包括静脉给予 50~100 mg 负荷剂量的地塞米松，随后一次 12~24 mg，一日 4 次，在 1~3 周逐渐减量至停药，通常同时使用其他干预措施(如放射治疗或神经阻滞治疗)治疗疼痛。

2)抗抑郁药：对于接受阿片类药物治疗的晚期疾病患者，抗抑郁药主要用于治疗神经病理性疼痛。包括：三环类抗抑郁药(tricyclic antidepressant，TCA)、选择性 5-羟色胺再摄取抑制剂(selective serotonin reuptake inhibitor，SSRI)和选择性去甲肾上腺素再摄取抑制剂(selective noradrenalin reuptake inhibitor，SNRI)。这些药物在老年人中副作用均增加。

研究表明，TCA 对带状疱疹病毒引起的神经痛、糖尿病引起的神经痛、神经损伤、脊髓损伤导致的神经病理疼痛均有疗效。但也有多种副作用，如心脏传导功能紊乱、嗜睡、眩晕、尿潴留等。对于有严重心脏病、严重前列腺增生和窄角型青光眼病史的患者，TCA 相对禁用。丙米嗪和阿米替林是 TCA 中应用最广泛的药物。SSRI 药物如氟西汀、帕罗西汀镇痛作用弱于 TCA。某些 SNRI 类药物(包括度洛西汀、米那普仑、文拉法辛和去甲文拉法辛)具有镇痛作用。其中，度洛西汀镇痛有效性的证据描述得最为充分。2004 年，度洛西汀用于治疗糖尿病周围神经病变获 FDA 认证。SNRI 类药物的副作用谱(包括恶心、性功能障碍和嗜睡或精神混沌)要相对轻于地昔帕明和去甲替林。在有严重疾病患者(如癌症患者)中，考虑使用的一线镇痛性抗抑郁药应为三环类仲胺化合物(通常使用地昔帕明)或者 SNRI 类药物(通常为度洛西汀)，决定采用哪种药物通常取决于对风险和成本的个体化评估。

所有的镇痛性抗抑郁药均应以相对较低的初始剂量开始。例如，试用地昔帕明的起始剂量为 10~25 mg，夜晚使用。未出现满意的疼痛缓解或者无副作用时，应该增加剂量，但不快于每几日增加一次剂量。大部分经地昔帕明治疗出现疼痛缓解的患者，有反应的剂量为 50~150 mg/d。但是，TCA 在镇痛方面可能具有药物浓度-反应关系，若未产生镇痛也未发生不可耐受的副作用，继续增加剂量是合理的。在相对较高的剂量水平(即高于 100 mg/d)，应检查血浆药物浓度和心电图。TCA 能延长 QTc 间期，并易发心律失常。当患者有已知的心脏病或正在接受能延长 QT 间期的其他药物(包括美沙酮)时，应慎用这些药物。其他抗抑郁药(如度洛西汀或安非他酮)开始也同样采用相对较低的初始剂量，与 TCA 不同，上述药物并不延长 QTc 间期。但是，度洛西汀常见胃肠道副作用(包括恶心、口干和便秘),而安非他酮引起的相对常见的初始副作用有神经过敏或头痛。若有可能,上述药物最好先逐渐减量,然后再停药。

3)α2 肾上腺素受体激动剂:动物研究和人体研究均支持将 α2 肾上腺素受体激动剂(如可乐定和替扎尼定)归类为多用途镇痛药。可乐定可以口服、透皮或椎管内给药,主要用于非癌症相关性慢性疼痛的患者。可乐定椎管内给药对于癌症疼痛患者具有镇痛作用,并且对神经病理性疼痛比对伤害感受性疼痛更有效。替扎尼定是口服有效、有中枢作用的 α2 受体激动剂,被批准用于抗痉挛药物,关于其镇痛有效性的证据较少。对阿片难治性神经病理性疼痛患者可考虑试用替扎尼定。血流动力学不稳定的患者、易出现重度低血压的患者(如有自主神经病变、血管内容量不足或同时使用强效降压药物治疗的患者)或其他原因所致脑病者,不适合使用替扎尼定。

4)局部治疗:有可能使镇痛药直接释放至根据推测引起持续疼痛的部位。相对缺乏全身毒性有治疗优势。应用最广泛的局部镇痛疗法包括局部麻醉药。5%利多卡因透皮贴广泛用于治疗所有类型的局灶性和/或区域性疼痛,如带状疱疹后遗神经痛和其他非癌症疾病导致的慢性疼痛。最常报道的不良事件是贴剂使用部位的轻度至中度皮肤刺激。

(2)治疗神经性疼痛的药物:NCCN、欧洲姑息治疗协会指南与国际疼痛研究协会指南建议对于癌症相关性神经病理性疼痛的患者(其疼痛对阿片类药物仅有部分反应)的治疗,抗抑郁药或抗癫痫药是优选的一线协同镇痛药。

1)抗癫痫药:在这类药物中,加巴喷丁和普瑞巴林的镇痛作用描述得最为充分,在老年人中的安全性更好。这两种药物均能有效治疗神经病理学疼痛。与其他所有抗癫痫药不同的是,加巴喷丁和普瑞巴林不在肝脏代谢,且无已知的药物相互作用。这两种药物均通过肾脏排泄,因此在肾功能受损时均需减量。其主要副作用是精神混沌、眩晕、嗜睡乏力和体重改变。

研究发现,老一代抗癫痫药(如卡马西平、丙戊酸盐及苯妥英)是具有潜在镇痛作用的药物。老年患者发生低钠血症与抗利尿激素分泌异常综合征的风险较高,而卡马西平和奥卡西平会增加这些风险,应避免使用这些药物。卡马西平仍是三叉神经痛患者的优选药物,但对于癌症患者,由于该药有引起白细胞减少的风险且需要监测骨髓抑制效应,所以很少使用。奥卡西平是卡马西平的代谢产物,具有类似的抗癫痫特性和更安全的药理学特性。支持丙戊酸盐和苯妥英镇痛有效性的资料有限。

2)抗抑郁药:若阿片类难治性神经病理性疼痛伴显著的抑郁心境,建议使用一种抗抑郁药进行一线治疗。包括 SNRI(如度洛西汀)、仲胺三环类药物(如地昔帕明);若疼痛伴疲劳或嗜睡,可使用安非他酮。

3) 局部用镇痛药：当神经病理性疼痛为局灶性或区域性且阿片类药物治疗效果不充分时，可考虑早期尝试使用局部用药物（通常为局麻药）。局部使用含有巴氯芬、阿米替林和氯胺酮的凝胶，可能有益于化疗所致疼痛性周围神经病变的患者。

4) 氯胺酮：NMDA 受体参与中枢神经元的敏化和阿片受体发挥作用的过程。氯胺酮是 NMDA 受体拮抗剂之一，具有镇痛作用。当按照低于麻醉剂量用药时，可能将氯胺酮用于治疗重度难治性疼痛的短期输注、更长期的输注（通常在临终时）或口服治疗。氯胺酮的副作用包括特别的拟精神病样效应和谵妄，因此最常用的方式是在监护条件下进行短期治疗。根据个案观察结果，即使用一种苯二氮卓类药物（如劳拉西泮）或一种神经阻滞剂（如氟哌啶醇）进行治疗可降低氯胺酮导致的拟精神病样效应的风险。因此在长期治疗过程中，大多数临床医生在开始静脉输注前合用上述药物中的一种，并在较长期治疗时重复给药。优选药物通常为苯二氮卓类药物。对氯胺酮进行逐步的剂量调整也可能降低拟精神病样效应的发生率。

5) GABA 受体抑制剂及激动剂：GABA 受体抑制剂包括苯二氮卓类药物（可影响 GABAA 受体亚型），也包括巴氯芬（可影响 GABAB 受体亚型）。唯一常用于神经病理性疼痛的苯二氮卓类药物为氯硝西泮。巴氯芬是一种选择性 GABAB 受体激动剂，是一种抗痉挛药，对于三叉神经痛有确定的有效性。

(3) 用于治疗骨痛的辅助性药物：对新发骨痛的患者进行评估，可能提示需要进行放疗或者一种干预措施，如椎体后凸成形术或手术。有多灶性疼痛的患者通常可用一种 NSAIDs 和一种阿片类药物（联合或不联合特别针对骨痛的辅助镇痛药）予以治疗。除了糖皮质激素（如地塞米松），这种情况下可考虑使用的药物包括双膦酸盐、降钙素和亲骨性放射性核素。

1) 双膦酸盐：对于有转移性骨病和骨质疏松的患者，双膦酸盐可预防骨相关事件（包括骨折）的发生，还能减轻疼痛并改善生活质量。大量数据支持所有胃肠外使用的双膦酸（包括帕米膦酸二钠、唑来膦酸、伊班膦酸和氯膦酸二钠）及口服的伊班膦酸和氯膦酸二钠均具有镇痛潜力。

虽然总体上耐受良好，但双膦酸盐仍存在一些副作用：双膦酸盐可损害肾功能，但这通常是暂时性问题。治疗前应检测肾功能，若存在肾功能受损，则应减低初始剂量，并仔细监测患者情况。重度肾功能不全是双膦酸盐治疗的相对禁忌证。开始治疗后，偶尔可能有短暂的流感样综合征伴发热和身体疼痛；还可能发生一种独立且不同的综合征，表现为严重甚至有时可致失能的骨、关节或肌肉的疼痛。使用对乙酰氨基酚治疗可能有帮助。即使是血钙正常的患者，给予双膦酸盐时也可能发生低钙血症。通常情况下，随后会发现这些患者缺乏维生素 D。因此治疗期间应监测血钙水平。颌部骨质坏死是一种不常见的并发症，其特点是下颌骨出现疼痛性糜烂、溃疡和窦道，偶尔上颌骨也会发生上述情况。该并发症常发生于治疗数月之后，与其他双膦考虑到有口部创伤和牙齿感染会增加该并发症发生风险的证据，有骨痛且牙齿情况非常差、有颌部感染，或近期接受过大型牙科操作的患者，应考虑改用其他药物治疗策略。

2）地诺单抗：核因子 κB 配体的受体激活因子（receptor activator of nuclear factor kappa B ligand，RANKL）是破骨细胞形成与活化通路的关键组成部分，将其作为治疗靶点，也可取得抑制破骨细胞的效果。地诺单抗是一种靶向作用于 RANKL 的单克隆抗体，已在多种实体肿瘤所致转移性骨病患者中与唑来膦酸进行了比较。研究认为，地诺单抗在预防骨相关事件方面有些许益处。地诺单抗也有双膦酸盐的一些副作用（如颌部骨质坏死、低钙血症和其他电解质异常），但尚未观察到肾功能损害。与唑来膦酸相比，地诺单抗的一个优势在于其给药方式是 1 个月 1 次的快速皮下注射，而不是长时间静脉输注。

3）降钙素：当其他治疗不可用或无效时，可考虑经验性试用降钙素。

骨靶向的放射性药物：骨靶向的放射性药物通常仅用于其他治疗难治的多灶性骨痛患者。但治疗需要特殊的技术和设备。这些放射性核素最常用于转移性前列腺癌的男性患者。

4）骨骼肌松弛剂：老年人群可能因为副作用而不能耐受巴氯芬、环苯扎林和美索巴莫等肌肉松弛药。该类药物常见副作用包括镇静、头晕、抗胆碱能作用及无力。

5）平滑肌松弛剂：包括抗毒蕈碱类药物、硝酸甘油和钙通道阻滞剂。抗毒蕈碱类药物用于缓解内脏的膨胀性疼痛和绞痛。硝酸甘油和钙通道阻滞剂可能应用于同种类型的适用指征范围，但是趋向用于食道、直肠和肛门的疼痛性痉挛的缓解。

8. 疼痛的护理

（1）评估和观察患者的舒适状况，比如促进睡眠、营养支持、管路维护、排泄护理、助行等。给予患者安静、舒适环境，根据疼痛的部位协助患者采取舒适的体位。

（2）评估患者的自理能力、皮肤状况、跌倒/坠床发生危险、心理状况、营养状况，建立评估量表，根据评分结果给予相应的告知并提供有效的护理措施与预防措施。

（3）密切关注患者的心理变化，评估是否存在抑郁、焦虑以及程度，及时给予心理疏导。出现严重心理问题时应及时给予心理专业治疗，保障安全。

（4）维护患者的尊严和生命价值；尊重和保护患者的隐私和权利，尽量满

足其心理需求。增强患者的信心和勇气，分散注意力，引导宣泄，使患者在感情上得到释放和支持。

(5)遵医嘱给予止痛药，缓解疼痛症状时应当注意观察药物疗效和不良反应。

(6)有针对性地开展多种形式的疼痛教育，鼓励患者主动讲述疼痛，教会患者疼痛自评方法，告知患者及家属疼痛的原因或诱因及减轻和避免疼痛的其他方法，包括音乐疗法、注意力分散法、自我暗示法等放松技巧。

第二节　呼吸困难

呼吸困难是一种呼吸不适或呼吸急促的主观感受，常发生于所有类型的晚期危及生命疾病患者。如晚期的癌症患者，80%～90%的肺癌晚期患者会出现呼吸困难；94%的晚期慢性阻塞性肺疾病患者报告有中至重度呼吸困难。呼吸困难是影响生存质量的一个重大不利因素。患者常因呼吸困难减少活动，导致骨骼肌肌力下降，加重呼吸困难进入恶性循环，还常常遭遇社会隔离，出现焦虑、抑郁情绪。不但给患者的身体带来巨大的负担，还导致严重的心理问题，严重影响患者的生活质量。因此，应寻找呼吸困难的原因，全面评估患者情况，纠正其可逆或预防其加重因素，积极采用药物和非药物方法改善患者呼吸困难症状，提高晚期终末期疾病患者的生活质量。

一、概述

呼吸困难是一种主观的呼吸不适感，包括了多种性质不同、强度不一的感觉。这种感受来自多种生理、心理、社会和环境因素的相互作用，并可能引起继发性生理和行为反应。

呼吸困难按时间可以分为急性和慢性呼吸困难。数小时至数日内发生的呼吸困难称为急性呼吸困难；而已持续4～8周以上的呼吸困难称作慢性呼吸困难。某些患者表现为慢性呼吸困难的急性加重，可能是由新发问题或基础疾病[如哮喘、慢性阻塞性肺疾病(chronic obstructive pulmonary disease，COPD)或心力衰竭]加重所致。按脏器可以分为呼吸性呼吸困难和心血管性呼吸困难。呼吸性呼吸困难包括与中枢控制器、通气泵和气体交换器等紊乱有关的呼吸不适；而心血管性呼吸困难包括心脏疾病(如急性缺血、收缩功能障碍、瓣膜疾病、心包疾病)、贫血和去适应引起的呼吸不适。同一患者的呼吸困难可能有多种因素共同参与，而且呼吸困难的基础生理机制并不总是遵循这个架构，例如间质性炎症(呼吸系统)或间质性水肿(心血管系统)也可刺激肺部受体。尽管如此，这种分类还是有助于医生有序地处理不明病因的呼吸困难患者。

呼吸困难是很多疾病晚期时常常出现的症状，如COPD、心力衰竭、原发性肺癌或胸腔内转移性疾病等(表4-6)。一项系统评价在具有5类诊断[癌症、获得性免疫缺陷综合征(acquired immune deficiency syndrome，AIDS)、心脏病、COPD、肾病]中的任何一种的晚期疾病患者中，对11种症状的患病率进行了研究，结果发现，在所有5类疾病的患者中只有3种症状的患病率超过50%，而呼吸困难是其中一种。据报道，在晚期癌症患者生命的最后6个月中，呼吸困难是最常见的症状之一。在一项对晚期癌症患者的病例系列研究中，大约30%的患者自诉呼吸困难，其中70%为阵发性(大多由运动诱发)。但它在没有直接肺部病变的患者中也较常见，其原因不明。例如，一项国家临终关怀研究发现，24%的终末期癌症患者在无心肺病变的情况下仍有呼吸困难。

呼吸困难是影响生存质量的一个重大不利因素。目前已确定呼吸困难是影响终末期疾病癌症患者生存意愿的最重要变量，也是启动姑息性镇静的第二大常见原因。呼吸困难患者因活动水平减少而遭遇社会隔离，常常出现焦虑、抑郁情绪。在多种疾病中，呼吸困难是一种与生存期缩短有关的症状，特别是在终末期疾病癌症患者中。

表4-6　某些晚期疾病中呼吸困难的患病率

疾病	呼吸困难患病率(%)
肿瘤(混合)	10~70
AIDS	11~62
肺癌(原发或转移)	62~95
心脏疾病	60~88
COPD	90~95
肾脏疾病	11~62
中风	37
ALS	47~50
痴呆	70
非心肺疾病(即无原发性或继发性肺恶性肿瘤、心力衰竭或呼吸系统疾病)	45~81

AIDS：acquired immunodeficiency syndrome(获得性免疫缺陷综合征)；COPD：chronic obstructive pulmonary disease(慢性阻塞性肺疾病)；ALS：amyotrophic lateral sclerosis(肌萎缩侧索硬化)。

二、呼吸困难的原因

晚期终末期患者发生呼吸困难的原因常常是多种因素共同导致的(表4-7)。例如，对于癌症患者，大多数患者都会有1种及以上的原因：肺实质或胸膜的疾病、恶病质、焦虑抑郁等。

表4-7　姑息治疗患者呼吸困难的原因

气道阻塞
肿瘤或淋巴结病引起的气道阻塞
支气管收缩(COPD、哮喘)
分泌物滞留或过多
声带麻痹
阻塞性睡眠呼吸暂停
肺实质
广泛性肿瘤转移
肺炎，吸入性
心力衰竭
心包疾病，心包填塞
淋巴管肿瘤
肺切除术(例如肺叶切除术、全肺切除术)
抗肿瘤治疗引起的肺炎
放射性肺炎和纤维化
间质性肺病
肺血管
静脉血栓栓塞
肝窦阻塞综合征(静脉闭塞性疾病)
肿瘤血栓栓塞
肺动脉高压
上腔静脉综合征
胸膜
胸腔积液(如恶性、药物引起)
胸膜肿瘤
气胸
肺被肿瘤压迫致胸腔积液
吸气性肌无力
恶病质

续表 4-7

电解质失衡
神经肌肉疾病，包括副肿瘤综合征
类固醇性肌病
膈肌麻痹、膈神经麻痹
胸壁顺应性降低
开胸术后限制
因晚期胸壁肿瘤(如炎性乳腺癌)而受限
大量腹水
腹部脏器肿大
肥胖
全身
贫血
酸中毒
心律失常
神经精神系统
疼痛
抑郁
焦虑，包括换气过度
呼吸恐慌

三、呼吸困难的评估

呼吸困难是患者对于呼吸所用驱动力(呼吸需要)与实际完成通气量(呼吸能力)不匹配的一种感觉。呼吸困难是一种主观体验，而不是一个生理变量。因此，患者呼吸困难的存在和严重程度，不能通过血氧饱和度，呼吸频率和第一秒用力呼吸容积等指标来进行有效的预测。由于呼吸频率正常的人可能存在难以忍受的呼吸困难，而患有严重呼吸道疾病的人，也可能没有任何呼吸困难的症状。和疼痛一样，呼吸困难仅根据患者的自述来界定。因此，呼吸困难评估的金标准或理想方法是患者的自我报告。但这种自我报告受到多种因素的影响，如患者的意愿、患者的情绪等。

在姑息治疗中，对呼吸困难进行正式评估的目的在于了解呼吸困难的强度、带来的痛苦和功能性影响，诊断潜在的可逆性促成因素，以及监测对干预的反应。可根据病史、体格检查和基本的测试确定导致呼吸困难发生并可以进行治疗的所有原因。即使不能完全确定诊断，也可以指导医生缩小诊断范围和

选择诊断性试验。

(1)病因评估

1)病史采集

包括呼吸困难发作的速度和时间(如夜间阵发性呼吸困难)、与活动的关系(如劳力性呼吸困难)、诱发和缓解因素(如运动、体位改变)、伴随症状(如咳嗽咳痰、发热、胸骨后疼痛、荨麻疹等)、既往病史(如肿瘤病史、心脏病史),药物史(如支气管痉挛或水钠潴留药物)、吸烟史、过敏史、粉尘烟雾暴露(如石棉肺、矽肺)、焦虑或抑郁症状等。

2)体格检查

关注有无以下体征:喘鸣、哮鸣、湿啰音、心动过速、心律不齐、心脏杂音、奔马律、心音减弱/遥远、下肢水肿、肌力减弱、杵状指、颈静脉充盈/怒张、发音/吞咽障碍及风湿性疾病的证据。

3)实验室检查

评估慢性呼吸困难时,我们遵从循序渐进的诊断方法进行初始检查、后续检查和高级别检查,从有创性最小、最可能得出诊断的检查开始。

①初始检查:血常规、血糖、尿素氮、肌酐、电解质、甲状腺激素、尿钠素、心肌标志物、血气、肿瘤标志物、心电图、胸片等。

②后续检查:肺功能测定、胸部CT、心脏彩超、胸腔彩超等。

③高级别检查:右心导管术、负荷超声心动图、心肺运动试验、冠脉造影、纤维支气管镜检查、经皮肺穿刺活检等。

(2)呼吸困难强度的评估

1)数值评定量表:可以有效、可靠地评定个体呼吸困难变化,包括11个等级,从0(无呼吸困难)到10(最严重的呼吸困难)。

2)视觉模拟评分法

3)改良的Borg量表:将言语描述词指定为0~10的数字值,该量表是研究文献中评估呼吸困难强度的一种常用工具。常与劳力测试联合使用。最常用的劳力测试是让患者行走6分钟,然后评估其呼吸困难。

4)呼吸窘迫观察量表:主要针对无法进行自我评定的危重患者。该量表包括八项观察者评定的临床变量。

(3)呼吸困难功能评估

很多评估呼吸困难严重程度的方法都是基于功能评估,以及对引起呼吸困难所需的劳力程度进行量化。由于呼吸急促的患者不可避免地会降低活动水平以适应呼吸困难,所以可通过询问具体活动受到的限制来评估呼吸困难的影响。氧耗图表让患者确定因呼吸困难而不能进行的活动水平,有助于医生了解该症状对功能的影响。

(4)呼吸困难心理性因素评估

患者对呼吸困难程度的感知可受到心理因素的影响，例如焦虑和抑郁。通常采用广泛性焦虑障碍量表(GAD-7)和汉密尔顿抑郁量表(HAMD)进行评估。

四、呼吸困难的管理

(一)治疗基础病因，纠正可逆因素

呼吸困难可能与癌症进展、癌症治疗和/或急性并发症(如感染或肺栓塞)相关，也可能与既存合并症(如COPD和心力衰竭)有关。治疗任何症状的最终目的是减少其所导致的痛苦。对于因晚期终末期疾病而接受姑息治疗的患者，呼吸困难的原因经常是无法治疗。然而，如果发现呼吸困难的可治疗的具体原因(如支气管痉挛、肺栓子、上气道梗阻、胸腔积液)，那么，针对该过程进行特定治疗可能是合适的。因此，呼吸困难管理的关键策略之一是识别和治疗任何潜在的根本原因，纠正可以纠正的因素(表4-8)。

表4-8 呼吸困难可以纠正的因素和治疗

病因	治疗
肿瘤	手术、放化疗、靶向治疗
呼吸道感染	抗菌、抗真菌、抗病毒、抗结核治疗
COPD/支气管哮喘	支气管扩张剂、糖皮质激素
低氧血症	氧疗
呼吸衰竭/呼吸肌衰弱	机械辅助通气
气管、支气管梗死	糖皮质激素、激光、放疗、支架
上腔静脉梗阻	放化疗、皮质类固醇、支架
淋巴管炎性癌病及广泛转移	治疗潜在恶性肿瘤，考虑使用糖皮质激素、利尿药、支气管扩张剂
胸腔积液	胸腔穿刺引流术、胸膜固定术
腹水	利尿药、腹腔穿刺引流术
心包积液/填塞	心包穿刺引流术、心包切除术伴或不伴心包开窗术
心力衰竭	利尿药、强心剂、血管扩张剂

续表4-8

病因	治疗
肺栓塞	抗凝剂
放射性肺炎或纤维化	皮质类固醇
化疗/免疫治疗引起的肺毒性	暂停治疗并考虑使用皮质类固醇
贫血	输血

（二）非药物治疗

1. 风扇或气流干预

使用手持式风扇增加面部气流是一种简单的干预方法，患者可以使用这种干预来自我管理他们的呼吸困难。尽管缺乏关于在低氧血症患者中使用风扇的研究，并且尚不清楚风扇是否会为已接受辅助供氧（即输送气流）的患者提供额外获益，考虑到风扇具有良好的安全性、方便性和低成本，指南支持使用风扇，无论患者的血氧饱和度如何。其缓解呼吸困难可能的作用机制包括冷却鼻感受器和调节呼吸中枢的传入信号，提高自我效能，尤其是在患者发现可能难以控制的非预期呼吸困难发作时。最近的一篇综述总结了在 344 例患者（159 例癌症患者）中进行的 10 项风扇治疗研究（中位持续时间 5 min）。6 项研究报告了呼吸困难在统计学上有显著改善，而 4 项研究未报告。这些非显著性结果可能与把握度不足的研究设计相关。

2. 呼吸再训练

呼吸模式改变，包括呼吸频率增加、心尖呼吸、辅助肌过度扩张和/或动态肺过度充气，可降低通气效率、增加呼吸功并导致或加重呼吸困难。如浅快的呼吸是无作用和无效的呼吸模式，是由于焦虑和惊恐所引起。呼吸再训练技术旨在改善患者对呼吸的控制，以对抗这些变化。在呼吸控制过程中，鼓励患者进行正常的潮式呼吸、放松颈部、肩部和上胸部，以便于促进一种放松和静息的呼吸模式，将呼吸的做工减到最小。常用技术包括缩唇呼吸，产生压力以支持气道并改善呼气流量；膈肌呼吸，减少辅助肌肉使用以及呼吸控制或定时呼吸，旨在使呼吸频率正常化。对 16 项 COPD 试验（$n=1233$）的研究发现，在 4~15 周内进行呼吸再训练可改善功能性运动能力，但对呼吸困难和健康相关生活质量的影响不一致。一般不建议作为独立干预措施。在肺癌（$n=32$）、COPD 和哮喘（静息时呼吸困难）患者（$n=63$）中进行的一项试验发现，20 min 注意呼吸控制可减少 5 min 内的呼吸困难。

3. 肺康复

对于大多数慢性呼吸困难患者，应考虑结合运动的康复方法，以减少症状对身体功能的影响。呼吸困难倾向于导致体力活动减少，而体力活动减少又会使健康状况恶化。目前多项高质量证据支持肺康复能够减轻呼吸困难，提高运动能力，改善患者的生活质量。尽管肺康复的大多数证据来自 COPD 的有关研究，但在其他呼吸系统疾病(如间质性肺疾病和肺癌)中也发现了一致的效应。

肺康复包括耐力和力量训练、改善呼吸技巧，戒烟，基础疾病优化治疗、社会心理学支持、营养治疗和自我管理策略，例如腹式呼吸和吹笛样呼吸法。心身运动疗法(例如瑜伽、太极和气功)可能是一些患者的首选。低强度抗阻训练，例如神经肌肉刺激或分段训练，可能适用于劳力性呼吸困难严重受限的患者。这些方法的低通气需求允许严重呼吸急促的患者运动，以帮助抵消与缺乏体力活动相关的去氧状态。肺康复也可能改善肺癌患者的运动耐量和心理学指标，减轻焦虑症状。肺康复周期至少 6 周，可能并不适合预计期望寿命较短的患者。

4. 应用助行器

考虑尝试使用助行器，以评估行走和功能活动期间对呼吸的可能影响。移动辅助设备通过增加通气能力和/或降低代谢成本帮助改善呼吸困难和移动能力。在伴有 COPD 的呼吸困难患者中进行的几项随机化交叉研究证实，在室内和室外环境中使用滚轮均可改善自定步速行走距离，尤其是在呼吸困难严重受限的患者中，包括使用动态供氧的患者。上述研究均在短时间内进行，不应假定长期满意度和获益。

5. 教育和自我管理

对于接受治愈性治疗的患者，教育通常围绕促进康复和回归健康的生活方式。在预期会恶化的晚期癌症中，可以围绕充分利用目前的情况和尽可能长时间地保持独立。应该让患者相信，呼吸困难本身并不危险，呼吸困难是一种正常的劳力反应，休息后缓解。即使在递增运动至症状限制的最大值后，肺癌患者的呼吸困难通常在几分钟内恢复。鼓励患者积极参加改善呼吸困难的各种活动。当疾病进展和恶化变得不可逆转时，帮助患者应对和调整。

在特殊病情下，特殊的体位有助于改善呼吸困难。例如，COPD 患者采用“前倾”体位，将手或肘部放在双膝或桌子上，能够增加腹部压力，减少辅助肌肉做功，改善膈肌功能和通气能力。单侧支气管肺部疾病(如塌陷、变实、胸膜渗出)时，患者采用患侧卧位，可使健侧肺进行正常的肺作功，最大限度的获得通气-弥散功能配合。应用辅助肌呼吸的任何患者可能都会发现抬高双臂的好处。可选择将双臂放在头的后面，或者双臂靠在墙壁上；以及双手放在髋部休息，或双手放在衣袋里、皮带的环孔上，或在裤带上休息等都会对呼吸困难有帮助。

呼吸困难可能会导致恶性循环：减少活动→骨骼肌肌力下降→加重呼吸困难。有规律和定时的活动和锻炼能够帮助逆转这种恶性循环。活动节奏（平衡休息和活动）教育指导患者适度的活动行为，通过改变日常习惯，避免过度的休息或活动，以优化可用能量的使用。

6. 针刺或穴位按摩治疗

针刺治疗已作为减轻呼吸困难的一种潜在疗法进行了研究。如对内关穴、中府穴、鱼际穴进行按压或对足底进行按摩，以刺激机体的自我调节能力，这种方法在临床研究中被发现可以作为癌症晚期时的一种支持性护理，尤其是应对呼吸困难的症状。一些小型随机对照试验研究了穴位按摩或针灸对癌症患者的作用，并报道了对呼吸困难的短期获益。一项涉及 152 名肺癌患者试验比较了长期针刺与吗啡或两者联合治疗，发现针刺组能够减轻呼吸困难症状，且副作用更少。此外，研究发现针刺治疗可以改善 6 分钟步行后的 Borg 呼吸困难评分。虽然这些获益的程度较轻，但对于愿意尝试该疗法以改善呼吸困难的 COPD 患者，进行针刺治疗可能是一种合理的选择。在推荐将针刺治疗作为控制终末期疾病患者的呼吸困难的一种常规干预前，还需要进一步开展高质量的研究，以检验长期针灸的风险和效益，特别是在癌症患者中。

7. 其他

氦氧混合气在给定的吸气压水平可促进层流并达到更大的肺泡通气量，从而减少呼吸功。针对存在肺癌或 COPD 的非低氧血症性运动患者的研究发现，氦氧混合气在改善运动耐量和呼吸困难方面优于室内空气。因此，对于因部分性气道梗阻和/或产生吸气压的能力受损而发生呼吸困难的患者，氦氧混合气是一种具有潜在吸引力的方案。从可用性、经济成本方面来看，其在呼吸困难症状性治疗中的地位仍不明确。

其他疗法，包括芳香疗法、催眠疗法、冥想、反射疗法和灵气疗法，这些短期疗效有限。

（三）药物治疗

在纠正可以纠正的因素和非药物干预后，患者仍存在呼吸困难症状，可采用药物治疗缓解症状。

1. 氧疗

对于低氧血症的患者，辅助供氧是其症状处理的标准治疗。对于存在呼吸困难的终末期疾病患者，氧疗带来的感知获益程度超出了其逆转低氧血症的能力。某些患者报告虽然低氧血症并未缓解，但呼吸困难有所减轻。虽然可能存在氧疗的安慰效应及进行氧疗时固有的医疗象征意义，但这种感知获益可能具有其他原因。几项研究支持如下假说，即刺激三叉神经（V2 支）对呼吸困难具有中枢性抑制作用。因此，氧疗的部分效果可能归因于感觉刺激，并且如上所述，向面部吹送流动的凉气可能复现这种效果。美国医师协会的循证指南推荐对有呼吸困难的重症成人患者在临终时进行氧疗以短期缓解低氧血症。

对于静息 $SpO_2 \geq 90\%$的患者，不建议使用姑息性供氧。目前没有研究表明在非低氧血症患者中辅助供氧存在获益，因此，不推荐在这类人群使用氧疗。在 5 项纳入非低氧血症性晚期癌症患者的研究中，没有一项研究显示辅助供氧的获益具有统计学意义。在一项纳入 239 例患者的多国随机试验发现，当非低氧血症性门诊成人患者通过经鼻导管治疗难治性呼吸困难时，吸入氧气与吸入室内空气的效果没有差异。

无创通气（noninvasive ventilation，NIV）是指通过无创界面（鼻罩、面罩或鼻塞）提供正压通气。研究显示，无创通气用于如下情况的临床获益最显著：COPD 恶化时的急性呼吸性酸中毒、心源性肺水肿导致的低氧血症、免疫功能受损宿主的低氧性呼吸衰竭，以及晚期神经肌肉性疾病［如肌萎缩侧索硬化症（amyotrophic lateral sclerosis，ALS）］。对于有重度呼吸困难的濒死患者，如果决定放弃延长生命的治疗而只关注减轻痛苦，可考虑将无创通气作为一种姑息性措施。在这种情况下，可使用无创通气来减少呼吸功、减轻呼吸困难，以及降低减轻痛苦所需的阿片类药物剂量从而帮助保持清醒。无创通气也可用于延长生命以满足患者的短期目标（如为家属探望留出时间），同时使死亡过程不那么痛苦。对于希望避免有创性机械通气的晚期严重和/或危及生命疾病患者，有时可使用无创通气来治疗急性可逆性呼吸衰竭发作。无创通气会产生噪音，可能令患者不适和害怕。患者可耐受面罩是无创通气成功的关键。由于存在误吸的风险，患者精神差可能是无创通气的一个禁忌证。实施无创通气需要大量成本和经验，因此通常仅在医院启用。临床实践中，无创通气用于姑息治疗仍有争议。尽管如此，欧洲呼吸协会、美国胸科协会指南仍然支持，对有呼吸困难的终末期癌症或其他晚期疾病患者使用无创通气进行姑息治疗。

2. 阿片类药物

对于晚期疾病患者呼吸困难的症状性治疗，全身使用阿片受体激动剂是最充分确切的药物性治疗手段。多项指南均推荐对晚期终末期疾病患者全身性使用阿片类药物来缓解呼吸困难。阿片受体分布于中枢（位于延髓的呼吸控制中心）和外周（位于气道和肺实质）。大多数关于阿片类药物对呼吸困难的作用机制的假说均侧重于中枢通路。雾化给药的阿片类药物（可能作用于外周）的全身吸收有限，因此有假说认为该剂型的药物缓解呼吸困难时的不良反应可能比全身用药时少。然而，目前的数据不足以证明可通过吸入途径使用任何阿片类

药物来缓解呼吸困难。对于终末期疾病患者，全身性使用阿片类药物仍是控制呼吸困难的首选治疗。

吗啡是研究最为广泛的阿片类药物。常规、口服、低剂量吗啡是重度慢性呼吸困难的一线药物治疗。吗啡和其他阿片类药物可降低对高碳酸血症、低氧血症/缺氧和活动等引起的通气反应，降低呼吸肌作功和缓解呼吸困难。在未接受过阿片类药物治疗的患者中，可使用计划的吗啡起始日剂量10~30 mg，持续24小时，并根据患者的症状进行个体化滴定。在阿片类药物耐受患者中，可考虑将阿片类药物的基线剂量增加25%~50%。在阿片类药物耐受的重度劳力性呼吸困难患者中，尽管接受了标准治疗，但相关触发情况仍导致显著功能障碍和/或痛苦，发作前应考虑预防性使用阿片类药物。

使用阿片类药物时应当警惕呼吸抑制的风险。11项研究探讨了在全身性使用阿片类药物缓解呼吸困难期间呼吸抑制的风险。在这些研究中，只有2项研究报道了呼吸抑制的证据[反映为二氧化碳分压(arterial tension of carbon dioxide，$PaCO_2$)增加]：一项针对双氢可待因的研究发现$PaCO_2$升高(没有患者升高至超过40 mmHg)，而另一项研究发现在接受口服吗啡的患者中，峰值运动时$PaCO_2$可增加至高达(43.5±8.3)mmHg。目前没有研究发现与使用阿片类药物治疗呼吸困难有关的超额死亡。此外，与使用阿片类药物缓解疼痛一样，恶心、便秘和嗜睡是常见的不良反应。所有开始使用阿片类药物的患者均应使用泻药和止吐药(根据需要)预防便秘。

3. 支气管扩张剂

COPD是呼吸困难的一个主要原因。在终末期癌症的呼吸困难患者中，很大一部分存在吸烟史或COPD史。在姑息关怀领域，当怀疑气道梗阻时，在支气管扩张剂试用1~2周之后，再去评估对症状的影响可能比进行通气功能的客观检验更有意义。一种β2受体激动剂±一种抗胆碱能药物，通过雾化吸入，能够改善大多数肺癌伴COPD的患者的呼吸困难。它们主要通过对气道的扩张和/或减少在静息时(静止状态的过度通气)和劳力时(动力型过度通气)的通气受阻。对生命周期只有几天或者几周的患者，特别是应用了计量剂量雾化器仍然有呼吸困难的患者，可能需要优先定时应用速效鼻喷吸入支气管扩张剂。如果患者因为其他疾病指征正在使用皮质类固醇类激素，通常停止使用雾化吸入糖皮质激素。

4. 苯二氮卓类

由于苯二氮卓类药物存在镇静和谵妄的显著风险，在没有焦虑的情况下，不应将苯二氮卓类药物用作治疗呼吸困难的一线药物。且目前临床试验中没有足够的证据支持使用苯二氮卓类药物缓解恶性或非恶性疾病中的呼吸困难。

当呼吸困难与焦虑或惊恐症状相关时，苯二氮卓类才是一种重要的辅助治疗。目前仍不清楚在阿片类药物的基础上加用苯二氮卓类药物是否可以改善呼吸困难。一项试验对单用吗啡、单用咪达唑仑、或吗啡加咪达唑仑治疗终末期疾病癌症住院患者的呼吸困难进行了评估。各组患者呼吸困难的评分相似，但与单用吗啡组的患者相比，使用咪达唑仑联合吗啡进行治疗的患者报告症状缓解的例数更多，且使用的突破剂量更少。

在生命周期只有几天的患者，尽管接受了其他治疗，但仍有难治性呼吸困难的患者可考虑使用苯二氮卓类药物进行姑息性镇静以减轻痛苦。可谨慎滴定苯二氮卓类药物，如咪达唑仑输注和/或劳拉西泮，以尽可能减少意识，同时最大限度地增加舒适度。只有在与患者/家属仔细讨论后，才应将其视为万不得已的治疗。当给予预期寿命仅为数天的患者时，姑息性镇静与生存期缩短无关。

5. 皮质类固醇

皮质类固醇一般不用于呼吸困难这一症状的姑息治疗。但可考虑使用皮质类固醇缓解其他治疗无效的癌症相关呼吸困难。且在某些情况下，糖皮质激素可能有效帮助治疗呼吸困难的基础原因：如 COPD 加重、糖皮质激素反应性恶性肿瘤(如淋巴瘤、胸腺瘤)相关性上腔静脉综合征、肿瘤相关性上气道梗阻、放射性肺炎、化疗导致的肺炎，以及肺癌性淋巴管炎。

6. 利尿药

虽然尚缺乏有力证据表明利尿药对终末期晚期疾病患者的呼吸困难有益，但对于存在终末期心力衰竭或癌性淋巴管炎的呼吸困难患者，全身性使用袢利尿药可能有益于减轻肺淤血。

第三节　咳嗽、咳痰

一、概述

(一)定义

咳嗽是指空气突然通过声门爆炸性地迫出，原先关闭的声门立即打开；由于气管或支气管受到机械的或化学的刺激，或通过相邻结构的压力引起。按性质可分为干咳(每天痰量≤10 mL)与湿咳(每天痰量>10 mL)。

咳嗽常为中心型肺癌的早期症状和常见症状，发生率为 25%～86%不等。在所有癌症或非癌症诊断的生命末期患者中，有 30%～50%的患者发生咳嗽。

（二）临床表现

疾病终末期患者可出现感染有关的急性咳嗽，也可出现与疾病终末期相关的慢性咳嗽。如果咳嗽在仰卧位时加剧，可能提示有肺水肿、支气管内肿瘤、胃食管反流病或鼻后滴漏综合征。咳嗽伴咯血常提示恶性肿瘤侵犯肺黏膜；咳嗽伴大量粉红色泡沫痰或双肺布满湿性啰音时，应考虑合并左心衰；若平卧位时咳嗽加重或出现夜间阵发性呼吸困难时，应考虑食管返流或左心功能不全。晚上发生慢性咳嗽可能与鼻后滴漏综合征、充血性心力衰竭或胃食管反流病有关，而白天的咳嗽主要可能是一个习惯性的或心理性原因。

（三）病因

见表 4–9。

表 4–9　咳嗽的原因

肿瘤和相关的病症	原发性支气管癌
	转移性肺肿瘤
	纵隔肿瘤
	上腔静脉综合征
	淋巴管转移癌
	胸腔积液
心血管疾病	急性肺水肿
	肺梗死
	主动脉瘤
呼吸道感染性疾病	急性咽炎/咽喉炎
	急性气管支气管炎
	慢性支气管炎
	肺脓肿
	肺结核
	真菌感染
	支气管肺炎
	支气管扩张
	慢性阻塞性肺疾病

续表4-9

外伤和物理因素	刺激性气体
	尘肺
过敏性疾病	支气管哮喘
	季节性过敏
	过敏性鼻炎
	鼻后滴漏综合征
治疗相关	化疗引起间质性疾病
	放射性肺炎
其他	肺部吸入
	胃食管返流
	各级受刺激
	气管食管瘘
	声带麻痹
	药物(如 ACEI)
	空气质量
	心理性因素

二、评估

咳嗽的评估主要包括视觉模拟评分、咳嗽症状积分、生活质量测评、咳嗽频率监测等，有助于病情评估及疗效观察。

(一)视觉模拟量表(VAS 评分系统)

由患者根据自己的感受在标记 0~10 cm 或 0~100 mm 标记的直线上划记相应刻度以表示咳嗽的程度。0 表示从不咳嗽，10 cm 或 100 mm 表示最严重的咳嗽。

(二)咳嗽症状积分

1994 年由 Hsu 等提出。咳嗽症状积分表分为日间积分和夜间积分两部分，再按咳嗽频率、强度和对睡眠及日常活动影响程度划分为 0~5 分 6 个等级。我

国 2009 年版咳嗽指南将其简化，原来按咳嗽严重程度划分为 0~5 分的 6 个等级缩减为 0~3 分的 4 个等级(表 4-10)。

表 4-10　咳嗽症状积分

分值	日间咳嗽症状积分	夜间咳嗽症状积分
0	无咳嗽	无咳嗽
1	偶有短暂咳嗽	入睡时短暂咳嗽或偶有夜间咳嗽
2	频繁咳嗽，轻度影响日常活动	因咳嗽轻度影响夜间睡眠
3	频繁咳嗽，严重影响日常活动	因咳嗽严重影响夜间睡眠

(三)咳嗽日记

由一段时间内患者每天的主观评分构成，评分可采用咳嗽症状积分、视觉模拟量表分别进行，或同时进行两种评分。评分结果可用于治疗前后的对比。

(四)咳嗽生活质量测评

针对咳嗽的专用量表主要为慢性咳嗽影响问卷(CCIQ)，包括咳嗽专用生活质量问卷(CQLQ)、莱切斯特咳嗽问卷(LCQ)，均表现出良好的信度、效度及反应度，在系统评价咳嗽程度和疗效过程中逐渐显示其重要作用，推荐采用中文版 LCQ 对咳嗽相关生活质量进行评估。

(五)咳嗽频率监测

咳嗽频率监测是对患者一定时间内发生的咳嗽频次、强度及其特征所进行的客观记录和分析。咳嗽频率不一定与患者自我感知的咳嗽严重程度呈正比，不能反映咳嗽对患者生活质量影响。目前尚未开展对咳嗽频率测定。

(六)情绪评估

患者对于癌症诱发的咳嗽大都未能正确认识，心理压力大，治疗期望高，症状控制效果不理想，容易出现情绪障碍，可予以广泛性焦虑障碍量表(GAD-7)、抑郁症筛查量表(PHQ-9)等工具进行筛查。

三、处置

对终末期患者咳嗽的最佳治疗是治疗潜在的疾病。但由于导致咳嗽的疾病不容易治疗或者患者不希望积极的治疗，甚至导致咳嗽的潜在疾病难以确定。因此，主要的治疗方案是减轻咳嗽的对症治疗。

（一）药物治疗

1. 镇咳药物

镇咳药物有导致痰液潴留的风险，分为中枢性和外周性两大类。姑息治疗与安宁疗护基本用药指南推荐病因不明、治疗效果欠佳的剧烈干咳和刺激性咳嗽患者使用可待因片，预期生存期较长的成人慢性咳嗽患者使用右美沙芬。

（1）中枢性镇咳药：根据其是否具有成瘾性和麻醉作用又可分为依赖性和非依赖性镇咳药。

1）依赖性镇咳药：①可待因片（15～30 mg po tid/qid，根据症状增减剂量）：阿片类制剂，直接抑制延脑中枢，止咳作用强而迅速，有镇痛和镇静作用。②福尔可定：作用与可待因相似，但成瘾性较之为弱。

2）非依赖性镇咳药：①右美沙芬（15～30 mg po tid/qid）：是全球范围内应用最广泛的止咳药。提高咳嗽的阈值，镇咳作用与可待因类似，无镇痛和催眠作用，无成瘾性，治疗剂量对呼吸中枢无抑制作用。②喷托维林：作用强度为可待因的1/3，有抗惊厥和解痉作用，青光眼及心功能不全者慎用。③右啡烷：右美沙芬的代谢产物，患者的耐受性优于右美沙芬。

（2）外周性镇咳药：包括局部麻醉药和黏膜防护剂。

1）那可丁：作用与可待因相当，无依赖性，对呼吸中枢无抑制作用，适用于不同原因引起的咳嗽。

2）苯丙哌林：非麻醉性镇咳药，作用为可待因的2～4倍。可抑制外周传入神经，亦可抑制咳嗽中枢。

3）莫吉司坦：外周性非麻醉性镇咳药，作用较强。

4）苯佐那酯：丁卡因衍生物，外周麻醉药，具有较强的局部麻醉作用，影响位于呼吸道、肺和胸膜的J-受体，抑制咳嗽反射的传入神经。

5）利多卡因：局部麻醉药，抑制咽部咳嗽受体传入神经冲动介导的咳嗽。推荐剂量为5 mL 2%利多卡因雾化每4小时一次，逐渐递增至有效，每天的总剂量不超过300 mg。在开始治疗时，有支气管痉挛的风险，须密切监测；此情况，沙丁胺醇可能有用。治疗后约1小时，应避免进食物和浓的饮料，以尽量减少误吸的风险，但可以给予少量的水。

2. 祛痰药物

祛痰药物可以增加分泌物的排出量、降低分泌物黏稠度、增强纤毛的清除功能，提高咳嗽对气道分泌物的清除效率。常见祛痰药如下。

（1）愈创木酚甘油醚：美国 FDA 唯一批准的祛痰药物。可刺激胃黏膜，反射性引起气道分泌物分泌增多，降低痰液黏稠度，并有一定的支气管舒张作用，达到增强黏液排出的效果。常与抗组胺药、镇咳药、减充血剂配伍使用。

（2）桃金娘油：桃金娘科树叶的提取物，属于挥发性植物油，能促进气道和鼻窦黏膜纤毛运动。

（3）氨溴索和溴已新：黏液溶解药，破坏类黏蛋白的酸性黏多糖结构，使分泌物黏滞度下降，还可促进纤毛运动和增强抗生素在呼吸道的浓度。氨溴索是溴已新在体内的代谢产物。

（4）乙酰半胱氨酸：降低痰的黏滞度。

（5）羧甲司坦（500 mg po tid）和厄多司坦：降低分泌物黏滞度，提高咳嗽对气道分泌物的清除效率。姑息治疗与安宁疗护基本用药指南推荐使用羧甲司坦。

（6）其他：高渗盐水及甘露醇吸入可提高气道黏液分泌的水合作用，改善黏液的生物流变学，从而促进黏液清除。雾化吸入生理盐水可协助黏稠分泌物的咳出特别是当患者咳嗽的力量太弱，没有帮助不能刻出分泌物时。

3. 其他药物

（1）肿瘤压迫支气管引起的咳嗽，类固醇会减少肿瘤的水中从而减少对肿瘤对支气管的压迫。糖皮质激素对这样的患者可能是适当的。

（2）对于哮喘、支气管扩张、慢性支气管炎、放射性肺炎或任何其他原因引起的气道炎症，口服或吸入糖皮质激素有效。

（3）与支气管痉挛有关的咳嗽，可以考虑支气管扩张剂，如沙丁胺醇或异丙托溴铵。

（4）对于有胃食管返流的患者，可以考虑 H_2 受体拮抗剂或质子泵抑制剂与促动力药，并消除任何导致症状恶化的药物或食物。

（二）非药物治疗

（1）体位：采用适宜体位减少患者咳嗽，如侧卧位、半坐位。对于伴有胸腔积液的患者，向有积液的一侧躺，可防止纵隔移位和支气管树拉扯，可避免刺激性咳嗽。

（2）有效咳嗽的训练：患者取坐位或立位，上身略前倾，缓慢深吸气，屏气几秒钟，然后连咳三声，咳嗽时收缩腹肌或用手按压上腹部帮助咳嗽，停止咳嗽，噘唇呼吸，将余量尽量呼出，缓慢深吸气，重复以上动作 2~3 次。

（3）饮食指导：合并食管瘘时，建议禁食或管喂。肿瘤压迫气管时，采用流质、半流质饮食；进食时颈部转至患者自觉舒适的角度，尽量伸直脖子，让食物缓慢下滑吞咽，以减少刺激性呛咳。

(4)指导雾化：有条件可采用雾化吸入，指导家属配备雾化药物及仪器使用，并指导患者正确的吸入方法。

(5)安抚患方：可考虑向患者解释咳嗽可缓解和不能缓解的因素，引导家属关爱患者，消除患者烦躁、焦虑情绪。

(6)其他：保持患者的口腔清洁，可采用淡盐水、淡茶水漱口。骨转移患者咳嗽时，指导家属帮保护骨转移部位，以防病理性骨折。注意保暖，避免受凉而引发感冒和呼吸道感染。保持空气流通、清新，避免空气中有害气体刺激，保持室内处于适宜的温度和湿度。

第四节　咯血

一、概述

(一)定义

咯血是由于肺部或支气管出血，从肺或支气管单独或与黏液混合的咳血。大咯血可被定义为任何危及生命的咯血量以及可能导致气道阻塞和窒息的任何咯血量。

大咯血最常见的原因是支气管肺癌；20%～50%原发性肺癌的患者有咯血症状。在非恶性的疾病中，如急性支气管炎和肺栓塞是最常伴有轻度至中度咯血的病因。

(二)临床表现

咯血患者常有胸闷、喉痒、咳嗽、心窝部灼热、口感甜或咸等先兆。咯出的血多为鲜红色，常伴有泡沫或痰液，呈碱性。大咯血多发生在夜间或清晨，患者常有惊恐不安、血压下降等表现。在咯血不畅时，可出现气紧、情绪紧张、面色青紫、喉部有痰鸣音，或喷射性大咯血突然中止等症状，是窒息的先兆表现。若患者出现表情恐怖、张口瞪目、两手乱抓、抽搐、大汗淋漓、牙关紧闭或神志丧失，则提示已发生了窒息。

咯血首先需要与口腔、咽、鼻出血进行鉴别。还需要和呕血进行鉴别，具体见表 4-11。

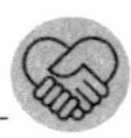

表 4-11　咯血和呕血的区别

	咯血	呕血
既往病史	呼吸道、心脏疾病	上消化道疾病
前驱症状	喉部瘙痒、胸闷、咳嗽	上腹不适、上腹痛、恶心、呕吐
出血途径	经气管咯出	经食管呕出，可为喷射状
颜色性状	鲜红、铁锈色、砖红色等，可为泡沫状、胶冻状	暗红或咖啡色，有时鲜红色，无泡沫
伴随物	常混有痰液	伴有胃内容物
pH	碱性	酸性
出血后表现	血痰	黑便
病情演变	咯血后常持续血症数天；除吸入多量血液外，无黑便	呕血停止后无持续血症，但有便血症状

(三)病因

咯血的原因可见表 4-12，包括肿瘤、感染、心脏或肺部疾病、血管疾病、血液学疾病、外伤或可能继发于用药。但有高达 40% 以上的病例没有明确病因。

表 4-12　咯血的原因

肿瘤	支气管癌 转移癌 气管肿瘤
感染	细菌性肺炎 真菌性肺炎 肺结核 寄生虫 肺脓肿
心血管疾病	肺水肿
肺	肺栓塞 支气管扩张 支气管炎

续表4-12

血管	动静脉瘘 肺动脉高压
血液学	血小板减少症 凝血功能障碍 弥散性血管内凝血
创伤	支气管镜检查或继发于肺活检 肺挫伤
药物治疗	抗凝治疗 阿司匹林
其他	衣物

二、治疗

咯血的治疗取决于原因、出血的严重程度和预期寿命。放射治疗、激光治疗、支气管动脉栓塞术均可有效地控制来自支气管肿瘤的出血。如果是由呼吸道感染导致的咯血，应考虑抗感染治疗。

(一) 轻中度咯血

原则上，初次咯血患者，鼓励患者将血痰咳出，不需立即使用镇咳药物。

如果是支气管病变导致的中等量咯血，在患者的总体临床状况和预期寿命许可下，可以考虑支气管镜检查和治疗。支气管内病灶导致的中等量咯血，还可以考虑姑息性放疗、支气管动脉栓塞术、支气管内滴注药物、激光治疗、支气管内电灼术或冷冻治疗。

对于大多数疾病终末期患者，上述治疗方案可能是不现实的，非介入性的治疗方法包括口服止血药，如氨甲环酸 1~2 g po bid~qid，酌情增减或停用。

对患者和家属进行教育，告知患者有大咯血甚至窒息死亡的可能性。加强社会心理支持，进行及时沟通及心理疏导。

(二) 大咯血

大咯血是一种罕见的情况，在所有咯血患者中的发生率为 1%~4%。如果患者出现大咯血，可考虑如下的治疗措施：

1. 气道管理

告知患者屏气无助于止血，应尽量将血咳出，避免窒息。鼓励患者通过咳

嗽自我清除气道内积血，气道阻塞解除后，立即予以大量吸氧，氧流量 4~6 L/min，改善组织缺氧状况。如患者不能有效清除气道内积血、缓解窒息，出现进行性呼吸困难或低氧血症，从医疗角度应立即行气管插管。

2. 隔离出血源

在气管插管或硬镜下快速清理气道内积血，保持气道通畅的同时，还要尽快隔离出血源，防止血液溢入健侧形成血凝块阻塞气道。

3. 取出血凝块

咯血形成的血凝块可阻塞气道，使用硬镜或软镜取出血凝块可改善通气。但血凝块取出后，出血部位压迫减轻，可能再次出血。

4. 止血治疗

大咯血的保守治疗(如气道隔离、气管内使用冰盐水和血管活性剂)只能提供暂时的治疗效果，复发率为 50~100%。支气管动脉栓塞术、气管内治疗、肿瘤清除术、外科手术可以更好的控制咯血。

(1)止血药物：大咯血时常用的止血药物有：脑垂体后叶素(5~10U+0.9% NS/5% GS 500 mL 缓慢静滴，5~10U+5% GS 20 mL 缓慢静脉注射；大量肺咯血，10U 静脉注射)、血凝酶(1U 皮下注射 Q12h，必要时，开始时加用 1U+10 mL 0.9% NS iv)等。

(2)支气管动脉栓塞术：在咯血初步稳定和内镜治疗无效或失败后，应首先考虑支气管动脉栓塞术。大多数恶性肿瘤引起的咯血中，支气管动脉栓塞术可以立即控制出血，但在栓塞术后，恶性肿瘤相关咯血的复发仍然很常见。

(3)外科手术治疗：如患者肺部病灶比较局限的单侧出血，上述治疗方法均不能控制出血，应尽早评估病情及心肺功能是否适合外科手术干预。

(三)护理

(1)针对咯血风险的患者，监测咯血先兆，如：胸闷、喉痒、咳嗽、心窝部灼热、口感甜或咸。

(2)针对已经出现咯血的患者，监测生命体征，注意观察患者是否存在窒息征象，观察出血的颜色、性质、出血量、出血速度、频次等。

(3)保持呼吸道通畅：咯血时可采取头低脚高位，头偏向一侧或患侧卧位，及时清理患者口咽部积血及血块，必要时清理患者气管内积血及血块。

(4)休息：小咯血患者安静卧床休息，大咯血患者绝对卧床。

(5)体位：如果知道肺出血的部位，采取患侧卧位有益于健侧通气。

(6)饮食：小咯血患者可少量进食温凉流质，大咯血患者禁食。保持大便通畅，必要时使用通便药物。

(7)心理护理：出现咯血的患者及照顾者往往伴有焦虑状况，加强安抚，必要时可考虑予以抗焦虑药物。选用深色的毛巾有助于减少患者和照顾者的焦虑。

(8)对患者家庭的支持：大咯血导致的死亡可能发生得很突然，对家庭是一次极大的创伤。首先需要加强沟通，提前告知疾病及其转归、预期寿命、可能出现的情况(如：可能出现大咯血，甚至窒息死亡)、目前能获得的医疗操作以及相关利弊等信息，与患方讨论是否进行气管插管、胸外按压等有创操作。其次加强宣教，指导日常照顾细节、如何协助观察和记录患者症状、如何识别咯血先兆等。最后，加强患者家属及照顾者的心理支持。

第五节　恶心、呕吐

恶心和呕吐是姑息患者最常见的两种症状。40%至70%的晚期癌症患者都可能出现恶心、呕吐，原因与化疗和其他抗肿瘤治疗相关，或与肿瘤本身相关。恶心和呕吐在其他慢性晚期进行性疾病中也很常见，如丙型肝炎、肾功能衰竭、炎症性肠病和神经系统疾病等。

恶心和呕吐症状会给患者带来身体和心理上的痛苦，患者可能会出现体力活动减少、情绪和睡眠障碍、社会角色的改变等。此外，化疗引起的恶心呕吐可能会干扰疾病治疗过程并加快原发疾病的进程。全面评估并制定个体化的治疗方案将有助于改善患者的生活质量。

一、概述

(一)定义

呕吐包括三个不同的阶段。干呕是指试图呕吐而实际上未排出胃内容物，其特征是膈肌和腹部肌肉的重复运动、声门闭合。恶心是指个体主观感觉到想要呕吐，同时可伴有面色苍白、出汗和心动过速等自主神经症状。呕吐被定义为强烈地反刍已摄入的食物，这涉及一系列动作，包括腹壁肌肉组织、幽门和胃窦的收缩、贲门上升、食管下括约肌压力降低、食管扩张。

(二)病理生理机制

恶心、呕吐的病理生理学涉及多种不同的作用机制。各种生理或心理刺激激活中枢神经系统固有的呕吐通路，最终信号到达位于延髓外侧网状结构的呕吐中枢。呕吐中枢是呕吐的生理控制中心，包括孤束核和迷走神经背核。许多

神经递质和受体与恶心呕吐的发生有关。多巴胺在化疗引起的恶心呕吐中起重要作用，此外，在胃肠道中发现的5-羟色胺、P 物质、组胺、乙酰胆碱和其他神经递质也有重要的作用。

（三）病因

恶心可由疾病本身、药物副作用、治疗的并发症或心理因素引起。引起姑息患者出现恶心和呕吐的原因多种多样（详见表4-13）。

表4-13　引起恶心呕吐的原因

原因	举例
药物	化疗药物
	阿片类药物
	抗生素
	抗真菌药物
	抗胆碱能药
代谢因素	尿毒症
	肝功能衰竭
	高钙血症
胃肠道原因	胃炎
	胃溃疡或十二指肠溃疡
	肠梗阻
	便秘
	胃肠动力障碍
细菌性或病毒性感染	败血症
	肝炎
前庭问题	听神经瘤
	晕动病
	颅内压增高
	脑部肿瘤
	感染

续表4-13

原因	举例
心理因素	焦虑
	恐惧
	哀伤
放疗	

二、评估

恶心呕吐的评估最重要的是明确病因。

详细的病史和体格检查对于充分评估患者的症状至关重要。在评估恶心呕吐时，应分别评估每种症状。临床医生必须了解症状的特点，包括可能对诊断和治疗有用的定性和定量评估。在评估恶心时，应询问患者发作的强度、频率、持续时间、发生时间、是否伴有呕吐，以及可能的诱因，如运动、气味、味觉、记忆或药物等。在评估呕吐时，需详细了解发作次数和持续时间、呕吐物的量、成分和颜色(例如未消化的食物、胆汁)，以及可能的伴随症状，如头晕、精神状态改变、晕厥、腹痛、便秘和情绪反应。一些经过验证的多维评估工具，如埃德蒙顿症状评估量表，有助于更好地评估患者和制定治疗计划。这些工具可以用于初步评估时建立基线，后续用以监测复评，有助于临床医生更好地判断治疗效果。

详细的病史也有利于临床医生作出更好的评估。一些共病与恶心呕吐有关，包括焦虑症、消化性溃疡，以及糖尿病神经病变导致的胃轻瘫、自主神经功能衰竭和慢性肾功能衰竭等。全面的体格检查结合影像学检查和基本的实验室检查有助于排查某些与恶心和呕吐有关的疾病，如便秘、肠梗阻、肝衰竭、尿毒症、高钙血症和低钠血症。某些疾病会有比较特异的体格检查发现，例如肠梗阻时可能出现腹部压痛、腹胀、肠鸣音异常；便秘时可能出现腹胀、肠鸣音减弱和粪便嵌塞；腹部恶性肿瘤可能出现腹水或扪及腹部肿块；颅内压增高时出现视乳头水肿；一些神经系统疾病，如继发于糖尿病神经病变的自主神经功能不全，可能出现直立性低血压。详细了解用药史，排除有无药物引起的恶心呕吐，这对于预防将来的发作也很重要。

三、预防和治疗

恶心呕吐治疗的目的是提高患者的生活质量，预防或消除恶心呕吐，减少

住院时间和治疗费用。可以采用药物和非药物方法来进行预防和治疗。

1. 恶心呕吐的预防

预防的目标是减少痛苦的症状，降低恶心呕吐的发病率及治疗所引起的并发症的发病率，缩短住院时间，降低总费用。指南推荐以下方法用于预防姑息患者的恶心和呕吐：

(1)在开始服用致吐剂之前，了解患者的个人危险因素和先前的症状。

(2)当知道可能会出现呕吐时，给予适当的止吐药物。

(3)确保患者在开始使用致吐剂(如阿片类药物或化疗)时有止吐药。

(4)预防药物引起的便秘。

(5)出现恶心和呕吐时及时进行处理。

2. 药物治疗

为了更好地预防和治疗恶心和呕吐，医生需要了解众多止吐药物的作用机制以及患者恶心呕吐的潜在原因。大多数止吐药物的作用机制是阻断相关神经递质的传递。由于患者恶心呕吐的原因很难明确，而且很多药物可以通过阻断多种神经递质或受体发挥作用，因此经验性治疗通常是最有效的。通过调整药物和剂量，即使不能完全缓解患者症状，也可以将症状控制在患者可忍受的水平。

常用的药物包括多巴胺拮抗剂、5-HT_3 拮抗剂、抗胆碱能药物、抗组胺药、糖皮质激素、抗抑郁药等。推荐用于起始治疗恶心呕吐的药物及剂量用法见表4-14。

表 4-14　推荐用于起始治疗恶心呕吐的药物及剂量用法

化疗放疗所致恶心呕吐	强调全程管理，化疗前根据恶心呕吐风险进行预防。可根据不同风险程度联合用药。常用预防和治疗药物包括：NK-1 受体拮抗剂、地塞米松、5-HT_3 受体拮抗剂、奥氮平、劳拉西泮
胃轻瘫	甲氧氯普胺，5~10 mg PO QID，饭前 30 分钟及睡前服用
中枢神经系统受累	地塞米松，4~8 mg PO BID-TID
胃出口梗阻	地塞米松，4~8 mg/d PO； 质子泵抑制剂； 甲氧氯普胺，5~10 mg PO QID，饭前 30 分钟及睡前服用
胃炎或胃食管反流	质子泵抑制剂或 H2 阻断剂
药物性胃病	质子泵抑制剂； 甲氧氯普胺，5~10 mg PO QID，饭前 30 分钟及睡前服用

续表4-14

多巴胺受体拮抗剂或 $5\text{-}HT_3$ 受体拮抗剂	氟哌啶醇，0.5 mg PO TID； 甲氧氯普胺，5~10 mg PO QID，饭前30分钟及睡前服用； 丙氯哌嗪，5~10 mg PO TID-QID，每日最大剂量不超过40 mg； 奥氮平，5~10 mg PO BID-TID； 昂丹司琼，4 mg PO q4 h或8 mg PO q8h
焦虑	劳拉西泮，0.5~1 mg PO q4 h
眩晕	抗胆碱能和/或抗组胺药

多巴胺和 $5\text{-}HT_3$ 是最常见的两种引起呕吐反应的神经递质。多巴胺拮抗剂(如甲氧氯普胺、氟哌啶醇、氯丙嗪和丙氯哌嗪)和 $5\text{-}HT_3$ 拮抗剂(如昂丹司琼、格拉司琼、多拉司琼、托烷司琼和帕洛司琼)能有效地阻断受体，缓解症状。甲氧氯普胺也是一种促动力剂，它能增加组织对乙酰胆碱敏感性，刺激上消化道运动。因此，甲氧氯普胺既具有中枢性止吐作用又具有促进胃排空作用，通常能有效缓解恶心呕吐症状。

NK-1受体拮抗剂是一类新型的抗化疗引起的恶心呕吐的止吐药。阿瑞匹坦是第一个NK-1受体拮抗剂，于2003年获得食品药品监督管理局(FDA)的批准。在使用高致吐化疗方案的癌症患者中进行的几项临床试验表明，阿瑞匹坦在预防化疗引起的恶心呕吐方面具有显著的疗效。其在其他类型的恶心和呕吐中的应用有待进一步的研究。

抗组胺药，例如苯海拉明，可用于治疗前庭相关的恶心呕吐。胆碱能受体拮抗剂东莨菪碱也可用于前庭相关的呕吐。皮质相关呕吐通常与神经递质 $5\text{-}HT_3$ 和γ-氨基丁酸(GABA)有关。因此，$5\text{-}HT_3$ 拮抗剂以及GABA激动剂如劳拉西泮可能有助于缓解皮质相关恶心呕吐。劳拉西泮和其他苯二氮卓类药物也能有效治疗焦虑引起的呕吐。

其他药物，如大麻素(如屈大麻酚)和皮质类固醇(如地塞米松)，也可有效治疗皮质相关呕吐、颅内压升高引起的呕吐以及化疗引起的恶心呕吐。

药物治疗的一般原则包括：

(1)考虑适当的给药途径，注意药物副作用。常用的给药途径包括口服、舌下或直肠给药，如常用给药途径有困难可考虑皮下注射作为替代方案。

(2)确保定期服用止吐药，而不是按需服用止吐药。

(3)首先使用一种止吐药，并滴定至最大剂量。如果滴定至最大剂量仍效果有限或出现不可耐受的副作用，再考虑换用其他止吐药或添加第二种止吐药。如果第一种止吐药物滴定到最大剂量仍然不能有效控制症状，应尝试换用

不同种类的止吐药。

(4)联合使用针对不同的神经递质途径的止吐药可能有助于缓解恶心和呕吐。对于持续性恶心呕吐，可考虑使用其他药物，如地塞米松，4~8 mg/d；昂丹司琼，4~8 mg q6h；东莨菪碱(贴剂或静脉注射)；氯苯甲嗪，25~100 mg/d；口服大麻素。

3. 非药物治疗

非药物方法作为治疗恶心呕吐的补充方法是很重要的。

(1)保持环境安静，与营养科医生共同调整患者的食物，避免接触刺激性食物或气味。

(2)鼓励少吃多餐，细嚼慢咽，拒绝暴饮暴食。

(3)做好口腔清洁，减少恶心呕吐的发生。

(4)针灸、电针和穴位按压可以缓解一些恶心的症状。穴位按压腕带是一种药物以外的辅助治疗手段，由于其安全性、低成本、非侵入性而被患者广泛接受。

(5)放松疗法、引导想象和催眠对化疗引起的恶心呕吐、预期性恶心呕吐和其他皮质相关的呕吐有特别的效果。

(6)团体心理治疗可以降低晚期癌症患者化疗后呕吐的发生率。

(7)生姜可以降低恶心的发生率，减少止吐药物的使用量。

四、护理

1. 环境与饮食

保持病房通风、无异味、温度湿度适宜。营造轻松的病房环境，鼓励患者从事感兴趣的活动，转移患者注意力，稳定患者情绪。呕吐严重者暂时禁食，及时清理，保持环境干净。

2. 口腔护理

呕吐后及时行口鼻清洁。清醒患者可给予温水或生理盐水漱口。意识不清者做好口腔护理。

3. 保持呼吸道通畅

呕吐时使患者保持头偏向一侧，防止呕吐物呛入气管，引起窒息。呕吐物误吸入气管时，轻拍患者背部促使其咳出，必要时采用负压吸引器吸出呕吐物，防止窒息。

4. 心理护理

对呕吐患者给予关怀和安慰，缓解患者紧张焦虑情绪。同时给予患者和家属精神支持，采用暗示、冥想等心理治疗方法干预。

第六节 呕血、便血

一、概述

(一)定义

呕血(hematemesis)是上消化道出血的症状。呕血是指因上消化道疾病(屈氏韧带以上的消化器官,包括食管、胃、十二指肠、肝、胆和胰疾病)或全身性疾病导致上消化道出血时,血液经口腔呕出的现象。

便血(hematochezia)是指消化道出血,血液自肛门排出。便血性状可为糊样、稀薄带血样、水样或成形、颜色可呈鲜红、暗红或黑便。黑便则指上消化道出血时部分血液经肠道排出,因血红蛋白在肠道内与硫化物结合成硫化亚铁,色黑而称之。由于黑便附有黏液而发亮,类似柏油,又称柏油便,少量出血未致粪便颜色改变,须经隐血试验才能确定者,称为隐血便。

(二)临床表现

呕血常伴有上腹不适和恶心,呕吐物及大便有血腥味,大便成柏油样便,呕血多伴有黑便,而黑便不一定伴有呕血。通常幽门以上部位出血以呕血为主并伴有黑便,幽门以下部位出血多以黑便为主。大量呕血和黑便可致失血性周围循环衰竭,其程度与出血量有关。长期反复黑便可引起贫血。大量呕血者还常有恐惧感,长期黑便者多有焦虑。

二、评估

(一)目的

判断患者是否存在呕血与黑便,判断患者出血量及有无再出血、潜在出血。

(二)内容

1. 急性期出血评估

(1)评估患者气道:评估气道通畅性及梗阻的风险、口唇有无发绀、有无窒息。

(2)评估患者呼吸：有无呼吸急促、呼吸困难。

(3)评估患者循环：除评估患者生命体征外，还应评估有无皮肤湿冷、静脉塌陷情况及尿量。

(4)评估患者意识：评估患者有无烦躁不安、精神萎靡、意识模糊等。

2. 非急性期出血评估

(1)评估患者呕血与便血的原因：应排除鼻咽部、牙龈等出血或者咯血后吞咽；其次排除食用动物肝脏、血制食品、过多肉类；还应排除口服铁剂等情况；评估患者既往史及治疗史如是否服用非甾体类抗炎药物或应激反应等。

(2)评估患者呕血与便血量：根据呕血与黑便的颜色、量、次数、性状等可粗略判断出血量。

(3)患者循环系统评估：评估患者血压、心率及尿量，评估皮肤、嘴唇及四肢末端颜色及温度。

(4)了解患者血常规、凝血常规、便隐血等检查结果。

(5)患者精神状况评估：评估患者有无嗜睡、烦躁不安、昏迷、意识不清等。

(6)患者心理状况：患者是否出现焦虑、紧张、恐惧等负面情绪及是否影响睡眠。

(三)评估工具

见表4-15。

表4-15 失血的分级(以体重70 kg为例)

分级	失血量/mL	失血量占血容量比例	心率/(次·min^{-1})	血压	呼吸频率/(次·min^{-1})	尿量/(mL·h^{-1})	神经系统症状
Ⅰ	<750	<15%	<100	正常	14~20	>30	轻度焦虑
Ⅱ	750~1500	15%~30%	>100	下降	20~30	20~30	中度焦虑
Ⅲ	1500~2000	30%~40%	>120	下降	30~40	5~15	萎靡
Ⅳ	>2000	>40%	>140	下降	>40	无尿	昏睡

三、处置

(一)治疗原则

寻找可能的诱因或病因，积极对症处理，酌情停止抗凝药物、肠内营养，避免误吸、窒息；大量出血时可根据患者情况，并在患者家属知情同意的前提下给予患者输血，必要时采取有创抢救措施；根据患者精神状态可予以适度镇静处理；必要时多学科会诊。

（二）急性期抢救

保持患者呼吸道通畅，防止误吸及窒息，必要时备负压吸引；给予吸氧；迅速建立静脉通路并根据情况留取血标本，给予扩容及升压药物治疗；并给予患者心电监测；注意保暖。

（三）止血治疗

1. 应用止血药物

患者意识清醒可去甲肾上腺素（血管收缩剂）加入冰水中或者凝血酶冻干粉加入生理盐水分次口服，亦可使用肌内或静脉注射氨甲环酸、垂体后叶素等止血药物进行止血。

2. 抑制胃酸分泌

因为血浆凝血功能或血小板聚集需要 pH>6.0 环境中才能有效，常用质子泵抑制剂或 H_2 受体拮抗剂如西咪替丁 200~400 mg，每 6 小时一次；奥美拉唑 40 mg，每 12 小时一次等，静脉给药。

3. 内镜下止血

少量呕血时，可根据病情暂时观察；当呕血控制不佳时，可考虑经内镜下喷洒肾上腺素、硬化剂止血。

4. 三腔两囊管压迫止血

止血效果佳，但患者较痛苦，故不作为终末期患者止血首选措施。

（四）护理措施

1. 休息与体位

嘱患者卧床休息，大量呕血时应绝对卧床，头偏向一侧，及时清理口腔、鼻腔中血块，保持呼吸道通畅，避免呕血导致窒息及肺炎。因终末期患者往往存在心肺功能差、大量腹水等情况，可根据患者病情适当抬高床头 15°~30°。

2. 病情观察

密切观察患者生命体征、尿量、患者意识，及时发现病情变化。

3. 环境

定时开窗通风，保持病房安静、无异味。终末期患者应使用浅色系床单被罩等，方便观察患者呕吐物及大便颜色。患者发生呕吐及便血应及时整理好患

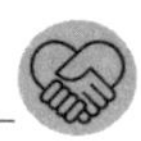

者床单位、更换床单枕套，以免患者看到血渍造成心理恐惧。

4. 饮食

患者大量出血时，应严格执行禁食、禁水，必要时应用胃肠减压；少量出血时及出血停止后，给予患者温凉流质、易消化饮食，少量多餐，在此期间应避免服用容易造成黑便的食物，同时密切观察大便颜色，辨别大便颜色是否与饮食有关。

5. 口腔护理

呕血患者易出现口腔及肺部感染，应及时清理或生理盐水漱口，每天行口腔护理早、晚各 1 次，保持口腔清洁，口气清新，提高患者的舒适度。

6. 皮肤护理

保持患者皮肤清洁舒适，定时翻身避免压疮发生。

7. 三腔二囊管压迫止血护理

（1）经患者鼻腔或口腔插管至胃内，插管至 65 cm 时抽取胃液，确定管端确在胃内，抽出胃内积血。首先向胃囊注气 150~200 mL，封闭管口，向外牵引管道，使胃囊压迫胃底部曲张静脉，达到止血目的；如单用胃囊压迫已止血，则食管囊不必充气，如未能止血则向食管囊注射气体。

（2）留置气囊管患者会有不适感，尤其有过插管经历的患者易出现恐惧或焦虑感，故应多巡视、陪伴患者，解释本治疗方法的目的和过程，加以安慰和鼓励，取得患者的配合。在留置三腔两囊管时应密切观察患者有无创伤、误吸及窒息等。终末期患者应尽量避免有创操作、有创抢救措施。若经保守治疗无效或呕血、便血症状持续加重时，医务人员应与患者及家属充分沟通有创操作的风险和后果，尊重患者与家属意愿，酌情考虑是否进行有创治疗。若患者及家属放弃有创治疗，可以适当给予镇静治疗，同时给予舒适护理。

8. 心理护理

（1）患者出现呕血时，为保持其情绪稳定，可使用深色毛巾擦拭并掩盖血渍，减轻恐惧心理，避免血压波动，以减少再次出血的风险。

（2）评估患者及家属的心理变化，适当心理疏导，减轻其紧张、恐惧心理；同时关注患者家属情绪变化，并交待病情。

（3）在患者病情稳定时，可根据患者的需求，选择音乐疗法、正念冥想或精油抚触等方式帮助患者放松，促进心情愉悦。

第七节　腹胀

一、概述

（一）定义

腹胀（abdominal distension）是指由于各种原因导致腹内压增加，表现为肠胀气、嗳气、肠鸣音亢进，伴或不伴腹围增大。腹胀既是一种症状，又是一种体征，表现为一部分或全腹部胀满；可以是消化系统本身疾病引起，也可以是全身性疾病在胃肠道的表现，是终末期患者常见的症状之一，因此消除或减轻腹胀对于提高终末期患者的生存质量意义重大。

（二）病因

导致腹胀的病因有很多，概括如下：

（1）消化道器官病变（包括胃肠、肝胆胰等）引起的胃肠道胀气。如肠梗阻、肠麻痹、胃炎等。

（2）腹水过多。如肝硬化门脉高压症、肾病综合征等。

（3）腹腔内肿块或脏器包膜牵张。如胰腺癌、胃癌、肝癌等。

（4）食物或药物代谢过程中产生过多气体。如大量食用豆制品及饮用碳酸饮料。

（5）应激（包括心理、感染等）如腹膜炎。

（6）张口呼吸或过度通气。

（7）其他系统疾病（心、肾、内分泌、神经、血液等）导致的胸腔积液、腹水等。

二、评估

（一）评估目的

通过对患者问诊、体格检查等判断患者腹胀严重程度及病因。

（二）评估内容

1. 问诊要点

了解患者腹胀发生的部位、程度、持续时间、伴随症状、发生原因、排便情

况、排气情况、加重或缓解因素、已做治疗及治疗效果评价、心理情况、既往史及相关检查结果。

2. 体格检查

通过视触叩听判断是否存在肠梗阻、腹水、腹部包块等。腹部膨隆患者为评估腹部膨隆的程度及变化需定期在相同的条件下测量腹围(测量时嘱患者排尿后平卧位，用软尺在脐水平绕腹一周，测得周长即为腹围，也可经腹部最膨隆处绕腹部一周，测得的周长为最大腹围)。一般来说胃肠胀气均有腹部膨隆，上腹部膨隆多见胃癌、胰腺囊肿或肿瘤；右上腹膨隆多见于肝大或胆囊肿大；左上腹膨隆多见于脾大；肠梗阻时可见肠型及肠蠕动波，肠鸣音亢进或减弱；腹膜炎患者可有压痛及腹肌紧张。

3. 实验室检查

通过便常规、血常规、生化等检查对腹胀发生原因作初步判断。

4. 影像学检查

根据 X 线、彩超等进一步确定病因。

三、处置

(一)病因治疗

去除病因，寻找诱发腹胀产生原因及诱因，给予积极的对症处理及可实施的干预措施如调整肠内营养种类、温度及可疑药物。如为消化系统炎症所致，应积极抗炎对症治疗；如为肠梗阻，必要时可邀请多学科会诊探讨解除肠梗阻治疗方法，如不能解除则采取相关措施缓解患者痛苦。

(二)一般治疗

(1)肛管排气术：将肛管由肛门轻轻插入直肠，排出肠腔积气，减轻腹胀。
(2)胃肠减压术。

(三)对症治疗

1. 针对肠梗阻导致腹胀

给予患者禁食、禁水，必要时行胃肠减压并给予营养支持等对症治疗。

2. 针对便秘导致腹胀

给予促动力剂如多潘立酮、莫沙必利等促进胃肠蠕动；常规口服乳果糖预防便秘；灌肠；腹部按摩(腹部按摩禁忌证：腹部恶性肿瘤、胃肠穿孔、血小板减少症、腹膜炎、内脏出血等)。

3. 针对腹水导致腹胀

积极治疗原发病时，同时行腹腔穿刺引流术，减轻腹胀，缓解患者痛苦，根据病情必要时考虑静脉输注白蛋白或请中医科会诊，采用中医手段减轻腹胀。

四、护理

(一) 体位护理

如果患者病情允许尽量给予患者半卧位，以减轻因腹胀所导致的呼吸困难。

(二) 生活护理

(1) 饮食护理：鼓励患者少食多餐，多食蔬菜及高纤维的食物，如白菜、芹菜、燕麦等，避免食用产气食物及易导致便秘食物，如豆类、碳酸饮料、牛奶等，有腹水的患者根据病情可补充高蛋白、高热量、高维生素、低盐饮食。

(2) 腹水患者嘱其着宽松舒适衣物，选择性应用乳胶垫或气垫床，同时应用软枕协助患者翻身，避免发生压疮。

(三) 腹腔引流管护理

(1) 置管前嘱患者排小便，以免穿刺时损伤膀胱。

(2) 置管时密切观察患者有无出现面色苍白、头晕、恶心、心慌、憋气等异常表现，一旦出现立即停止操作。

(3) 置管后注意观察穿刺部位有无渗血渗液，如有异常及时通知医生更换敷料，同时应关注穿刺点情况，如果穿刺点出现红、肿、热、痛，且患者体温升高立即通知医生。

(4) 首次放腹水密切观察患者生命体征，注意腹腔放液速度不宜过快，首次放腹水量不超过 1000 mL，以防腹压骤然降低、内脏血管扩张而发生血压下降甚至休克等现象，肝硬化患者尤其应注意放腹水量及速度，以免诱发肝性脑病和电解质紊乱。

(5) 保持管路通畅，妥善固定引流管及引流袋，告知患者及家属预防发生脱管、堵管、管路打折的注意事项。

(6) 注意观察引流液的颜色、性质、量，有无残渣，并准确及时记录。如果引流管短时间内引流出大量的鲜红色血性液，应警惕发生腹腔内活动性出血；若引流液突然减少且患者感觉腹胀加重，考虑引流不畅，应排除引流管堵塞或

脱管等情况；若患者出现腹痛、发热要警惕是否发生腹膜炎。

(7)拔管护理：腹腔引流管24小时引流量少于100 mL时，可以考虑拔管；拔管以后密切观察穿刺处情况，如有渗血或渗液及时通知医生给予患者更换敷料；密切观察患者拔管后是否出现腹痛和腹胀情况，如有异常及时通知医生。

(四)用药护理

给予患者利尿药或缓泻剂时，合理安排给药时间，避免因影响患者休息时间而增加跌倒、坠床风险；注意观察药物的不良反应，如肠梗阻禁用胃肠动力药，终末期患者尽量选用安全缓泻剂。

(五)心理护理

热情接待患者，耐心倾听患者的诉求，缓解患者的不安及焦虑，全面了解患者，找出影响患者情绪的原因，协助患者建立积极面对疾病的信心，若患者心理压力较大，焦虑情绪无法缓解可邀请心理科会诊。

第八节　便秘

一、概述

(一)定义

便秘(constipation)是指排便频率减少，一周内的大便次数少于2~3次，或2~3天才排便1次，粪便量少且干结时称为便秘，是临床常见的消化系统症状。

终末期患者长期卧床，无力活动且进食减少甚至无法进食，特别是肿瘤晚期患者由于大量应用阿片类药物极易发生便秘。患者常因便秘导致生活质量大大降低，甚至会直接影响患者的治疗，因此及时准确地查找出便秘发生原因，从而及时采取有效的预防及处理措施至关重要。

(二)临床表现

多数慢性便秘患者仅表现为排便费力，排便间隔时间长，大便干硬，粪便量少，慢性便秘可导致食欲不振、腹胀、腹痛、头晕、头痛、疲乏等。

(三) 发病机制

正常排便需具备以下条件：有足够引起正常肠蠕动的肠内容物，即足够的食物量且食物中含有适量的纤维素和水分；肠道内肌肉张力及蠕动功能正常；排便反射正常；参与排便的肌肉功能正常。其中任何一项条件不能够满足即可发生便秘。

(四) 分类

便秘持续>12 周为慢性便秘，分为功能性和器质性。

1. 功能性便秘

(1) 进食量少或食物过精过细，对结肠运动的刺激减少。老年患者及终末期患者由于各种原因进食量少且为流食甚至无法进食，因此常患有便秘。

(2) 年老体弱或活动过少致结肠运动功能障碍。如长期卧床患者等。

(3) 应用镇静药、止痛药、抗郁药、麻醉剂、神经阻滞剂等可使肠肌松弛引起便秘。肿瘤晚期患者由于大量应用阿片类止痛药物因此常患有便秘。

(4) 长期滥用泻药或灌肠使直肠黏膜的反应性降低，排便反射减弱，以致产生依赖，停用后不易排便。

(5) 腹肌及盆肌张力不足导致排便无力，难于将粪便排出体外，如多次妊娠。

(6) 结肠冗长，粪团内水分被过多吸收。

(7) 因生活无规律、工作时间变化、环境变化或精神紧张等致排便习惯受干扰。

2. 器质性便秘

(1) 结肠肛门疾病：肛管及肛周疾病，如肛裂、痔疮等；肠腔狭窄，如肿瘤及其转移所致肠狭窄；其他，如肠易激综合征等。

(2) 肠外疾病：神经与精神疾病，如脑梗死、脑萎缩、截瘫等；内分泌与代谢病，如甲状腺功能减退、糖尿病；盆腔疾病，如前列腺癌等。

二、评估

(一) 评估目的

通过问诊及体格检查判断便秘的严重程度及病因。

(二)评估内容

1. 问诊要点

(1)了解患者一般状况：了解患者排便习惯、次数、量，粪便的颜色、性状，有无排便费力、便意不尽，便秘持续时间，加重或缓解因素，了解患者饮食习惯、治疗和检查、用药情况，治疗效果评价。

(2)了解患者全身状况：评估患者消化系统，必要时评估心脑血管病情；先排除是否发生器质性便秘，然后诊断是否有功能性便秘。对于出现发热、便血、贫血、腹部包块、有结直肠肿瘤家族史的患者，应进行充分检查。

2. 体格检查

通过腹部查体判断患者便秘严重程度。常可在左下腹扪及痉挛的乙状结肠或粪块。

三、处置

根据不同类型的便秘选择不同的治疗方法，治疗前需要评估是否存在脱水、梗阻等因素，必要时可邀请多学科会诊。

(一)器质性便秘

针对病因治疗，可选用泻药缓解患者的便秘痛苦(禁忌证：肠梗阻)。

(二)功能性便秘

1. 患者教育

指导患者多喝水，多吃水果蔬菜。多吃粗粮，养成定时排便的习惯，多活动，放松心情，避免滥用泻药等，这是功能性便秘首选的治疗方法。其次，可以适当进行心理干预，在排除引起便秘的病理性因素后，对患者病因做出充分解释，消除患者疑虑，帮其树立治疗便秘信心，增强患者治疗的依从性。

2. 物理方法

腹部热敷、灌肠、栓剂等。

3. 药物治疗

(1)泻药：分为刺激性泻剂(大黄、番泻叶等)，盐性泻剂(硫酸镁)，渗透性泻剂(乳果糖)，膨胀性泻剂(甲基纤维素)，润滑性泻剂(甘油)，慢性便秘以膨胀性泻剂为主。

(2)促动力药：如伊托必利、莫沙必利等。

(3)调节肠道菌群：如双歧三联活菌、乳酸菌素片等。

4. 手术治疗

(三)阿片类药物引起便秘的处理

由于大多数癌症患者应用阿片类药物止痛，所以单独概括一下阿片类药物引起便秘的处理。

(1)肿瘤患者应用阿片类止痛药物常导致便秘且贯穿于整个用药过程中，因此预防性使用通便药极为重要。治疗便秘的药物有多种，其中渗透性泻剂最为常用，且安全性好，如聚乙二醇和乳果糖。5-HT_4 受体激动剂，通过增加肠道动力促进排便，如莫沙必利片(5 mg，tid)。用药见表 4-16。

表 4-16 便秘患者建议用药

预防用药	番泻叶：每天早晨 2 片，每天最大剂量 8 片 聚乙二醇：1 大匙(17g)兑在 227 mL 水中口服，每天 2 次
治疗用药	氢氧化镁：30~60 mL qd 乳果糖：30~60 mL qd 山梨醇：30 mL/次，连续 3 次，间隔 2 小时给药一次之后按需给药 莫沙必利：5 mg/次 tid

(2)询问和对比有关患者过去和现在的大便习惯和应用泻药的效果。

(3)在左下腹结肠线的部位扪及粪便团块；若患者三天以上未排便或患者诉直肠不适或出现溢出性粪便嵌塞性腹泻就应进行直肠指检。

四、护理

(一)生活护理

(1)饮食护理：平时应多喝水，多吃些富含纤维素的食物，如燕麦、玉米面、高粱面、白菜、韭菜、油菜、黄瓜、猕猴桃、火龙果等。芝麻和核桃仁有润肠作用，也可适当多吃一点。

(2)指导患者养成定时排便的习惯，尽可能每日早餐后排便；嘱患者平时出现便意不要克制，以免便意消失；为患者提供单独、隐蔽的排便环境。

(3)根据病情适当运动：如打太极拳，跳绳，仰卧起坐等。

(4)每日记录患者大便次数及性质，如患者 3 日未排便及时通知医生进行处理。

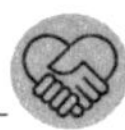

（二）用药护理

（1）应用药物治疗同时可给予患者腹部按摩协助排便。
（2）服用药物后，观察患者排便情况，有无用药不良反应，并做好记录。

（三）心理护理

告知患者长期便秘对身体造成的不良后果，使其重视便秘，通俗易懂地向患者讲解造成便秘原因及预防方法，消除患者不安及焦虑情绪。

第九节　水肿

一、概述

（一）定义

水肿（Oedema）是指人体组织间隙有过多液体积聚使组织肿胀，是疾病晚期常见的临床特征，它反映了毛细血管液体渗透入组织间隙的空间与淋巴从组织间隙流出之间的平衡失调。

（二）分类

关于水肿的分类临床上有很多种，比如根据皮下水肿的表现特征分为隐性水肿和显性水肿；根据液体在身体的分布情况分为全身性水肿和局部水肿；根据水肿的严重程度分为轻、中、重度水肿；根据病因分为心源性水肿、肾源性水肿、肝源性水肿、营养不良性水肿、黏液性水肿、特发性水肿、药物性水肿等。

对于肿瘤晚期的患者，我们常见的有低蛋白性水肿、肿瘤压迫性水肿、淋巴性水肿以及医源性水肿等。

1. 低蛋白性水肿

肿瘤患者因肿瘤细胞消耗，化疗导致恶心呕吐、食欲下降，胃肠道肿瘤造成的吞咽困难导致患者出现严重营养不良，血液中白蛋白的浓度不断下降，导致低蛋白性水肿。

2. 肿瘤压迫性水肿

主要与肿瘤压迫导致血液回流受限有关，比如肺癌患者，肿瘤常常压迫上腔静脉，导致上腔静脉压迫综合征，会出现面颈、上肢和胸部淤血水肿。

3. 淋巴性水肿

主要是与血淋巴管消失或梗阻有关，比如乳腺癌患者，淋巴转移或进行淋巴结清扫术后会出现淋巴性水肿，受累部分会变得粗大、肿胀和虚弱无力等表现。

4. 医源性水肿

肿瘤患者在治疗期间，如使用激素药、靶向药或部分降压药之后会导致下肢水肿；放疗照射也会导致水肿出现。另外，肿瘤患者经常会留置 PICC，一般在置管后的 3~5 天置管侧肢体会出现水肿，置管后的一些并发症如静脉炎、静脉血栓形成以及各种原因导致的局部血液循环障碍也会引起置管侧肢体的水肿。

(三) 发病机制

水肿的发病机制主要为水钠潴留、毛细血管静水压增高、毛细血管通透性增高、血浆胶体渗透压下降、淋巴液或静脉回流受阻。水肿的出现可为单一因素引起，但临床上水肿较多为多因素共同作用的结果。尤其是肿瘤晚期患者的水肿常常是由多因素共同作用引起的。肿瘤晚期患者多伴有多脏器的功能不全或衰竭，比如肾功能不全会引起水钠潴留，进而导致毛细血管静水压增高，低蛋白导致血浆胶体渗透压降低，肿瘤转移或压迫会导致淋巴液和静脉回流受阻，这些因素的共同存在导致肿瘤患者水肿的高发。

二、评估

(一) 问诊要点

1. 病因与诱因

有无心脏、肾脏、肝脏等病史，有无劳累、服药等诱因，有无与饮食、体位及活动有关。

2. 症状特点

水肿出现的时间、部位、性质、程度、进展程度、范围、加重或减轻因素等。

3. 伴随症状

有无呼吸困难、血尿，有无消瘦、体重变化、血管变化等。

4. 身体反应

有无饮食、饮水的变化，有无胸围、腹围、双上肢臂围、双下肢腿围的改变。

5. 心理社会反应

有无烦躁、焦虑等情绪反应。

（二）理化检查

如果临床病史和特征不能表明某种可能原因，需要做的可能检查包括：

1. 血液学检查

包括血常规、肝功能、肾功能、BNP 等。

2. 体液检查

包括留取尿标本、胸腹水等。

3. 其他辅助检查

超声、胸片、CT、MRI 等。

（三）检查水肿的方法

用指腹而非指尖，下压骨性表面皮肤，数秒，移开，观察是否形成凹陷。一般检查部位为胫骨前缘，骶骨表面。

三、处置

（一）对因治疗

水肿的病因治疗是非常关键的，纠正水肿须去除病因，否则水肿会反复发作。

1. 低蛋白水肿

可指导患者食用高蛋白食物，必要时为患者输注人血白蛋白（肝肾功能不全的患者慎重评估后应用）。

2. 肿瘤压迫性水肿

一般的解决办法是从控制肿瘤入手，如手术治疗、放化疗、介入治疗等，减少或去除肿瘤压迫（病情允许的情况下）。

3. 医源性水肿

全面评估患者，选用无诱发水肿的治疗药物；对于留置 PICC 引起的水肿，应抬高肢体，置管后 24 小时，指导患者做握拳动作，指导患者肢体活动要点；病情允许的情况下，为患者皮下注射低分子肝素以预防血栓的形成。

4. 对于其他类型水肿

如心源性水肿、肝源性水肿、肾源性水肿等根据具体情况给予对因处理。

(二)对症治疗

当病因无法纠正时，我们要进行对症处理，主要在休息、体位、皮肤保护、饮食、对症用药、心理治疗等方面进行处理；当大量胸腹水时，应全面评估，必要时在B超引导下行胸腹腔穿刺术引流胸腹水；另外还可配合中医治疗及物理治疗。

四、护理

(一)休息

轻度水肿患者应限制其活动量，严重水肿患者应卧床休息。

(二)饮食护理

1. 限制钠盐和水分的摄入量

轻度水肿患者钠盐的摄入量一般限制在6克以下，严重水肿者根据有无低钠血症酌情处理。除了低盐饮食外，还要限制含钠量高的食物及饮料，如香肠、罐头食品、汽水、豆腐、松花蛋等。低盐的饮食味道较差，应经常变化烹饪方法，也可使用一些调味品，比如醋、柠檬等，以改善低盐饮食的味道，增进食欲。病情允许的情况下给予患者适当蛋白饮食。

2. 应给清淡、容易消化的饮食，并应少量多餐

因液体潴留，患者胃肠道也有水肿，消化功能减退，患者表现为食欲不振，有的患者甚至还可恶心、呕吐，因此应给以清淡、易消化的食物。少量多餐可减轻水肿胃肠道的负担，减轻餐后胃肠道过度充盈。

(三)体位

严重水肿尤其伴有大量胸腹水的患者，原则上取坐位或半卧位，下肢局限性水肿者应将患肢抬高可减轻水肿。临床当中我们经常会告知患者和家属将床头抬高，同时将床尾抬高15°~25°，这样既满足了患者的舒适感，也能减轻水肿，同时还可预防因剪切力引起的皮肤损伤；另外足下垫软枕，预防足跟的损伤；阴囊水肿者可用托带或水囊托起阴囊以利水肿消退。

(四)皮肤护理

(1)保护水肿皮肤免受损伤：因水肿部位皮肤组织间隙液体积聚过多，影响了物质的交换，造成代谢及营养障碍。水肿区细胞营养不良，皮肤变薄，易

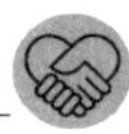

受损伤发生溃疡，而且水肿皮肤修复力较弱，伤口不易愈合。因此应给患者准备质地柔软，能吸汗的衣服及被褥，将患者常用的物品放置在随手可取之处，防止发生皮肤的擦伤及外伤。

(2)注意皮肤黏膜的清洁，防止感染：因皮肤水肿抵抗力较差，损伤后还有渗出液渗出，易发感染，应及时使用生理盐水纱布进行擦拭；如有感染迹象，应使用碘伏棉球进行消毒，或局部应用抗生素软膏。

(3)告知患者洗澡后及时擦干皮肤，对有皲裂脱屑干燥皮肤的患者，可局部应用润肤剂；剪指甲时应特别小心，不要剪到指甲根部。

(4)不要在肿胀肢体侧进行测血压、抽血、注射药物等操作，以防加重水肿或导致水肿部位皮肤破损。

(五)观察病情变化

(1)对于水肿的患者，我们每天应计算和记录出入液体量，以了解每日液体平衡状况。

(2)每日查房时要检查水肿部位的情况，可每日测量双下肢腿围、双上肢臂围以及腹围，来估计患者病情发展及对药物治疗的反应。

(3)测量体重：通常安排在每日早晨起床排尿后、进早餐前、排便后，用同一体重秤进行测量，以保证每日体重可比性。

(4)用药管理：患者用药期间记录每日尿量，观察水肿有无消退，症状有无减轻，以估计疗效；对于使用排钾利尿药的患者密切监测患者的血钾情况，观察用药后的反应。

(六)肢体锻炼

肢体锻炼能促进血液和淋巴回流，对减轻患者水肿有较好的作用。

(1)在肢体锻炼前，医护人员应对患者进行全面评估，包括活动侧肢体有无新发血栓的形成、有无留置管路、有无骨转移引起的骨折等。

(2)在肢体锻炼的过程中，患者需穿压迫外衣或应用绷带，增加肌肉的收缩有助于淋巴液的流动。打哈欠、腹式呼吸、伸懒腰有助于胸腔和腹部淋巴管的排空，散步、慢跑有助于外周淋巴管的排空。不鼓励做静止活动，比如持续数秒地搬运重物，这样会减少静脉和淋巴液的回流。

(3)对于晚期肿瘤卧床的患者，复杂的肢体锻炼是不合适的，应通过主动或被动的关节活动来减轻肢体的肿胀和不适。

(七)胸腔穿刺的护理要点

对于大量胸水的患者，经常会进行胸腔穿刺治疗，应知晓其护理要点。

(1)穿刺前护理人员为患者建立静脉液路；穿刺时守在患者床旁，配合医生。

(2)穿刺完毕后以指压迫穿刺点3~5 min，用无菌纱布或透气敷料覆盖，蝶形胶布固定；嘱其卧床休息3~4 h，保持穿刺部位清洁干燥，以免引起感染；一旦发现穿刺部位渗血渗液或敷料卷边，应及时进行换药。鼓励患者深呼吸或吹气球，促进肺膨胀。

(3)记录穿刺的时间、抽液及抽气的量、胸腔积液的颜色以及患者的状态。

(4)首次排液量不超过700 mL，以后每次抽液量不超过1000 mL。

(5)观察患者有无胸膜反应。胸膜反应多见于精神紧张的患者，一旦发现患者头晕、出汗、面色苍白、心悸、胸闷、胸壁剧痛等，或连续咳嗽、气促等征象，应立即停止操作，并将患者平卧或置于仰卧头低位，给予对症处理，多数情况下可自行缓解。如果患者症状仍不缓解，给予心电监护和吸氧的同时给予0.1%肾上腺素0.3~0.5 mL皮下注射。如患者出现心率减慢、心排出量减少及血压下降等血管迷走神经兴奋的表现，可采用阿托品0.5~1.0 mg肌内注射。

(6)妥善固定引流管，嘱患者翻身活动时，防止管路脱出。

(7)注意无菌操作，防止胸腔感染。必要时留取胸水标本送检。

(8)对于腹腔穿刺的护理要点与胸腔穿刺的相似，在此不再赘述。

(八)心理支持

肿瘤晚期伴有水肿的患者，心理压力极大，作为医护人员，应运用各种沟通技巧对其进行心理疏导。我们可使用音乐疗法、芳香治疗、冥想等方式，帮助患者减轻心理压力。

第十节　发热

发热是中晚期恶性肿瘤及其他终末期疾病患者常见症状之一，严重影响患者的生活质量和生存期，这些不明原因的发热，对患者、家属以及临床医生，都会造成巨大的压力，同时延长治疗时间，浪费医疗资源。所以及时准确地分辨出这类患者的发热原因，进行更有针对性的治疗和处理，至关重要。

一、概述

（一）定义

发热（fever）是指机体在致热源作用下或各种原因引起体温调节中枢的功能障碍时，体温升高超出正常范围。正常人的体温受体温调节中枢所调控，并通过神经、体液因素使产热和散热过程呈动态平衡，保持体温在相对恒定的范围。

（二）临床表现

1. 发热的分度

以口腔温度为标准，可将发热分为：低热：37.3℃～38℃；中等度热：38.1℃～39℃；高热：39.1℃～41℃；超高热：41℃以上。

2. 发热的临床过程及特点

发热的临床过程一般分为以下三个阶段：

（1）体温上升期：常有疲乏无力、肌肉酸痛、皮肤苍白、畏寒或寒战等现象。皮肤苍白是因体温调节中枢发出的冲动经交感神经而引起皮肤血管收缩，浅层血流减少所致，甚至伴有皮肤温度下降。由于皮肤散热减少刺激皮肤的冷觉感受器并传至中枢引起畏寒。中枢发出的冲动再经运动神经传至运动终板，引起骨骼肌不随意地周期性收缩，发生寒战及竖毛肌收缩，使产热增加。该期产热大于散热，使体温上升。

（2）高热期：是指体温上升达高峰之后保持一定时间，持续时间的长短可因病因不同而有差异。在此期中体温已达到或略高于上移的体温调定点水平，体温调节中枢不再发出寒战冲动，故寒战消失；皮肤血管由收缩转为舒张，使皮肤发红并有灼热感；呼吸加快变深；开始出汗并逐渐增多。使产热与散热过程在较高水平保持相对平衡。

（3）体温下降期：由于病因的消除，致热源的作用逐渐减弱或消失，体温中枢的体温调定点逐渐降至正常水平，产热相对减少，散热大于产热，使体温降至正常水平。此期表现为出汗多，皮肤潮湿。

（三）病因与分类

肿瘤及终末期患者发热的病因很多，临床上可分为感染性和非感染性两大类，而以前者多见。

1. 感染性发热

各种病原体如病毒、细菌、支原体、立克次体、螺旋体、真菌、寄生虫等引起的感染，不论是急性、亚急性还是慢性，局部性或全身性，均可出现发热。

需要指出的是，由于中晚期肿瘤及终末期疾病患者，或多或少具有以下高危因素：免疫功能低下（糖尿病、慢性阻塞性肺疾病、长期使用免疫抑制剂治疗、接受放射治疗和/或化学治疗等）；接受中心静脉置管、机械通气、留置尿管等侵入性操作；近期（90d 内）接受 3 种及以上抗菌药物治疗；既往多次或长期住院等。这些情况下很容易合并感染，且多为条件致病菌感染，尤其要警惕多重耐药菌及真菌感染可能（尤其需要关注口腔及肠道真菌感染）。

可以根据患者症状、体征，结合流行病学史，完善血尿便常规、血沉、C 反应蛋白、降钙素原、血培养、痰培养、尿培养、G 试验、GM 试验、甲状腺功能、浅表淋巴结彩超、心脏彩超、胸腹盆 CT 等，进一步明确感染灶及病原学诊断，可以根据药敏结果选用敏感抗生素。

2. 非感染性发热

主要有以下几类病因：

（1）肿瘤热：常见于肿瘤的进展期，有广泛肿瘤坏死或明显肿瘤细胞破坏，导致机体产生应激反应，从而引起发热；肿瘤的刺激，也会导致机体产生应答反应，使体温调节失衡，也会引起发热。已知肿瘤细胞释放的导致发热的主要细胞因子有肿瘤坏死因子 α、白细胞介素 1 和 6、干扰素等。可有下述表现：①每天中至少有一次体温大于 37.5℃，且多数不超过 38.5℃；②发热超过 2 周；③各种化验检查无感染证据；④无过敏情况；⑤经验性应用抗生素治疗 7 天后发热仍不退；⑥萘普生对肿瘤性发热具有更好的疗效。

（2）药物热：抗生素、抗惊厥药、双膦酸盐、免疫抑制剂和抗肿瘤药物是最常见的导致发热的药物，也经常用于癌症患者。如博莱霉素、氯霉素、顺铂、柔红霉素、羟基脲、长春新碱和 6-巯基嘌呤等均可引起发热。所以临床医生应考虑发热有可能是这些药物的不良反应。还有输血及血液制品可导致致热原性反应，引起发热。药物热可能发生在治疗过程的任何阶段，药物引起发热的特征是，一旦怀疑致热的药物停用，并且通过肾脏或肝脏代谢清除后，发热就会减轻。

（3）放疗后发热：放疗本身造成的组织损伤，尤其是肿瘤组织坏死吸收可引起低热；放疗毒副反应引起的血象下降、免疫功能减退，也易合并病毒或细菌感染而引起发热，使用化疗或其他免疫增强药物等，也可造成发热加重。

（4）中枢性发热：很多癌症晚期可以出现颅内转移，如肺癌、乳腺癌等，下丘脑是体温调节中枢，如这个部位有转移，或被其他病灶挤压，体温调节失控，往往可以达 40℃ 以上的高热。虽然高热却可无颜面潮红等表现，反而可见皮肤

干燥、四肢发凉。

(5)自主神经功能紊乱：由于自主神经功能紊乱，影响正常的体温调节过程，使产热大于散热，体温升高，多为低热，常伴有自主神经功能紊乱的其他表现，属功能性发热范畴。

二、评估

(一)评估目的

及时准确地分辨出患者的发热原因，进行更有针对性的治疗和处理。

(二)评估内容

1. 发热相关的疾病史或诱发因素

既往有无结核病、结缔组织病等可引起发热的病史；有无传染病接触史及药物过敏史；有无感染的诱因，如过度疲劳、受凉、皮肤黏膜损伤、放化疗、深静脉置管、导尿管、留置针等；有无常见感染灶相关的临床症状，如咽部不适或咽痛、咳嗽、咳痰及痰液的性质、胸痛、呼吸困难、尿路刺激征、腹痛、腹泻、腰痛、局部皮肤红肿、皮疹与疼痛等。

2. 发热的临床表现特点

评估患者起病缓急、持续时间、发热程度及诱因、热型、伴随症状等，评估患者意识状态、生命体征的变化。

3. 体格检查

皮肤有无红肿、破溃及脓性分泌物；口腔黏膜有无溃疡、白斑；扁桃体有无肿大、充血及脓性分泌物；肺部听诊有无干湿性啰音；腹部有无压痛及反跳痛；肝区及肾区有无叩痛；肛周皮肤有无红肿、触痛及波动感。

4. 实验室及其他检查结果

了解患者血常规、尿常规、便常规、肝肾功能、感染指标、影像学检查有无异常；血培养加药敏试验的结果有无异常；相应感染部位分泌物、渗出物、排泄物细菌涂片及培养加药敏试验结果有无异常等。

5. 发热对患者的影响

有无食欲低下、恶心、呕吐；持续发热者有无体重下降；高热患者有无谵语、幻觉等意识改变；体温下降期大量出汗者有无脱水等。

6. 诊断、治疗与护理过程

用药情况、药物种类、剂量及疗效；有无采取降温措施，所采取具体措施及效果。

三、处置

(一) 病因治疗

1. 肿瘤合并感染

根据不同感染部位，需要采集血液、痰液、尿液、胸水、腹水以及其他分泌物等，送培养及药敏试验，可根据病原菌类型和药敏试验结果选择合适的抗生素；在培养结果出来之前，可根据感染部位经验性用药积极治疗原发病。

2. 肿瘤性发热

发热可达数月，各种退热药如阿司匹林及扑热息痛对肿瘤性发热无明显退热作用，非类固醇性抗炎药如消炎痛、奈普生可能有效。根本方法是如病情允许，进行抗肿瘤治疗。

3. 药物热

一般不用特殊处理，停药后 24 小时内发热可自行消退。一般处理方法是停掉可疑药物，多饮水，也可以服用一些常规退热药物。

4. 放疗后发热

可视程度不同采取相应处理措施，低于 38℃的发热，可不用退热药物，多饮温开水，注意休息，促进排汗、排尿，多能耐受并稳定至正常，如体温超过 38℃，引起明显头痛或全身不适，应使用退热药物。如合并感染，则应用抗生素控制细菌感染，应用抗病毒药物控制病毒感染，或适当调整原来的化疗、放疗方案等。

5. 中枢性发热

脑转移导致的中枢性发热抗感染治疗无效，一般退热药物也大多无效，需要物理降温或激素治疗，最好是病因治疗。

(二) 对症治疗

以物理降温为主，终末期患者谨慎使用退热药物。

1. 物理降温

用温水(32℃~34℃)或 25%~30%乙醇溶液(32℃~34℃)擦浴大动脉处，擦浴时间约为 20 min。年老体弱患者慎用酒精擦浴，高热寒战或伴出汗的小儿一般不宜用酒精擦浴；用冰袋降温时，用毛巾包裹冰袋后放在额部、左右腋窝、左右腹股沟及左右颈动脉处；冰毯、冰帽、冰枕、静脉低温液体输注等也可用于降温；根据患者情况谨慎使用液体灌肠和肛塞剂降温。

2. 药物降温

非甾体抗炎药，代表药物为吲哚美辛、布洛芬、双氯芬酸、阿司匹林等。糖皮质激素药物，代表药物主要有泼尼松、地塞米松等。抗过敏药物，代表药物为异丙嗪及其他抗组胺类药物。非甾体及激素类药物用于肿瘤合并出血倾向的患者应慎用或禁用。

3. 中医疗法

根据患者病情，可选择传统中医中药治疗，可能具有一定疗效。

四、护理

1. 休息和环境

卧床休息。高热患者应绝对卧床休息，保持舒适卧位。低热者可酌情减少活动，适当休息。注意调节室温与环境，室温保持20℃~22℃，湿度60%左右，注意通风，避免噪音。

2. 病情观察

密切观察生命体征变化，特别是体温的变化，注意观察热型和热度。每4小时测量体温并记录，高热时及时采取降温措施，以物理降温为主。观察患者发热时伴随症状，防止患者高热时发生抽搐或惊厥。注意饮水量、饮食的摄入量、尿量及治疗的效果。

3. 降温处理

(1)建立静脉输液通道，维持水、电解质平衡。

(2)物理降温法：体温超过39℃者，可给予局部冷疗，将湿毛巾或冰袋置于额部、腋下或腹股沟。体温超过39.5℃者可采用酒精擦浴、温水擦浴等全身冷疗法。

(3)药物降温法：可选择口服非甾体抗炎药或对乙酰氨基酚栓剂塞肛等，药物降温过程中应观察降温的效果，并注意患者有无出汗、虚脱或低血压等不良反应。

(4)高热患儿或体质差的老年人体温骤降时，常伴有大量出汗，以致造成体液大量丢失，易出现虚脱，应密切观察，注意保暖，一旦出现血压下降、四肢冰冷等情况，应立即配合医生及时处理。

4. 饮食护理

高热的患者应给予高热量、高蛋白、高维生素、易消化的流质或半流质的饮食，鼓励多饮水。对不能进食者，给予静脉输液或鼻饲，以补充水、电解质等营养物质。

5. 基础护理

(1)口腔护理：长期发热的患者，应在晨起、餐后、睡前协助漱口，防止口腔炎和口腔黏膜溃疡的发生。

(2)皮肤护理：应及时擦干汗液，更换汗湿的衣服和被服，防止受凉。应经常用温水擦洗，保持皮肤清洁、干燥。寒战时给予保暖，出汗后及时更换衣物。

6. 协助诊疗

及时配合医生做好各项检查，例如血培养、痰培养等，标本应及时送检，以尽早明确病因，对症治疗。

7. 心理护理

向患者和家属做好解释和安慰工作，解除焦虑和恐惧心理。

8. 健康教育

耐心向患者及家属解释发热原因和所采取的降温措施。

第十一节　厌食

一、概述

(一)定义

厌食(Anorexia)是指因食欲减低或消失，导致进食量下降和体重降低。

(二)发病机制

厌食的发病机制有多种因素，包括生理性因素、功能性因素、代谢和营养因素、器质性因素、社会因素以及神经内分泌因素。其中，下丘脑神经元信号传导途径在能量摄入调节中起主要作用。在许多终末期患者中，如白细胞介素-1(IL-1)、肿瘤坏死因子-α(TNF-α)等细胞活性物质的增加，可引起下丘脑对饥饿信号抑制、刺激食欲缺乏的神经元，从而导致厌食的发生。

(三)病因

引起厌食的病因有很多，对于处于安宁疗护阶段的患者而言，可以是单一

因素，也可以是多种因素共同作用。常见病因分为肿瘤相关性因素和非肿瘤相关性因素。

1. 肿瘤相关性因素

消化系统肿瘤(如口腔肿瘤、食管肿瘤导致的进食障碍)、肿瘤导致疼痛、抗肿瘤治疗导致的不良反应等。

2. 非肿瘤相关性因素

进食乏味、进食过多、味觉改变、消化不良、恶心呕吐、过早饱腹、便秘、口腔疾患、义齿佩戴不良、电解质紊乱、非抗肿瘤药物导致不良反应、精神心理因素等。

二、评估

(一)目的

通过对病因、进食程度、辅助检查和社会心理因素的评估，判断患者是否存在厌食，为给患者进行个体化针对性治疗提供依据。

(二)内容

1. 评估患者进食程度及病因

询问患者每日进食次数及每餐进食量，询问患者病史及既往治疗查找引起厌食病因，评估患者口腔黏膜及牙齿情况、胃肠功能情况、进食呛咳情况、肢体运动功能。

2. 完善相关辅助检查

了解患者血常规、尿常规、便常规、肝肾功能、电解质、血脂、血糖等检验结果；了解患者腹部 CT、内镜等影像学检查有无异常。

3. 社会心理因素

评估患者家庭照顾和食物供给情况，评估患者进食态度，评估患者有无情绪因素。

4. 评估工具

目前尚无专门针对厌食的评估工具，常应用厌食/恶病质治疗的功能性评估表(FAACT-A/CS)进行评估(表 4-17)：计算总分值≤24 分表示存在厌食。

表 4-17 FAACT-A/CS 评估量表

在过去 1 周内	无	一点点	有一些	相当多	非常多
食欲佳	0	1	2	3	4
摄食量足够	0	1	2	3	4
担心体重超标	0	1	2	3	4
担心自己消瘦	4	3	2	1	0
进食时对食物缺乏兴趣	4	3	2	1	0
难以进食丰富或大量食物	4	3	2	1	0
家人督促进食	4	3	2	1	0
呕吐	4	3	2	1	0
早饱	4	3	2	1	0
胃部疼痛	4	3	2	1	0
体质好转中	0	1	2	3	4

三、处理

(一)病因治疗

对于厌食的治疗，首先应通过详尽的询问病史、查体及辅助检查明确厌食的病因，进行对因治疗(表 4-18)。

表 4-18 厌食建议处理措施

常见病因	处理措施
进食乏味	了解患者进食喜好，给予针对性膳食供给。
进食过多	注意减少每餐供应量，但保证足够的能量摄入。
味觉改变	调整饮食种类，更换饮食口味。
消化不良、过早饱腹	加用胃动力药物和促进消化酶分泌药物。
恶心、呕吐	给予止吐治疗。
便秘	通便治疗(口服润肠通便药物或灌肠)。
口腔疾患	给予口腔护理及治疗。

续表4-18

常见病因	处理措施
义齿佩戴不良	给予调整义齿。
疼痛	查找疼痛病因，给予镇痛治疗。
电解质紊乱	给予相应治疗。
药物不良反应	依据情况适当调整药物治疗。
因情绪因素所致者	给予情感支持、心理辅导，必要时给予相应抗精神类药物治疗。

(二)非药物治疗

终末期患者多存在活动受限、卧床等问题，导致患者能量消耗减少，胃肠蠕动减慢，肠道吸收能力下降，这时给患者提供肠内营养的同时，应该兼顾患者的进食体验。与患者和家属分别交流对于进食的想法。对患者与家属存在的常见误区进行解释。

(1)并非进食越多越好，应根据患者的营养状况和胃肠功能进行适当控制；

(2)向患者家属说明此阶段进食量减少属于正常现象，不必过于焦虑；

(3)让患者意识到进食是可以让自己欣快的事情，即使是进食量不多，而不应将进食当成负担和任务；

(4)应对患者家属宣教，不要强迫患者进食，也不要把喂患者进食作为一种责任，必须要完成，而忽视患者感受，让其增加压力；

(5)大多数终末期患者进食是在病床上进行的，所以保持床单位的干净整洁，会改善患者的用餐心情，减少厌食发生。

(三)药物治疗

(1)对具有早饱感的患者，可短期给予胃动力药物以促进胃肠动力治疗，如：莫沙比利片 5 mg tid 或多潘立酮片 10 mg tid；

(2)对于少数厌食患者，可给予食欲刺激剂治疗，但需在用药过程中密切观察作用及不良反应，如在 1~2 周后无任何效果则停用。常用药物如：糖皮质激素：泼尼松龙 15~40 mg 晨起口服或地塞米松 2~6 mg 晨起口服；醋酸甲地孕酮：初始用 80~160 mg 晨起口服，如果效果不佳，可加至双倍剂量，最高可用至 800 mg 晨起口服。此类药物不适用于仅有早饱感的厌食患者，也不建议长期用药。

四、厌食护理

对厌食患者的护理，应注意以下方面：

(1)注意口腔卫生：终末期患者因活动能力有限，常无法进行充分口腔护理，从而导致厌食加重。对口腔卫生差的患者，可于晨起、餐后、睡前给予患者温盐水漱口或刷牙；

(2)适当活动：对于有活动能力的患者，在医护或家属陪伴下，下床进行适当运动，条件允许的情况，可带患者到户外，改善患者心情，增加进食兴趣；

(3)每日为患者进行床单位整理和清洁工作，定期为病房通风，保持病室内环境干净、温度适宜、味道清新；

(4)定期为患者更换衣物，保持衣物整洁；

(5)和患者沟通时耐心、细心，态度亲和，保持微笑，减轻患者焦虑情绪；

(6)安宁疗护病房内应配备至少一台微波炉，以保障患者家属加热食物，条件允许的话，设置简易厨房，给患者提供可口饭菜。

第十二节　恶病质

一、概述

(一)定义

恶病质(Cachexia)是指进行性发展的骨骼肌量减少(伴有或不伴脂肪量减少)，常规营养支持治疗无法完全逆转，最终导致进行性功能障碍的一种多因素作用的综合征。

(二)发病机制

恶病质的发病机制并不明确，一般认为是由复杂多因素共同作用的结果。目前认为与以下因素有关：①患者食物摄入减少及机体代谢紊乱，导致机体合成减少、分解代谢增加，能量消耗增加；②肿瘤患者产生的各种介质直接或间接作用，从而导致机体的蛋白、脂肪消耗，体重下降，最终发生恶病质。

(三)诊断与分期

2011 年欧洲姑息治疗研究协作组发布的恶病质的诊断标准：6 个月体重下降>5%；体重指数(BMI)<20 kg/m^2 的患者出现体重下降>2%；四肢骨骼肌指

数符合肌肉减少症标准(男性<7.26 kg/m^2，女性<5.45 kg/m^2)的患者出现体重下降>2%。三项满足其中之一即可诊断。

恶病质分期：①恶病质前期：体重下降<5%，且伴有厌食、代谢改变者；②恶病质期：6个月内体重下降>5%，或BMI<20 kg/m^2 者出现体重下降>2%，或四肢骨骼肌指数符合肌肉减少症标准(男性<7.26 kg/m^2，女性<5.45 kg/m^2)者出现体重下降>2%；③恶病质难治期：终末期患者出现分解代谢活跃，对抗肿瘤治疗无反应，WHO体能状态评分低(3分或4分)，预估生存期已不足3个月。

二、评估

(一)目的

通过对病因、营养状况、辅助检查的评估，判断患者恶病质程度，并给予患者治疗。

(二)内容

1. 评估患者进食及产生恶病质的病因　评估患者每日肠内能量摄入及静脉营养摄入量，查找患者产生恶病质的病因，评估患者口腔黏膜及牙齿情况、胃肠功能情况、进食呛咳情况、皮下脂肪厚度、负氮平衡情况。

2. 营养状况　通过询问患者近3个月消瘦进展情况及应用专业的评估工具，了解患者的营养状况。

3. 完善相关辅助检查　完善患者血常规、尿常规、便常规、肝肾功能、电解质、血脂、血糖等检验结果；完善患者头颅CT、胸部CT、腹部CT、四肢血管超声等影像学检查有无异常。

4. 评估患者家庭关系、社会支持系统、心理状态、有无宗教信仰，对治疗效果的满意度。

5. 评估工具　营养风险筛查2002评估表(nutritional risk screening 2002, NRS2002)是目前常用且较为简便的评估工具；该评估表由疾病严重程度评分、营养状况受损评分、年龄评分这三部分组成。总分为0~7分，总评分≥3分者说明存在营养风险，需要进行营养支持治疗，总分<3分者可于1周后复查。

三、恶病质的治疗

由于人们对恶病质前期重视程度低，识别困难，导致恶病质患者的治疗往往是从恶病质难治期开始的，此时治疗效果一般不佳，多以体重的增减、检验指标中蛋白含量及贫血程度作为病情改善程度的参考，但多无法真正缓解恶病质状态。根据国际共识，应该在患者进入恶病质前期时即给予干预，以期取得最大疗效。

（一）病因治疗

和厌食治疗一致，对于恶病质的治疗，首先要进行对因治疗。从口腔情况、味觉变化、饮食结构、药物不良反应、感染性因素、机体整体状态、化验检查结果、胃肠功能等多维度进行评估，查找病因进行治疗。

（二）恶病质的非药物治疗

（1）对于恶病质患者，个体化的饮食调整对改善患者病情有重要作用。首先应掌握患者的饮食习惯，评价进食的营养构成、能量供应，并进行适当改进，制定适合患者的营养需求方案。在此过程中，应做到不给患者施加进食压力，让患者以舒适的心情进食，可将摄入量进行分割，以少量多餐的形式保证有适宜的供给总量。建议进食易消化、易咀嚼、高蛋白、高能量的饮食，包括乳制品、豆制品、粥类、鱼虾类等。

（2）对于味觉降低的患者，可适当增加含盐食物以刺激味觉。

（3）对于恶病质难治期的患者，因患者多存在代谢功能紊乱，故如果依旧按照患者正常的生理需要量进行进食，可能导致治疗无法持续进行，所以可以根据患者的个体化情况酌情进行减量。

（4）适当的体力活动可以促进机体蛋白质合成、延缓肌肉萎缩、增加糖和脂肪的利用率，也能促进患者食欲恢复。患者体力活动应选择患者能承受的运动，且应从低强度、短时间逐步增加到适宜的强度及时间。如患者身体状况允许，每周至少应进行 1 次 30 分钟以上的中等强度活动。

（5）恶病质患者往往存在心理上的痛苦，这导致患者缺乏对进食的兴趣。对于存在抑郁表现的患者，进行适当的心理干预和抗抑郁治疗，可能会改善患者的食欲。

（6）营养支持治疗对于存在进食障碍的恶病质患者延长生存期至关重要。无论是给予肠内营养还是肠外营养，可能都无法逆转恶病质状态，但可以从一定程度改善患者的生活质量，减少终末期患者并发症。

（三）药物治疗

1. 醋酸甲地孕酮

可以改善患者食欲不振，提高肿瘤患者生存质量。临床使用时应从小剂量

开始，且需警惕用药的副作用，包括血栓现象、出血、高血糖、高血压、外周水肿等。

2. 糖皮质激素

短时间应用糖皮质激素可以刺激患者食欲，但长期使用可能会产生精神异常、免疫抑制、胰岛素抵抗、脂肪重新分配、体液潴留等，故此类药物只适用于期望短期受益的患者。常用药物有地塞米松、甲泼尼龙、泼尼松、强的松龙等。

3. 促胃肠动力药物

此类药物虽无法直接刺激食欲增强，但通过止吐及促进胃肠动力，减轻患者饱腹感，间接增加进食。常用药物包括甲氧氯普胺、莫沙必利、多潘立酮等。

四、恶病质护理

恶病质患者病情一般较重，对护理有较高要求，需注意以下方面：

1. 对可以进行经口进食的患者，尽量减少对其进食的限制，包括进食种类、进食时间等，使患者得到进食的满足感，但需要注意患者的能量补充。

2. 对应用鼻饲管的患者，应注意计算注入食物的能量值及营养结构，每次注入食物前应回吸，如能回吸出较多食物残渣，则表明食物尚未消化，可延长间隔时间，注入前注意查体，明确是否存在腹胀及肠鸣音减弱或亢进，注入前使患者处于半卧位，且维持该体位至注入食物后半小时再调整体位，每次注入量不超过 200 mL，间隔时间不少于 2 小时，注入温度在 38～40℃，注入速度应缓慢并均匀，注入前后用 30 mL 左右温开水冲管。注意胃管妥善固定，避免固定过于用力导致局部皮肤破损，每次注入食物前观察胃管刻度，确定胃管位置。应用肠内营养液应现配现用，24 小时内应用完毕。

3. 对应用肠外营养支持的恶病质患者，应输注时间长，且大部分患者外周血管水平差，建议应用 CVC 或 PICC，注意观察穿刺局部皮肤，根据患者营养水平及心功能等调整输注速度。输注成分应包含碳水化合物、脂肪乳、氮源、微量元素、各种维生素，根据辅助检查结果补充电解质及白蛋白等。输注过程应密切观察是否存在不良反应。

4. 适当运动　绝大多数恶病质患者已无法下床活动，但适当的床上运动，对改善患者血流及预防出现压疮极其重要。此阶段可主要采用支持性康复和姑息性康复为主的锻炼。可为患者准备握力球，每日 3 次以上，每次 5～10 分钟双手握球，改善患者上肢肌力与血液循环。根据患者情况，每日进行踝泵训练和抬腿训练，改善患者下肢肌力及血液循环。每日主动进行或者由家属辅助进行翻身，预防压疮及受压区水肿。

5. 注意监测患者排便情况，保持患者大小便通畅；加强口腔护理，保持口腔卫生、湿润；注意为患者保暖。

6. 对患者进行精神安抚及心理护理，并同时关注家庭关系、社会支持系统、有无宗教信仰以及对治疗效果的满意度。意识清楚的恶病质患者多伴有躁动、焦虑或抑郁情绪，这使得与患者沟通更加需要耐心、细心和信心。和患者沟通尽量减少医学用语，简易的语言更能让患者理解。尽量不要打断患者的倾诉，这样既可以让患者得到尊严，也使医务人员易于得到患者信任，进而在护理过程中得到患者配合。

第十三节　口干

一、概述

（一）定义

在正常情况下，口腔中唾液的分泌和消耗达到平衡，起到保护口腔黏膜、牙体和牙周组织的作用。如果口腔中唾液分泌量减少或消耗量增加，口腔中就会出现唾液分泌和消耗的负平衡，即口干（xerostomia）。

（二）病因

包括生理、病理、心理、神经、药物以及肿瘤患者接受放射治疗后等。发病机制包括唾液分泌的减少、局部或全身脱水等因素导致口腔中唾液分泌和消耗的负平衡，造成口干。癌症及疾病终末期患者口干的主要原因如下：

1. 肿瘤及肿瘤转移引起

肿瘤或肿瘤转移造成涎腺破坏或萎缩，或癌组织取代唾液腺，癌症引起颊黏膜糜烂、高钙血症，均可引起口干。

2. 肿瘤治疗引起的口干

头颈部肿瘤行根治性局部外科手术或局部放疗时，可影响到唾液腺，进而引起口干。在放疗的第 1 周，唾液量减少 50%～60%。化疗及细胞毒性药物也会引起口干，如化疗后患者出现食欲缺乏、恶心、呕吐、腹泻等导致脱水。

3. 感染性疾病

如唾液腺感染、正中菱形舌炎等引发的口腔干燥症、涎腺发育不全，以及口腔真菌感染均可引起口干。

4. 药物源性口干

很多药物有口干的不良反应，如抗胆碱能类药物、利尿药、阿片类药物、抗组胺药、吩噻嗪类药物、抗抑郁药、β受体阻滞剂、抗癫痫药物、镇静催眠药等都可引起口干。尤其是晚期癌症患者阿片类药物及利尿药的使用。

5. 张口呼吸

鼻腔疾病、肺部疾病、口腔不良习惯等造成张口呼吸，使得唾液蒸发速率变快，而唾液分泌速率相对恒定的情况下，可出现口干症状。

6. 其他并发原因

难治性糖尿病、淀粉样变性、自身免疫性疾病、更年期、甲状腺功能减退、吸烟、饮酒等，均可出现口干。残根、佩戴活动义齿等局部刺激，以及义齿固定不良或难以固定也可以造成口干。

7. 心理因素引发的口干

情绪变化、心理不平衡、心理紊乱、焦虑，尤其是抑郁症等均可引起口干。患者主诉口干，咽馒头或饼干时必须用水送下，夜间口干加重，需多次喝水，查体口腔黏膜无光泽，舌面干，口腔内唾液分泌量减少。

二、评估

（一）评估目的

通过对患者口干症状的评估，判断患者口干的原因及诱因等，为患者制定个体化的治疗方案提供依据。

（二）评估内容

（1）全面回顾患者的既往史、现病史和目前用药情况。

（2）有无龋齿、营养问题、睡眠障碍、口腔疼痛、口腔黏膜溃疡。

（3）有无咀嚼困难、吞咽困难，以及言语困难等。

（4）口腔和口唇的干燥程度。

（5）进食和吞咽时口干的情况，休息时口干情况，进食及休息时小口啜饮的频率。

（6）口腔内的检查发现口干的征象，如口腔颊黏膜苍白干燥、红舌、舌体干燥有裂缝、唾液池消失、出现口腔溃疡、齿龈炎或出现念珠菌感染。同时还要观察腺体是否肿胀；是否存在龋齿。

（7）口腔外的检查包括嘴唇是否干裂、是否存在口角炎或伴有念珠菌感染等。

(三)评估方法

由于口干感觉阈值的显著个体差异性，口腔干燥症患者的主观、客观口干程度是不同的，很难制订统一的标准评价患者的口干程度。因此，口腔干燥症的评估应该包括主观的口干感觉和客观的口干表现两个方面，以便更好地评估口腔干燥症的严重程度和治疗效果。

1. 主观评估(问卷法)

可以根据问卷内容提出问题，由患者自行回答，再以相应标准进行评分，总分表示口干症的轻重程度。常用的问卷很多，以 Hay 等(2006)使用的 11 项口干症问卷为例。每条项目的评分为五级评分(1~5 分)，11 项条目评分相加为总得分，以此表示口干症的严重程度。

①你需要饮水以帮助吞咽食物吗？

②进食时你感觉口干吗？

③你感觉嘴唇干裂吗？

④对于某些食物你有吞咽困难吗？

⑤你口腔内干燥吗？

⑥你夜间不得不饮水而起床吗？

⑦你的眼睛感觉干燥吗？

⑧你感觉吃干燥的食物困难吗？

⑨你脸上的皮肤干燥吗？

⑩你会含食糖果或嚼口香糖来缓解口干吗？

⑪你鼻腔内感觉干燥吗？

2. 客观评估

记录患者口干的程度很重要，应用最广泛的口干程度分级表是美国放射治疗协作组(RTOG)——欧洲癌症研究和治疗组(EORTC)提出的放射性口腔干燥症分级标准：口干分为 0~4 级。0 级表示没有口干；1 级为轻度口干，对刺激有反应；2 级为中度口干，表现为对刺激反应差；3 级为完全的口干，对刺激无反应(重度)；4 级为唾液腺纤维化。

三、治疗

(一)预防可以预防的因素

1. 在开始头颈部放疗之前做一次牙齿的检查，酌情做必要的治疗。

2. 在放疗开始前，放疗过程及放疗后保持口腔卫生，并进行口腔护理。

（二）纠正可以纠正的因素

1. 对于药物引起的口干，评估药物应用的必要性，如果可能，停止应用或减少药物剂量。

2. 对于口腔真菌感染引起的口干，治疗口腔念珠菌病，可用碳酸氢钠及制霉菌素交替漱口。

3. 对于张口呼吸的患者，首先要治疗鼻腔、肺部的相应疾病，改变张口呼吸习惯，口腔症状自然得到缓解。有夜间张口呼吸习惯者可使用特殊的夜间保护装置，覆盖牙弓和硬腭，防止夜间口干。

（三）一般治疗

1. 鼓励患者少量多次饮水，可以短暂缓解口干症状。如舌苔太厚，进行舌苔清洁，用软牙刷刷洗舌头。如有义齿，应每天进行清洁。

2. 对于焦虑、抑郁等有心理疾病的患者，应积极做好心理疏导，可应用漱口液缓解口干感觉。

3. 对于呼吸困难、气管切开及气管插管的患者，应每天进行口腔护理，避免感染及溃疡，保持口腔卫生。

（四）药物治疗

可选择应用唾液刺激剂（毛果芸香碱）和人工唾液。毛果芸香碱具有刺激外分泌腺分泌的作用，包括对放疗后损伤的唾液腺的刺激，它也可以增加唾液中黏蛋白类的浓度，防止口腔黏膜受损和干燥。但应注意禁用于肠梗阻、哮喘和 COPD 的患者。

（五）中医治疗

中医护理处方的干预可以有效改善肿瘤患者化疗所致的口干症状，帮助患者缓解口干症状、促进口腔舒适。

四、护理

1. 评估患者的口唇、舌象以及口腔黏膜情况，了解患者唾液分泌情况。

2. 了解患者相关血液指标，排除糖尿病、甲亢等疾病。

3. 分析患者口干的原因，结合病情向患者讲解口干的原因及治疗口干的重要性。根据原因不同，给予治疗口干的措施。

4. 保持适宜的环境湿度，避免长时间处于干燥环境中，如指导患者在室内环境中应用空气加湿器，夜间睡眠时，可将加湿器放在床头等，必要时遵医嘱给予雾化吸入。

5. 指导患者戒烟戒酒，避免饮用含酒精的饮料，避免食用过干、过硬的食物，如饼干等；饮食口味宜清淡，不宜过重，太咸会加重口干的症状。

6. 指导患者适当饮水。饮水可以很快恢复因缺失唾液而丧失的部分功能，湿润口腔黏膜，清洁口腔，帮助咀嚼和吞咽。饮水还能补充液体，发挥现存唾液腺的功能。但是，应该少量、多次啜饮，大量、无节制的暴饮可能增加排尿的次数，给患者增加新的困扰。

7. 指导患者正确服用药物，避免服用引起口干的药物(如阿托品等)。

8. 指导患者应用唾液的代用品。唾液代用品的耐受性优于人工唾液，最容易接受的是口腔喷雾等措施。

9. 观察和记录患者口干缓解情况，指导患者使用护唇用品，防止口唇皲裂。

10. 预防口腔并发症。唾液缺失破坏了口腔的防御能力，失去唾液滋润的口腔更容易遭受致病微生物的侵袭。所以，口腔局部感染性疾病是口干的主要并发症，最常见的是龋齿和白假丝酵母菌感染。

(1) 预防龋齿：细致的口腔卫生保健措施是非常必要的。要求患者进餐后刷牙，每天至少用牙线清洁牙齿一次。限制含糖饮食，不吃黏、甜的小食品，如饼干、小点心、蜜饯等，限制饮用酸性饮料。

(2) 预防白假丝酵母菌感染：系统应用抗真菌药物并不能取得良好效果，对病危易感人群建议口腔局部使用碱性或含抗真菌药物的漱口液、含片，预防白假丝酵母菌感染，但应警惕其中的致龋成分。

第十四节　失眠

一、概述

(一) 定义

失眠是频繁地入睡困难和(或)睡眠维持困难的睡眠障碍，是患者对自身的睡眠感受不满足和不满意的一种主观感受，患者总觉得不能入睡，入睡后易醒来、醒来后难以再入睡，不能获得需要的睡眠时间和睡眠深度。

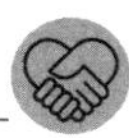

(二) 临床表现

主要表现为入睡困难、睡眠时间减少、睡眠质量降低。患者经常不能保持睡眠状态，时有觉醒或晨醒过早，总体睡眠时间明显减少。长期处于睡眠剥夺状态，感到身体乏力、注意力不集中、记忆力减退等，以致烦躁易怒，机体免疫功能下降。对于疾病晚期和生命终末期的患者，持续失眠状态更易导致患者情绪低落、精神萎靡，患者通常无法应对身心压力，导致生理功能和心理功能都受到影响。

正常人的睡眠觉醒周期约为 24 小时，对睡眠的需要因人而异，受多种因素的影响。有研究显示，75%的患者存在睡眠异常。而对于老年肿瘤患者这一特殊群体，由于疾病影响，患者往往伴随其他症状，如疼痛，厌食，周身乏力等。而这些不适症状又会加重患者的心理负担，使患者出现焦虑抑郁等情绪，加之期间各种抗肿瘤药物以及放化疗等治疗手段的运用，对身体产生的相关副作用，严重影响了患者的睡眠质量，使患者的睡眠状态陷入了一个恶性循环。

(三) 病因

失眠的病因可分为以下几个方面。

1. 易感因素

性别(女性较高)、年龄(老年人居多)、焦虑、抑郁等心理障碍、月经期、妊娠期、绝经期等。

2. 诱发因素

相关症状和体征(疼痛、厌食、恶心、呕吐、水肿、发热、口干、腹泻、呼吸困难、心慌、尿频尿急等)；躯体性疾病(肿瘤、心肺疾患、消化道相关疾病等)；应激因素(严重的精神刺激或精神极度兴奋)。

3. 维持因素

不良睡眠习惯(睡前剧烈运动、睡前喝浓茶咖啡、饮酒等)。

二、临床评估

(一) 目的

通过评估患者的睡眠状况，选择适合患者的治疗方法。

(二) 内容

根据患者主诉，评估失眠的具体特征、症状以及持续的时间。

1. 评估患者的年龄、性别、基础病、既往失眠史等。

2. 评估睡前情况。评估患者上床入睡前的相关活动及睡眠习惯，如听音乐、看电视、看书等；评估患者饮食的特点；评估患者是否习惯采用某些促进自身睡眠的方式方法等；评估患者对睡眠环境的需求，例如病房或卧室的温湿度、光照情况、床单位的舒适度等；评估患者心理状态等。

3. 评估患者一天内的睡眠时间和形态，了解患者近期睡眠总时间的变化情况。睡眠形态方面的评估包括患者每晚的就寝时间、多长时间可以达到睡眠状态、夜间睡眠时数、夜间醒来次数、晨起觉醒的时间以及是否有赖床的时间等。临床上可以借助相关仪器设备对患者的睡眠状态进行判定。如：眼动图、肌电图和脑电图等相关检查手段，可以评估患者睡眠与觉醒的状态，统计患者的睡眠和觉醒时间。

4. 评估失眠原因。评估患者是否患有躯体性疾病和精神性疾病等，相关疾病的发生是否与失眠状态密切关联；评估患者失眠是否与所用治疗药物相关；评估患者是否存在不良的睡眠习惯和生活习惯，例如睡前饮酒、喝茶、喝饮料、剧烈运动等；评估患者目前的生活和社会状态，如工作状态、家庭关系、人际关系等的改变，会对患者的心理状态产生明显的影响从而导致睡眠形态的变化。对住院患者还需要评估治疗手段以及住院环境的改变是否会影响患者的睡眠状态。

5. 评估患者治疗后的睡眠状况和质量。对于老年患者和儿童患者这一特殊群体，其机体抵抗力和耐受力相对降低，在评估睡眠质量的同时，还应同时评估药物相关不良反应及副作用对患者的影响。

6. 其他。评估患者是否存在精神疾患，如抑郁症、焦虑、躁狂症、精神分裂症等。

(三) 评估工具

一般选用匹兹堡睡眠质量指数(PSQI)。该量表除了适合一般失眠症状的评估外，同时也适用于有精神疾患的失眠症状的评估，如焦虑、抑郁等。得分范围在0~21分，一般得分越高，睡眠质量越差，可评定近1个月内患者的睡眠质量。

三、处置

确定病因是治疗失眠的第一要素。失眠的治疗包括药物治疗和非药物治疗等。对于肿瘤晚期患者，癌性疼痛及爆发痛是造成失眠的重要原因之一。有研究显示，睡眠异常与疼痛强度显著相关。医务人员应针对不同病因制定不同干

预措施，尽量消除肿瘤及治疗引起的不适症状，准确评估患者疼痛发生的时间及规律，暴发痛的次数，制定缓解患者疼痛的治疗方案。对于有心理疾病的患者，如躁狂、抑郁症、精神病等患者，应同时进行精神治疗和睡眠治疗。

（一）药物治疗

1. 药物治疗目标

提高睡眠质量，增加睡眠时间，减少入睡后醒来次数，保证药物不良反应和治疗效果达到动态平衡。提高患者对睡眠质量的满意度，改善其生活质量。

2. 药物治疗原则

（1）基本原则：以病因治疗和健康教育为主，镇静催眠药物为辅。

（2）个体化用药：药物剂量应从小到大逐渐递增，当药物剂量能够满足患者睡眠质量时则不再继续加量。

（3）给药原则：按需给药，间断用药。需长期药物治疗的患者宜在患者预期感受入睡困难时，于入睡前 5～10 min 给药。

3. 失眠的治疗药物

（1）苯二氮卓类药物：根据半衰期的长短可分为短效、中效和长效药物。短效类药物如咪达唑仑；中效类如劳拉西泮、艾司唑仑等；长效类药物如地西泮、氯硝西泮等。以上药物一般睡前应用，对于焦虑引起的睡眠状态有较好疗效。

（2）非苯二氮卓类：环吡咯酮类如右佐匹克隆，咪唑吡啶类如唑吡坦。唑吡坦一般常用于严重睡眠障碍患者，使用时间一般不宜超过一个月，首次用药一般为 10 mg，睡前服用，对于肝肾功能不全的患者应根据情况酌情减量。此类药物半衰期较短，不良反应相对较少。

（3）抗抑郁药：如曲唑酮、米氮平等。根据患者体重和一般状况，一般曲唑酮用量为 25～100 mg，睡前服用，米氮平用量为 7.5～30 mg，睡前服用。

（4）褪黑素类药物：它能够通过特异受体介导发挥调节昼夜节律和睡眠的作用，例如阿戈美拉汀（褪黑素受体激动剂，5-羟色胺受体的拮抗剂），一般用量为 25 mg，睡前服用。

（5）皮质醇固醇类激素和利尿药一般在早上应用。

（二）非药物治疗

1. 保持床单位清洁干燥，必要时可更换盖被及床单，使患者身体舒适。

2. 病室内温湿度要适宜，过于干燥或潮湿会使身体不适，影响睡眠，同时病室内光照强度也要使患者感到舒适为宜。对于喜欢安静的患者，必要时为患者安置单人病房。

3. 对于有基础疾病的患者，相关治疗应尽量避免在夜间进行，以免影响患者睡眠。

4. 养成良好的睡眠习惯，按时入睡，睡前不宜进行剧烈活动，可以指导患者听一些轻柔舒缓的音乐，有助于睡眠的进行，饮食要清淡易消化，养成白天定时排便，睡前排便的习惯，减少夜间觉醒次数，延长睡眠时间，提高睡眠质量。

5. 癌痛患者积极控制疼痛，减少暴发痛的发生，对于焦虑、抑郁患者，要引导患者勇于表达自己的感受，向患者解释失眠的原因，给予其心理支持和安慰，必要时可请心理医生给予心理治疗。

6. 对于生活压力大的患者，科室可组织相关活动，如组织病友之间举行联欢会、定期组织社会志愿者进行心理疏导等活动，使患者身心放松，感受社会温暖，缓解精神压力。

7. 按摩疗法。指导家属睡前为患者进行适当按摩，如轻轻按摩双腿、双足、头部等，使肌肉放松，快速进入睡眠状态。

8. 芳香疗法。国内外多种研究显示芳香疗法对于改善失眠具有明显作用，其原理为以精油的香气分子为药引，通过嗅觉或经皮传导到我们大脑的边缘系统，使肌肉松弛，产生美好生理感受。

方法：取 1 至 2 滴精油滴在手心，轻轻揉搓后，于患者头部、腹部、面额等部位轻轻按摩，使香味散出，刺激睡眠中枢。注意精油配方要根据患者的喜好来选择，如薰衣草、薄荷、檀香等等。如果选择不当，可能会加重患者的失眠状态。

9. 中医学方法。如穴位按摩、艾灸等相关方法对改善睡眠也有一定效果。

10. 其他。冥想法、瑜伽、足浴、太极拳等均有研究结果显示对睡眠有所帮助。

第十五节　谵妄

一、概述

（一）定义

谵妄（Delirium）是一种短暂的（数小时至数天）、大多可恢复的、表现为认

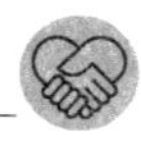

知功能损害和意识水平下降的神经认知综合征，症状随时间变化而波动。

谵妄常见于成人恶性肿瘤患者，尤其是在疾病终末期。通常谵妄的临床症状在一天内具有波动性，有昼轻夜重的特点。研究显示，肿瘤患者谵妄的发生与患者情况有关，急诊就诊的晚期肿瘤患者谵妄发生率为 10%。入住安宁疗护病房时患者谵妄发生率高达 42%。晚期癌症患者的谵妄发生率差异很大，高达 88%的肿瘤终末期患者会出现精神错乱，在对安宁疗护病房死亡的患者中进行回顾性分析的时候发现，约有 90%的患者发生过谵妄。

（二）发病机制

谵妄的发病机制尚未明确，目前认为，谵妄的发生与乙酰胆碱在大脑神经突触中的浓度密切相关。当乙酰胆碱浓度偏低时，可能出现负向症状，如沉默少言、呆滞少动等；当乙酰胆碱浓度过高时，会出现正向症状，如幻觉、躁动不安、妄想、胡言乱语等。

（三）病因

可分为非药物因素和药物性因素。

1. 非药物因素包括

中重度贫血、严重脱水和电解质紊乱（高钙血症、低钠血症）、感染、高热、剧烈疼痛、颅内占位性病变、高龄、肝肾功能不全、大小便障碍、环境改变、情感创伤、心理负担过重等。

2. 药物性因素包括

阿片类药物、精神药物、抗胆碱类药物、化疗药物、抗组胺类药物、糖皮质激素、喹诺酮类药物、酒精、苯二氮卓类药物、药物戒断反应等。

（四）临床表现

谵妄的临床表现主要有意识障碍、知觉障碍、睡眠-觉醒周期紊乱、精神运动障碍，还可以伴有思维跳跃、注意力不集中、记忆力障碍等。

1. 意识障碍

意识障碍是谵妄最主要表现形式。常表现为对时间、地点、人物的混乱，记忆力下降，尤其是近期记忆力下降，注意力的集中和转移能力下降。

2. 知觉障碍

谵妄患者经常会出现幻觉。幻视最为常见，内容从简单物品到动植物、昆虫猛兽、鬼怪神魔等，幻觉常常会导致患者恐惧，经常感到失去控制。有些患者会出现幻听、妄想。在这些幻觉影响下，患者常会出现紧张、恐惧等情绪反应和相应的兴奋不安、行为冲动，甚至造成意外。

3. 睡眠-觉醒周期紊乱

谵妄患者常出现睡眠减少、睡眠倒错（白天睡、夜间失眠），甚至连续几日极少睡眠，并可伴有躁动不安的表现。

4. 精神运动障碍

可表现为兴奋，如大喊大叫、攻击他人、损毁物品、拔除置管、自伤等；也可表现为抑制，如嗜睡、少语或畏缩行为。

（五）谵妄的分型

谵妄分为三个亚型，即功能亢进型、功能减退型以及混合型。

1. 功能亢进型

与植物神经的过度兴奋有关，常表现为：易激惹、定向障碍、幻觉和妄想，可伴有颜面潮红、瞳孔散大、结膜充血、心悸、出汗等症状。

2. 功能减退型

常有精神错乱、过于安静和定向障碍等意识模糊状态。这类患者多为老年人。

3. 混合型

特征为亢进和减退交替出现。

二、评估

（一）目的

通过对病因、意识状态、辅助检查的评估，判断患者谵妄程度，为患者进行症状处理。

（二）内容

1. 评估患者病因。包括非药物因素及药物因素。

2. 评估患者意识水平、注意力、定向力、认知水平、思维能力、记忆力、睡眠觉醒规律、情感及精神变化，应每日进行评估，病情变化时进行动态评估。

3. 完善相关辅助检查。完善患者血常规、尿常规、便常规、肝肾功能、电解质、血糖等检验结果；完善患者头颅核磁、脑功能成像、脑电图等影像学检查。

4. 评估工具。简易精神状况检查（mini-mental state examination，MMSE）：MMSE 是最为常用的谵妄评估手段。其能有效地检验认知受损的情况，但不能

够区分谵妄和痴呆。它主要评价认知的5个方面：定向力、记忆力、注意力和计算能力、回忆能力、语言能力，其总分范围为0-30分。MMSE比较简单易行，且敏感性较好，但缺点是特异性偏低，结果受年龄和文化程度影响。

三、治疗

1. 针对谵妄高危人群，采取个性化应对措施给予干预，防止患者出现谵妄，包括：给予病室适当光照和标识（文字、数字、日历、钟表），让患者保留时间、空间定向；安排家属及朋友探视，和患者回忆过去，使患者记忆力下降延缓；纠正患者低氧血症；对于手术患者，鼓励患者适当活动；对于感染患者积极控制感染；对于应用多种药物治疗患者，应注意不同药物之间应用反应；评估疼痛，制定适宜镇痛方案；积极补充营养，纠正营养不良；培养患者养成良好睡眠习惯。

2. 对已发生谵妄的患者，首先应进行对因治疗，纠正引起谵妄的可能病因（非药物因素和药物因素），从根本上控制病情。

3. 针对病因不明确或无法纠正病因的谵妄患者，尤其是患者出现过度激越或对自身及他人有潜在危险时，应采取药物治疗，常用的控制谵妄药物包括抗精神病类药物和苯二氮卓类药物。对于终末期患者，如常规用药效果差，可给予姑息镇静，具体药物见表4-19。

表4-19　治疗谵妄推荐用药

药名	剂量	使用方法	注意事项
抗精神病药物（逆转认知损害）			
氟哌啶醇	0.5~2 mg	po/iv q4 h~q12h 24小时不超过30 mg	首选药，静脉途径作用强，为口服作用的2倍，对严重的躁动型的患者可静脉注射或者持续静脉滴注。如症状严重，可2 h后重复给药；副作用：迟发性运动障碍、心律失常、急性肌张力障碍等。用药时监测心电图变化，如出现严重不良反应，应停用
奥氮平	2~5 mg	Po q12 h~q24 h	对于癌症患者，镇静作用较强； 副作用：直立性低血压、口干、困倦、外周水肿等

续表4-19

药名	剂量	使用方法	注意事项
苯二氮卓类(为难治性、激越性谵妄患者提供镇静，二线用药)			
劳拉西泮	0.5~4 mg	po q4 h~q12h	与抗精神病药一起应用时最有效，单用可能会加重谵妄
咪达唑仑	30~100 mg	Iv q24 h	
麻醉药物(镇静作用)			
丙泊酚	10~50 mg	Iv q1h	优点是快速起效，但作用时间短，非抗精神病药物，可滴定到镇静水平

四、护理

对谵妄患者的护理，应注意以下几方面：

1. 定向力干预

为患者提供时钟、日历，选择有窗户且可以比较方便看到户外的房间，通过语言告知和解释，比如告知地点、时间、事件等，保持终末期患者的定向力。

2. 认知刺激

鼓励家人、朋友在白天分批次、定期探访，防止患者认知损害；进行认知刺激活动，比如回忆；避免夜间进行感知觉的过度刺激。

3. 维持感觉功能

去除影响感觉的因素，如为患者配戴眼镜及助听器，在条件允许时为患者去除耳垢。

4. 促进生理性睡眠

尽可能避免在患者睡眠时间内进行医疗护理操作；减少夜间噪声，必要时给予患者佩戴耳塞；可给予音乐疗法、芳香疗法和按摩法促进患者入睡，使患者形成规律睡眠。对于进行心电监护的患者，尽量把监护声音控制在不影响患者休息的音量。

5. 维持患者的躯体功能

辅助患者进行适量活动，建立减少物理性约束。

6. 提供适宜环境

最好给予患者单人间，且保持环境安静、空气流通、温度适宜、卫生干净，避免光线过强或过暗，避免在病房中交代病情。

7. 尊重患者

像对待正常人一样，给予患者足够尊严，给予其安抚，而不是约束或禁锢、捆绑，但注意给予使用床栏，防止患者坠床，并将可以造成伤害的锐器等放置在患者无法拿到的地方，24 小时陪护，保障患者安全。

8. 向家属说明病情和宣教

部分家属对于患者出现谵妄可能无从应对，应向家属解释病情变化的原因，向家属宣教应如何给予患者适当照顾和有效沟通。

第十六节　躁动不安

一、概述

（一）定义

传统医学中躁动不安（Dysphoria）是指由于意识障碍导致的精神与运动兴奋的一种暂时状态。但对于终末期处于安宁疗护的患者而言，其所发生的躁动不安未必都存在意识障碍，有很多患者在意识清醒的情况下出现明显躁动且不能控制，也有部分患者存在短暂性的神志不清，但可自行恢复。

（二）病因

造成终末期患者躁动不安原因较为复杂，针对不同患者，可有不同的病因，且不同病因可能合并出现。在临床工作中，常见病因包括：剧烈疼痛、肿瘤瘤体出血、严重营养不良、精神心理因素（自暴自弃或对疾病所处状态不接受）、高热、意识不清、低氧血症、颅内占位、环境改变。

（三）临床表现

躁动不安常表现为喊叫、四肢及躯干乱动、挣扎、辗转反侧，可活动的患者从床上起床、试图拔除身上的各种监护和管路、拒绝配合医务人员治疗、不听劝告、严重者甚至有自伤和自杀行为，定向能力障碍。可同时伴有生命体征异常：血压升高、心动过速、呼吸急促。

二、评估

（一）目的

通过对病因、所处状态、辅助检查的评估，为患者进一步控制患者躁动提供依据。

（二）内容

1. 评估患者病因

通过询问患者家属，了解患者发病前病史、诊治经过、营养状况，根据患者的配合程度完成对患者的体格检查，着重神经系统查体。

2. 完善相关辅助检查

完善患者血常规、尿常规、便常规、肝肾功能、电解质、血糖等检验结果；完善患者头颅 CT（情况允许可行头颅核磁）、脑电图等影像学检查。

三、治疗

（一）对因治疗

针对患者出现躁动不安的病因进行分析，给予相应治疗，而不是直接给予镇静药物。在查找病因时，应注意保持病室安静，避免不良因素刺激患者，如有条件，最好给患者安排单人病房，酌情给予保护性约束，并安排患者信赖的家属 24 小时陪护，注意监测生命体征。如患者存在剧烈疼痛，给予适当的镇痛治疗，效果往往好于镇静治疗；如患者存在瘤体破裂，则注意完善影像学检查，评估治疗的可行性，并与患者家属做好解释工作；对于营养不良患者，经补充营养治疗后躁动可明显缓解；安宁疗护病房应配备一名专业的心理咨询师或者与专业的心理咨询师合作，对存在心理疾患的患者进行疏导。

（二）药物治疗

临床上对于安宁疗护病房里的躁动患者，因患者对药物存在个体差异性，故需制定个性化治疗，对于重度躁动患者，应用地西泮或者氟哌啶醇可使患者快速镇静下来，帮助医生争取时间进一步分析病情；对于可以口服药物的患者，可应用奥氮平控制病情。

四、躁动不安的护理

对于存在躁动不安患者的护理十分重要，需注意以下方面：

1. 躁动的患者大多无法应用心电监护等监测生命体征，但此时患者可能突发病情加重，所以应选择适当的时机对患者完成生命体征的测量，但避免因测量而导致患者情绪激动。

2. 躁动患者可能有自伤、自杀或者伤害他人倾向，必要时给予患者适当约束，并避免患者接触到具有伤害性物品(如剪刀、注射器等)。

3. 减少患者亲属及朋友探视，尽量避免频繁更换陪人，营造患者熟悉环境。

4. 注意患者管路安全，躁动患者出现脱管风险大，注意管路保护。

5. 注意患者的皮肤破损及压疮情况。

主要参考文献

[1] 谌永毅，刘翔宇. 安宁疗护专科护理[M]. 北京：人民卫生出版社，2020.

[2] 吕探云，孙玉梅. 健康评估[M]. 北京：人民卫生出版社，2014.

[3] 李乐之，路潜. 外科护理学[M]. 北京：人民卫生出版社，2017.

[4] (英)Robert Twycross，Andrew Wilcock 著. Introducing Palliative Care[M]. 第五版. 李金祥译. 北京：人民卫生出版社，2017.

[5] 尤黎明，吴瑛. 内科护理学[M]. 北京：人民卫生出版社，2022.

[6] 戴宝珍. 实用症状护理学[M]. 上海：复旦大学出版社，2005.

[7] Lawlor P G，Bush S H. Delirium in patients with cancer：assessment，impact，mechanisms and management[J]. Nat Rev Clin Oncol，2015，12(2)：77-92.

第五章 舒适护理规范

第一节　概述

一、舒适护理的概念及内涵

舒适护理是1995年美国学者Kolcaba首先提出，他认为舒适护理是整体护理模式和新型护理模式的整合，是整体护理的过程和追求的结果。1998年中国台湾萧丰富先生提出舒适护理模式，指出舒适护理模式是一种整体的、个体化的、有效的及创造性的新型护理模式，认为护理的最终目标就是给患者一个最舒适的状态，使其在生理、心理、社会、精神上达到最愉快的状态，或缩短、降低其不愉快的程度，真正从生理、心理、社会以及精神方面达到舒适，使患者尽快地达到适应社会的状态。

舒适护理的内涵包括身体舒适、心理安慰、社会舒适和精神慰藉四个方面。其中，身体舒适指的是身体最直接的感觉，患者对身体舒适方面的需求是舒适护理中首要满足的条件之一；心理安慰是指患者的心理感受，包括平和的心态、愉悦的心境等心理状态；社会舒适是指家庭、人际关系、就业、学校等多个层面给人带来的舒适，作为护理人员应帮助患者获得更广泛的社会支持；精神慰藉又称灵魂安慰，指的是个人信念或宗教信仰等方面带来的舒适。

二、舒适护理的分类与状态

1. *基本舒适护理*

属于较低层次的护理服务，如避免噪声污染、创设温馨的环境等。

2. 高级舒适护理

指的是更高水平的护理服务，需要进行护理研究。可分为无创性高级舒适护理和有创性高级舒适护理两类：①无创性高级舒适护理包括心理安慰（如缓解患者焦虑的状态）、物理舒适（如病房设置适宜的温度）、社会舒适（如帮助患者建立和谐且融洽的人际关系）、精神安慰（如尊重患者的宗教信仰和民族习惯）；②有创性高级舒适护理包括舒适麻醉、舒适抽血、舒适给药、舒适针灸等，要求护理人员不仅要掌握医学基础知识和护理专业知识，还应积极向药学、化学、传统医学等相关领域拓展，以更好地实施舒适护理。

护理人员应该帮助患者达到舒适的四种状态：①缩短（shortening），即尽最大的努力将不愉快的时间缩短，但不增加患者的不愉快程度；②减少（relief），即尽最大努力将不愉快的程度降低，但不增加患者不愉快的时间；③自在（ease），即将不愉快完全消除；④超越（transcendence），不仅将患者不愉快的状态完全消除，更令其有愉快、兴奋、活力十足、超越和自在的感受。

三、临终舒适护理

在终末期老年人生命的最后几天常会出现一些非常痛苦的症状，如疼痛、呼吸困难等，临床医务工作者应通过多学科合作，从身体、心理方面给予老年人合适的护理，以减轻痛苦，达到提高终末期老年人生活质量的目的。有医疗机构向肿瘤及临终患者提供舒适护理关怀服务，设置舒适护理病房（comfort care uint），旨在减轻肿瘤及临终患者的痛苦，提高患者的生活质量，如使用麻醉药品和镇痛药物减轻患者的疼痛和呼吸困难等。很多患者和医生认为：患者在临终时接受侵入性治疗会产生痛苦和恐惧心理，患者对临终舒适应有权利自主选择，医生也应协助授权。

第二节　舒适环境

国外安宁疗护机构环境设计贯彻“以患者和家庭为中心”的理念，在设计过程中充分考虑患者、家属、工作人员和医疗团队的需求，基于临终患者心理行为特征设计支持性的物理环境，来帮助患者和家属应对疾病和环境带来的各种不适。设计师与患者共同参与，充分考虑患者的文化、宗教等，结合美学、光学、环境心理学等为患者设计以舒适为主的家庭化、个性化的物理环境，并有相应的指南指导病房环境设计。我国依据美学、声学、光学、心理学等多角度、跨学科、依据循证设计等方法进行安宁疗护机构物理环境设计尚在起步阶段。

一、我国安宁疗护中心的建筑要求

1. 安宁疗护中心的建筑设计布局应当满足消防安全、环境卫生学和无障碍要求。

2. 病房每床净使用面积不少于5平方米，每床间距不少于1.5米。两人以上房间，每床间应当设有帷幕或隔帘，以利于保护患者隐私。每床应配备床旁柜和呼叫装置，并配备床挡和调节高度的装置。

3. 每个病房应当设置卫生间，卫生间地面应当满足无障碍和防滑的要求。

4. 病区设有独立洗澡间，配备扶手、紧急呼叫装置。充分考虑临终患者的特殊性，配备相适应的洗澡设施、移动患者设施和防滑倒等安全防护设施。

5. 设有室内、室外活动等区域，且应当符合无障碍设计要求。患者活动区域和走廊两侧应设扶手，房门应方便轮椅、平车进出；功能检查用房、理疗用房应当设无障碍通道。

6. 设有关怀室(告别室)，考虑民俗、传统文化需要，尊重民族习惯，体现人性、人道、关爱的特点，配备满足家属告别亡者需要的设施。

二、国内外安宁疗护机构物理环境的研究与实践

1. 光线

光线与患者的健康结果有关，光照通过神经系统、激素和免疫系统的作用对患者产生影响，光照通过调节褪黑素的分泌从而影响患者的昼夜节律。Hadi等研究表明，早晨短时间的强光照射、早晨长达两小时的中等强度(3000～10000lux)阳光照射、晚上长达4小时的中等强度阳光照射及全天低强度阳光照射均可以改善患者的睡眠结果。Canazei等研究表明，日光环境可能改善患者的抑郁情绪。除了自然光线，人工光源也能改善患者的健康状态。Johnson等研究显示每天明亮白光干预30分钟能更大程度改善癌症患者的疲劳。良好的夜光照明系统可以有效预防跌倒。

2. 色彩

以自然的色彩和轻松宁静的照明设计为特色的临终关怀设施可以提高个人生活质量。大多数患者喜欢具有温馨感的暖色调和家居化的原木色。张帆等根据国内综合医院病房设计现状，建议色彩搭配颜色不宜超过三种，且比例合适。创建宁静安详温暖的环境背景色可采用米色、浅绿色、浅蓝色，家具门窗等可采用原木色和乳白色，窗帘被罩、装饰物等选用浅绿色、浅蓝色进行搭配。Feikema为临终关怀设施设计三种颜色：黄色代表太阳，给人温暖的感觉；蓝色代表天空和海洋，给人精神的享受；绿色代表自然，给人生机与活力的感受。

3. 声音

安静的环境有助于睡眠，嘈杂、忙碌的环境会加重谵妄。Reimnitz 等研究结果表明，在没有药物干预的情况下，现场音乐是一种首选的、有效的即刻减轻疲劳和疼痛的干预方法。Iyendo 建议将愉悦的自然声音(包括鸟声、柔和的风声和海浪声)干预方式在日常护理中实施，以改善患者的身心健康。Farrehi 等研究使用声学面板来扩散噪声，通过改进设备设计和病房布置，可以消除或减少大部分噪声。

4. 艺术品

艺术品可以营造出一种充满“希望”的氛围，“希望”可以有多种表达，如对治愈的渴望、承认和接纳自己的死亡，希望与所爱的人度过最后的时光等。Boehm 等研究表明，采取视觉美术欣赏和动手绘画的艺术干预形式可缓解乳腺癌患者的焦虑，70%的患者在情绪状态上感觉非常放松。Collins 等在安养院中安置“希望树”，参与者把自己的心愿挂在“希望树”上，能改善临终环境中患者、家属及工作人员内心希望的表达。

5. 自然环境

Blaschke 等质性研究发现，癌症患者利用自然环境进行重要的感官刺激和参与、利用自然环境进行个人空间和自由的探索、利用自然景观来分散注意力和提供舒适感、利用自然环境进行身体活动和运动。学者建议选用主题为水、风景、花卉等具象的自然元素。在国外，自然环境已成为姑息关怀中的重要元素。

6. 病房及功能区

Williams 等研究表明应在临终关怀中提供单人间和共用房间，以满足不同患者的不同需求。单人间、双人间、多人间等不同房型偏好，可根据患者病情、经济条件、文化背景、个性需求来选择。临终病房可通过空间布局设计成一个像家一样的环境，支持患者过去活动、偏好和意识的环境，及能根据自己的个人喜好对自己的日常生活行使选择权的环境，有利于缓解患者对病房环境的疏离及恐惧。患者将个人物品带入临终病房，表达患者希望部分重建家庭功能的愿望，以保持他们入院前身体和社会功能的连续性。此外，对周围环境(照明、噪声、温度)、通信(电话、呼叫系统、网络)和日常活动(食物、个人卫生、睡眠、娱乐、探视等)进行个人控制是确保患者拥有自主性的关键因素。临终关怀护理单元除了病房，还有其他公共社交活动空间，如弥留室、冥想室、音乐室、沐光室、谈心室、配膳室等，各功能区内设置沙发、茶几、小桌子、图书、电视、绿植、装饰画、钢琴、游戏玩具、视听设备、音响、冰箱、饮水机等设施，根据用途进行不同的布置，打造舒适、亲和的环境。给患者提供特定的空间

(冥想室、祷告室)进行与宗教相关的精神实践可以满足患者的精神需求。

三、舒适环境管理

韩国的一项研究显示，低温、大的昼夜温度波动、低湿度和多日照是晚期癌症患者死亡的显著危险因素。安宁疗护病房居住环境宜保持舒适、整洁、安静，空气新鲜，通风良好，光线柔和，温度保持在22℃~24℃，湿度为50%~60%为宜。室温过高时，神经系统受抑制，呼吸和消化功能受到干扰，不利于身体散热，影响体力恢复；而室温过低，在护理和治疗时容易受凉。湿度过高时身体的蒸发作用减弱，抑制出汗，感觉潮湿、憋闷，尿液排出量增加，加重肾脏负担；湿度过低，空气干燥，人体蒸发大量水分，引起口干舌燥、咽痛、烦渴等，对呼吸道疾患或气管切开患者尤为不利。在病房配置温度计、湿度计、空调、加湿器及通风设备是提高终末期患者居住体验的重要措施。

午休时适当予以窗帘遮挡，夜间病房应打开地灯，方便夜间对老年人进行照护，避免因视线昏暗而摔倒。病区及卫生间的地面保持干燥、整洁，避免老年人滑倒。及时为老年人更换床单、被套和衣服，床上用品和衣服应干净、柔软、舒适，以浅色棉质为宜。老年人的生活用品及衣物放置整齐，方便取用。照护人员及家属在照护时尽可能做到“四轻”：说话轻、走路轻、操作轻、关门轻。病房内电子产品声音不可过大，避免影响老年人休息。创造一个良好舒适的病区环境，可以使人感觉身心愉悦，得到很好的休息，有利于老年人的康复。

第三节　清洁护理

清洁护理是舒适护理最基本的内容，尤其是对危重或生活不能自理的老年人，身体的清洁有利于人体新陈代谢产物的排泄，能预防感染，减少并发症的发生，让老年人感觉舒适，达到提高生活质量的目的。

一、床上洗头

(一)评估和观察

1. 老年人评估

评估老年人病情、配合程度、头发卫生情况及头皮状况。

2. 环境评估

环境清洁干燥、宽敞明亮，关闭门窗、调节室温。

3. 用物评估

用物齐全、质量合格，在有效期内。治疗盘内备：浴巾、毛巾、别针、眼罩或纱布、棉球、洗发液、梳子、水杯；治疗车上层备：橡胶马蹄形卷或自制马蹄形垫、水壶、洗头盆、污水桶、速干手消毒液，需要时可备吹风机；治疗车下层备：生活垃圾桶、医疗垃圾桶，必要时备便器。

4. 操作者自身评估

着装整齐，修剪指甲、洗手、戴口罩。

（二）操作要点

1. 关闭门窗，调节适宜的室温（24℃～25℃）、水温（40℃～45℃）。
2. 向老年人解释床上洗头的目的，取得老年人及其家属的配合。
3. 按需备好便器，放平床头和床尾，移开床旁桌和床旁椅。
4. 协助老年人取舒适、方便的体位。
5. 老年人颈下垫浴巾，放置马蹄形防水布垫或洗头设施，用棉球塞住双耳，用纱布或眼罩盖住双眼或嘱老年人闭上双眼。
6. 确定水温合适后，用适量温水湿透头发，取适量洗发液，用手指指腹反复揉搓，按摩头皮，之后用温水反复冲洗，直至洗净为止。
7. 洗毕，除去耳内棉球及眼罩或纱布，移去颈部浴巾，用毛巾擦干面部，吹干头发，将头发梳理整齐。
8. 协助老年人取舒适卧位，整理床单位，用物分类处理，记录。

（三）指导要点

1. 告知老年人床上洗头目的和配合要点。
2. 告知老年人操作中如有不适及时告知照护者。

（四）注意事项

1. 为老年人保暖，密切观察老年人病情变化和情绪状态，有异常情况应立即停止操作并给予对症处理。
2. 操作中保持老年人体位舒适，保护伤口及各种管路，防止水流入耳、眼。
3. 注意保护老年人隐私。
4. 洗头时间不易过长，避免引起头部充血。
5. 病情危重或极度衰弱老年人不宜洗头。
6. 应用洗头车时，按使用说明书或指导手册操作。

(五)照护评价

老年人头发清洁、干净、无异味,感觉舒适。

二、协助沐浴与床上擦浴

(一)评估和观察

1. 老年人评估

评估老年人的病情、心理状态、自理能力、沐浴习惯及合作程度;评估老年人皮肤状况及管道情况。

2. 环境评估

环境整洁、宽敞明亮、关闭门窗、调节室温24℃~25℃。

3. 用物评估

用物齐全、质量合格,在有效期内。治疗车上层备:沐浴液、毛巾2条、浴巾、橡胶单、衣裤、脸盆2个;治疗车下层备:水桶2个(一只桶盛47℃~50℃热水,另一只桶装污水)、便器,必要时备棉签、胶布。

4. 操作者自身评估

着装整齐,修剪指甲、洗手。

(二)操作要点

1. 协助沐浴

(1)向老年人解释沐浴的目的及注意事项,取得配合。

(2)调节室温和水温。

(3)照护者护送进入浴室,协助穿脱衣裤。

(4)观察并记录老年人在沐浴过程中病情变化及沐浴时间。

2. 床上擦浴

(1)向老年人解释床上擦浴的目的及配合要点。

(2)调节室温和水温。

(3)关闭门窗,拉窗帘,保护老年人隐私。

(4)放平床单位按需给予坐便器。

(5)妥善固定各种管道,保护伤口,取舒适体位。

(6)擦洗顺序

1)面部和颈部:依次擦洗眼部、前额、面颊、鼻翼、耳后、下颌至颈部;擦洗上肢和双手,先近侧后远侧。

2)擦洗胸和腹部、擦洗背部：后颈部、背部、臀部；擦洗会阴部，由前往后擦。

3)擦洗双下肢和足部：依次擦洗大腿、膝部、小腿、踝部、双足。

(7)协助老年人更换清洁衣服，妥善固定各种导管。

(8)协助老年人取舒适卧位，整理床单位，用物分类处理，记录。

(三)指导要点

1. 协助沐浴时，指导老年人使用浴室的呼叫器。

2. 告知照护者及老年人沐浴时不用湿手接触电源开关，不要反锁浴室门。

3. 告知照护者及老年人沐浴时预防意外跌倒和晕厥的方法。

(四)注意事项

1. 老年人沐浴或床上擦浴建议在餐后1~2小时进行，活动后应休息片刻再进行。

2. 浴室内应配备防跌倒设施(防滑垫、浴凳、扶手等)，避免发生跌倒。

3. 床上擦浴时注意与老年人沟通，观察病情变化，注意保暖，保护隐私。

4. 床上擦浴时，动作轻柔，注意保护伤口和管路，避免浸湿、污染及伤口受压、管路打折扭曲。

(五)照护评价

1. 老年人皮肤无破损、无感染、无异味。

2. 照护者掌握预防跌倒和晕厥的方法。

三、口腔护理

(一)评估和观察

1. 老年人评估

评估老年人的病情、意识、配合程度。观察口唇、口腔黏膜、牙龈、舌苔有无异常；口腔有无异味；牙齿有无松动，有无活动性义齿。

2. 环境评估

环境清洁干燥、宽敞明亮。

3. 用物评估

用物齐全、质量合格，在有效期内。治疗盘内备：治疗碗、弯盘、棉球、弯钳、压舌板、水杯、吸水管、棉签、凡士林、手电筒、纱布、治疗巾、口腔护理液、手消毒液，必要时备开口器、口腔外用药。备生活垃圾桶、医用垃圾桶。

4. 操作者自身评估

着装整齐，修剪指甲、洗手、戴口罩。

5. 观察老年人在操作过程中有无病情变化。

(二) 操作要点

1. 核对老年人姓名，向老年人解释口腔护理的目的、配合要点及注意事项，准备用物。

2. 协助老年人取头高仰卧位、头偏向操作者。

3. 颌下垫治疗巾，弯盘放置老年人口角处。

4. 协助老年人用吸水管吸水漱口。

5. 用手电筒观察口腔，有活动性义齿，取下浸泡于冷开水中；选择漱口液，必要时遵医嘱选择药物。

6. 用弯血管钳将浸泡于漱口液中的棉球拧干，认真清点棉球数量，按顺序擦洗口腔：①嘱老年人咬合上下齿，用压舌板撑开左侧颊部，纵向擦洗牙齿左外侧面，由臼齿向门牙方向，同法洗右侧；②嘱老年人张开上、下齿，擦洗牙齿左上内侧面、左上咬合面、左下内侧面、左下咬合面、弧形擦洗左侧颊部，同法擦洗右侧；③擦洗舌面、舌下及硬腭部；④必要时遵医嘱处理异常口腔黏膜。

7. 操作后认真清点棉球，温水漱口，纱布擦净口唇，酌情涂凡士林。

8. 协助老年人取舒适体位，整理床单位，用物分类处理，记录口腔异常情况。

(三) 指导要点

1. 告知老年人口腔护理的目的和配合方法。

2. 指导老年人正确的漱口方法。

3. 告知老年人活动性假牙的正确护理方法。

4. 必要时给予心理支持与指导。

(四) 注意事项

1. 严格执行无菌操作原则。

2. 操作时，动作轻柔，避免弯钳触及牙龈或口腔黏膜。

3. 昏迷或意识模糊的老年人禁止漱口，使用开口器时从磨牙处放入。

4. 操作中，棉球不能过湿，注意夹紧棉球，防止棉球遗留在口腔内。

5. 对有口腔溃疡和感染的老年人根据医嘱进行局部用药。

6. 有活动性义齿的老年人，协助其清洗义齿。

(五) 照护评价

1. 老年人口腔无异味、口腔黏膜完好无破损、无舌苔。
2. 老年人自我感觉舒适。
3. 老年人掌握活动性假牙的护理方法。

四、洗脸

(一) 评估和观察

1. 老年人评估
评估老年人病情、配合程度、脸部清洁程度及皮肤状况。
2. 环境评估
环境清洁干燥、宽敞明亮。
3. 用物评估
用物齐全、质量合格，在有效期内。治疗车上备：脸盆、大毛巾、方巾、热水、洁面乳及润肤霜等。
4. 操作者自身评估
着装整齐、洗手、戴口罩。
5. 观察老年人在操作过程中有无病情变化。

(二) 操作要点

1. 关门窗，调节适宜的室温、水温。
2. 摇高床头，将大毛巾围于老年人颏下，将脸盆放在床旁椅上。
3. 将方巾放入脸盆浸湿，把方巾拧干对折四层，由内眦(眼角，上下眼睑的接合处)向外眦擦洗眼睑。
4. 将方巾清洗后用包手法(将毛巾围绕于手心和四个手指折叠，包紧后用大拇指压住，以四指为中心，远端毛巾反折于手心)，依次擦洗额部、鼻翼、脸颊、耳廓、耳后至颌下。必要时用洁面乳清洁，清水洗净。
5. 将方巾铺于老年人手下，分别用方巾擦洗双手，洗净后撤去方巾。协助涂抹润肤霜，安置老年人于舒适体位。
6. 整理床单位，用物分类处理，记录。

(三) 指导要点

1. 清洁眼部时，避免压迫眼球。

2. 根据老年人的皮肤状况涂抹润肤霜，防止皮肤干燥开裂。

（四）注意事项

1. 调节合适的水温，防止老年人烫伤。
2. 尽量鼓励老年人自行洗脸，必要时给予协助，避免功能退化。
3. 毛巾定期清洁、消毒。

（五）照护评价

老年人脸部皮肤清洁、干净、无破损。

五、会阴抹洗

（一）评估和观察

1. 老年人评估

（1）评估老年人的病情、意识、配合程度，有无失禁及留置导尿管。

（2）评估老年人会阴清洁程度，会阴皮肤黏膜情况，会阴部有无伤口，有无阴道流血、流液情况。

2. 环境评估

环境清洁干燥、宽敞明亮，关闭门窗、室温适宜。

3. 用物评估

用物齐全、质量合格，在有效期内。治疗盘内备：一次性垫巾、棉球、络合碘、弯盘、弯钳、无菌手套，速干手消毒液。

4. 操作者自身评估

着装整齐，修剪指甲、洗手、戴口罩。

（二）操作要点

1. 向老年人解释会阴护理的目的和配合要点，准备用物。
2. 协助老年人取仰卧位，屈膝，两腿略外展。
3. 臀下垫一次性垫巾。
4. 戴手套，用棉球由内向外、自上而下擦洗会阴，先清洁尿道口周围，后清洁肛门，抹洗顺序：尿道口、对侧小阴唇、近侧小阴唇、对侧大阴唇、近侧大阴唇、阴阜、对侧大腿内侧上 1/3、近侧大腿内侧上 1/3、会阴切口或导尿管、肛门。
5. 留置导尿管者，由尿道口处向远端依次用消毒棉球擦洗。

6. 擦洗完后擦干皮肤，皮肤黏膜有红肿、破溃或分泌物异常时需遵医嘱及时给予处理。

7. 协助老年人穿好衣裤，取舒适体位，整理床单位，用物分类处理，记录。

（三）指导要点

1. 告知老年人会阴护理的目的及配合方法。

2. 告知女性老年人观察阴道分泌物的性状和有无异味等。

（四）注意事项

1. 动作轻柔，水温适宜，为老年人保暖，保护隐私。

2. 妥善固定，避免牵拉引流管、尿管。

3. 外阴有伤口时用稀释的络合碘溶液擦洗；外阴若有红肿，早期可行冰敷或予50%硫酸镁溶液湿敷。

（五）照护评价

老年人阴道无异味、会阴皮肤无破损。

六、洗脚

（一）评估和观察

1. 老年人评估

评估老年人病情、配合程度、脚部清洁程度及皮肤状况。

2. 环境评估

环境清洁干燥、宽敞明亮。

3. 用物评估

用物齐全、质量合格，在有效期内。治疗车上备：橡胶单、洗脚盆、热水、大毛巾、小毛巾、润肤霜、软枕等。

4. 操作者自身评估

着装整齐、洗手、戴口罩。

（二）操作要点

1. 关门窗，调节适宜的室温、水温。

2. 操作者协助老年人取仰卧位，掀开盖被，被尾向上折，屈膝，取一软枕垫于老年人膝下，将橡胶单和大毛巾依次铺于足下。

3. 将老人裤管向上卷至膝部，放洗脚盆于大毛巾上，小毛巾放入洗脚盆，将一只脚放入洗脚盆内并询问水温，后将双足浸泡于温水中。

4. 操作者用毛巾依次擦洗脚踝、脚背、足底、趾缝。必要时先用香皂或其他清洁剂清洁，清水洗净，擦干。

5. 撤去洗脚盆，擦干双足，检查老人脚趾甲是否需要修剪。必要时涂抹适量润肤霜，以防止老人双足皮肤干燥开裂。将裤腿放下，协助穿上袜子。撤去大毛巾、橡胶单及软枕，将老人安置于舒适卧位，整理床单位。

6. 用物分类处理，记录。

(三)指导要点

1. 告知操作的目的和配合要求。
2. 根据老年人的皮肤状况涂抹润肤霜，防止足部皮肤干燥开裂。

(四)注意事项

1. 调节合适的水温，防止烫伤老年人皮肤。
2. 注意避免指甲划破皮肤、修剪指甲时注意防止损伤皮肤。
3. 毛巾定期清洁、消毒。

(五)照护评价

老年人足部皮肤清洁、干净，无损伤或开裂。

第四节　体位护理

舒适体位是指从生理学、力学的角度帮助老年人采取感到轻松自在、身体各个部位处于合适位置的体位。维持舒适体位的基本要求是：①卧位姿势应符合力学原理，尽量扩大支撑面，降低重心，体重平均分布于身体的各个部位，使身体处于平衡稳定的状态，在身体空隙的部位加用软枕、靠垫等支托，使老年人全身放松，减少肌肉、关节的紧张，达到休息的目的。②长期卧床老年人，由于长时间保持某种卧位，易发生压力性损伤等并发症，建议卧床患者至少每2小时更换卧位一次，保护容易受压的骨隆突部位。为减轻局部压力应尽可能使受压面增宽，可选择合适护理用具进行配合，如支架(调整床的角度)、枕、沙袋、气垫等，注意受压部位的皮肤护理，防止压力性损伤的发生。③长期卧床老年人应每天做全身的关节运动(有禁忌证者除外)。④变换卧位前后应查

看老年人生命体征，询问老年人的感受，必要时向其说明变换卧位的目的，取得老年人合作。⑤原则上变换卧位时护士应站在老年人一侧，并使老年人尽量靠近自己；变换卧位后要注意观察老年人身体受压部位及关节的情况。

一、常用的体位

（一）仰卧位

1. 特点

仰卧位时，重力对于循环系统的作用减少，回心血量增加；上肺野和下肺野换气血流之比比较均一；头与足动脉压相似，可引起颅内压增高；由于心脏、膈肌的压迫，肺容量会减少，顺应性也减少。

2. 适用范围

（1）去枕仰卧位：适用于昏迷患者。操作方法：去枕仰卧，头偏向一侧，两臂放于身体两侧，两腿自然放平，将枕头横置于床头（图 5-1）。

（2）休克卧位（中凹卧位）：适用于循环血量不足，血管扩张致静脉回流减少的患者，如休克或血流动力学不稳定的患者。操作方法：抬高头胸部 10°~20°，抬高下肢 20°~30°（图 5-2）。

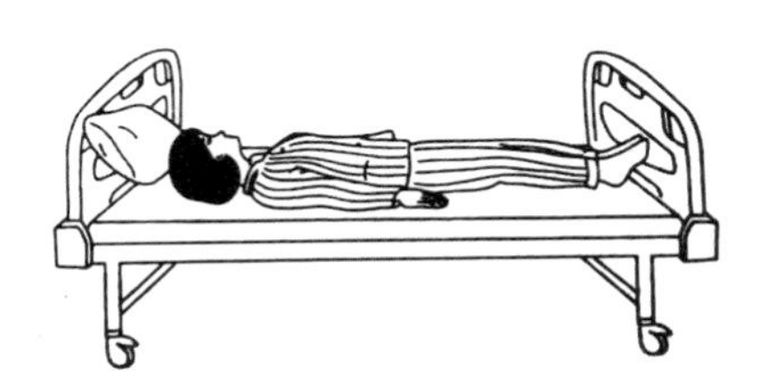

图 5-1 去枕仰卧位

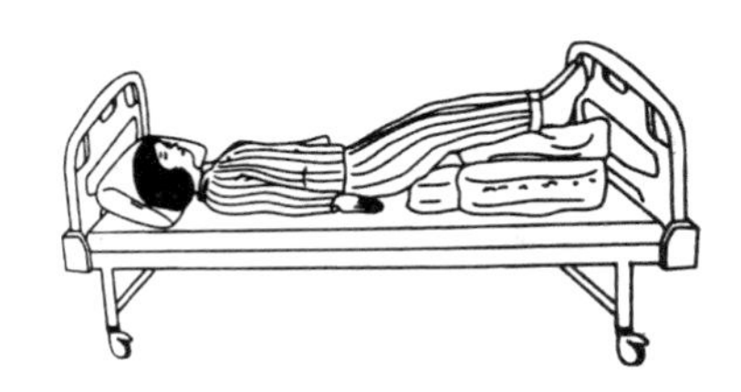

图 5-2 休克卧位

（3）屈膝仰卧位：屈膝仰卧位可以放松腹肌，适用于腹部检查、导尿术及会阴冲洗。操作方法：老年人仰卧，两臂放于身体两侧，两膝屈起并稍向外分开（图 5-3）。

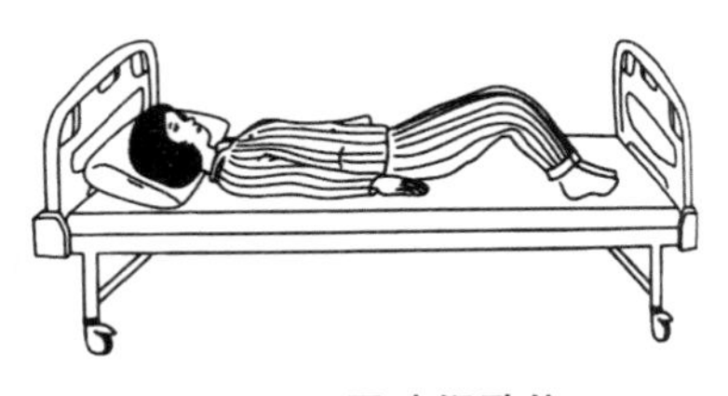

图 5-3 屈膝仰卧位

3. 禁忌人群

由于平卧位时静脉回流增加，所以右心衰竭、肺水肿、颅压增高的患者不建议采用仰卧位。仰卧位时，肺容量及顺应性都减少，因此有呼吸功能障碍的患者、肥胖者不宜采用此体位。

(二)半坐卧位

1. 特点

半坐卧位是上半身抬高30°~45°的体位，同时可将枕头放于膝关节下使腿屈曲，或两腿伸展。半坐卧位有利于食物通过幽门进入小肠，减少胃内容物潴留，从而有效减少反流及误吸。半坐卧位还可使膈肌下降，减少呼吸时的阻力，增加吸气肺扩张时胸膜腔的负压，有利于肺扩张和改善通气功能。胸腔负压增加也有利于静脉血液及淋巴液的回流。半坐卧位是防止胃内容物反流入呼吸道及预防呼吸机相关性肺炎(VAP)的重要措施。但半坐卧位可能骶尾部发生压力性损伤的危险性增高。

2. 适用范围

常用于心肺疾病所引起的呼吸困难、机械通气、颅内高压、腹盆腔手术后或有炎症、头面部手术后、体质虚弱的患者。操作方法：先摇起床头支架30°~45°，再摇起膝下支架，防止身体下滑，使老年人感觉舒适(图5-4)。放平时需先摇平膝下支架，再摇平床头支架。

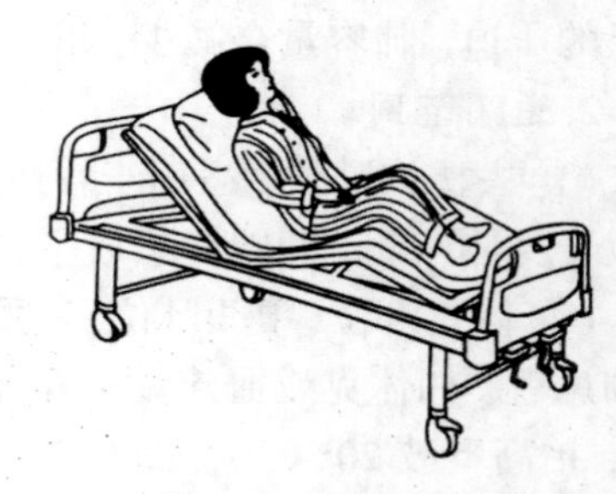

图5-4 半坐卧位

3. 禁忌人群

低心脏指数、低血压、外伤性脑损害及医嘱禁忌的其他情况。

(三)侧卧位

1. 特点

侧卧位是面向一侧的卧位，面向的一侧身子稍向上，上肢屈曲，下肢髋关节、膝关节稍屈曲。侧卧位可防止意识不清的患者发生误吸。有证据显示侧卧位对血压的改变个体差异很大，对低心输出量、低体温及使用血管活性药物的患者影响比较明显。

2. 适用范围

患者采用左侧还是右侧卧位，要根据患者的肺部状况及血流动力学的稳定性综合判断。单侧肺疾病的患者应采用健侧卧位。肺脓肿及肺出血宜采用患侧卧位，可防止引流物堵塞健侧肺。间质性肺气肿患者采用患侧卧位可预防肺过度膨胀。侧卧位还适用于臀部肌肉注射、灌肠、与仰卧位交替以预防压力性损伤的发生。操作方法：老年人侧卧，两臂屈肘，一手放于胸前，一手放于枕旁，下腿稍伸直，上腿弯曲，以扩大身体支撑面，增加稳定性。必要时在两膝之间、

背后、胸腹前放置软枕支托，促进舒适，防止骨突处受压，同时也可增强稳定性(图 5-5)。

3. 禁忌人群

禁忌人群与平卧位相似，以下情况禁用健侧卧位：肺脓肿、肺出血及间质性肺气肿。

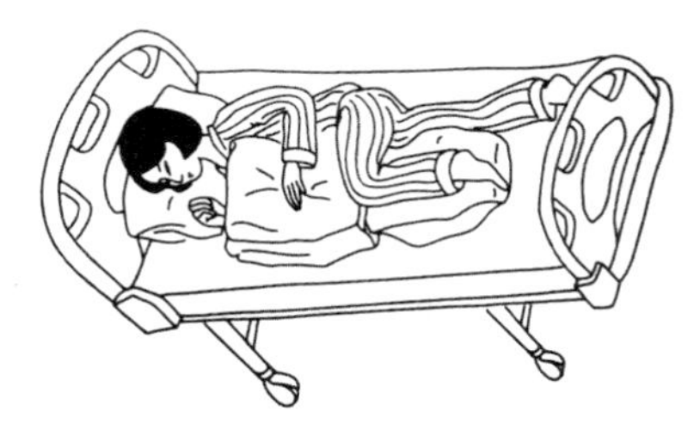

图 5-5　侧卧位

(四)俯卧位

1. 特点

Hering R 等研究显示 ARDS 患者俯卧位时氧合明显提高，但心输出量、有效肾血流量、肾小球滤过率没有明显改变。60%～75%的 ARDS 患者应用俯卧位通气可以明显地提高氧合，降低吸入氧浓度(FiO_2)和(或)呼气末正压(PEEP)水平。

2. 适用人群

适用于 ARDS 患者，俯卧位通气应在 ARDS 的早期施行，采取俯卧位的患者要注意做好各种并发症的预防和观察记录。操作方法：老年人俯卧，两臂屈肘放于头的两侧，两腿伸直，胸下、髋部及双髁部各放一软枕支托，头部垫一薄枕，头偏向一侧(图 5-6)。

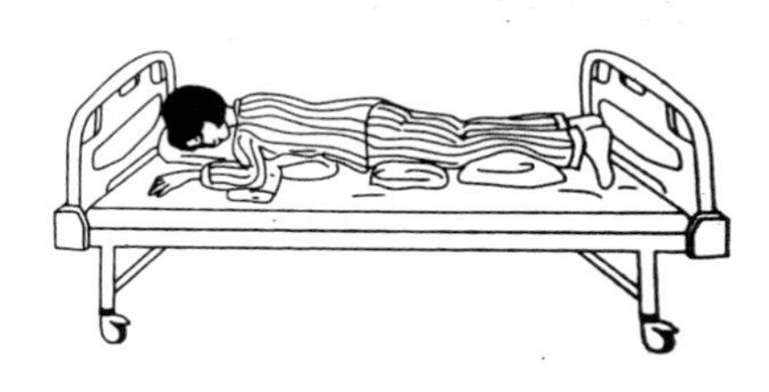

图 5-6　俯卧位

3. 禁忌人群

禁忌的人群为休克、急性出血、颅内高压、脊柱不稳定等患者。并发症为神经压迫、肌肉压伤、静脉淤血、视网膜损伤、气管插管脱落、受压部位压力性损伤、膈肌运动受限。

(五)坐位

1. 特点

在意识障碍的日常康复训练中，每天至少坚持 2～3 次，每次 1～2 小时的坐立，能够有效预防肺炎及提高觉醒水平。

2. 适用范围

(1)舒适坐位：适用于病情相对稳定的老年患者。操作方法：协助老年人调整靠椅坐稳，后背垫软枕，系好安全带；双脚放于脚踏板或平地上，双腿上可酌情盖小毛毯；胸腹前垫大软枕，老年人双手放在软枕上(图 5-7)。指导老年人向一侧欠身可给对侧臀部减压，前倾可消除坐骨结节处的压力，和依靠扶手抬起身体可让整个臀部减压。

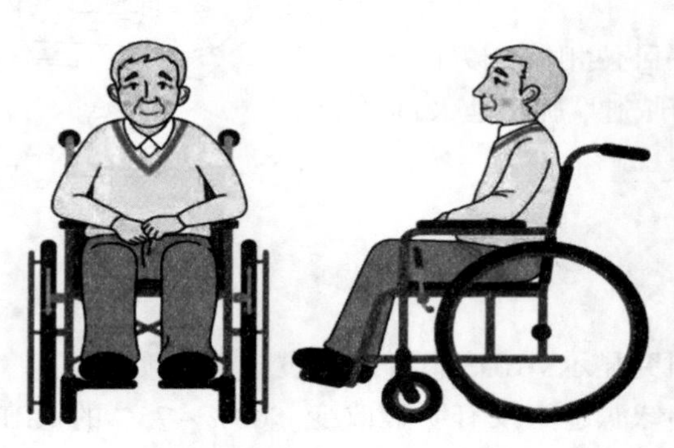
图 5-7　舒适坐位

(2)端坐位：适用于左心衰竭、心包积液、支气管哮喘发作的患者，由于极度呼吸困难，被迫采取端坐位。操作方法：用床头支架或靠背架将床头抬高 70°~80°，扶老年人坐起，身体稍向前倾，在床上放跨床小桌，桌上放软枕，老年人可伏桌休息，背部放置一软枕，使老年人同时能向后倚靠。膝下支架抬高 15°~20°，必要时加床栏(图 5-8)。

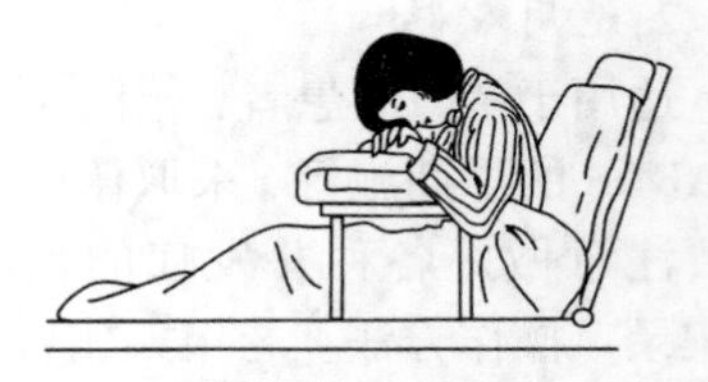
图 5-8　端坐位

3. 禁忌人群

极度疲乏或随时可发生病情变化的老年人不宜采取常规舒适坐位。

二、体位转换

体位转换是指通过一定的方式改变人体姿势和位置的过程，包括翻身法、起床法、移向床头法、从卧位到坐位、从坐位到站位、轮椅与床、轮椅与坐厕等之间的转换。临床上根据治疗、护理和康复的需要定时地变换体位，对促进全身血液循环，早期预防压力性损伤、尿路感染、坠积性肺炎、肌肉萎缩、关节变形、深静脉血栓等并发症的发生，以及保障康复治疗及康复护理预期效果的实现具有重要意义。

(一)体位转换的方式

根据体位转换完成过程中患者主动用力程度及辅助者的帮助程度，可将体位转移分为被动体位转换、助动体位转换和主动体位转换三种。

1. 被动体位转换

指完全依赖照护人员或患者家属外力搬动并利用支撑物保持身体的姿势和位置。

2. 助动体位转换

指在外力不同程度的协助下，通过患者主动努力而完成转变的动作并保持身体的姿势和位置。

3. 主动体位转换

指患者不需任何外力帮助，可通过自己的能力随意转移并保持身体的姿势和位置。

(二)不同体位间相互转换

1. 偏瘫患者的良肢位摆放

(1)仰卧位：头下垫枕头，稍偏向健侧，面部朝向患侧，枕头高度适中，胸椎保持直线。患侧臀部下方垫枕使患侧骨盆向前突，防止髋关节屈曲、外旋。患侧肩关节下方垫小枕头使肩胛骨向前突。上肢肘关节伸展，置于枕头上；腕关节背伸，掌心向上，手指伸展。下肢大腿及小腿中部外侧各放一沙袋防止髋关节外展、外旋，腘窝处垫小枕头以防止膝关节过度伸展。足下放置一软枕，使踝背屈 90°，以防足下垂。仰卧位受颈紧张反射和迷路反射的影响，异常反射活动最强，且易引起骶尾部、足跟外侧或外踝部发生压力性损伤，注意尽量减少仰卧位的时间。

(2)患侧卧位：患侧在下，健侧在上。患侧肩胛带向前伸、肩关节屈曲、肘关节伸展、腕关节背伸、手指伸展。患侧下肢伸展，膝关节轻度屈曲。健侧下肢髋、膝关节屈曲，在其下方垫一枕头防止压迫患侧下肢。背部挤放枕头，躯干可依靠其上，取放松体位。该体位可以增加患侧感觉刺激输入，牵拉整个偏瘫侧肢体使患侧肢体被拉长，有助于防治痉挛，且健手可以自由活动，故患侧卧位是最有治疗意义的体位。

(3)健侧卧位：是最舒适的体位。健侧在下，患侧在上，患侧上肢向前方伸出，下垫软枕，肩关节屈曲约 90°，肘关节伸展，前臂旋前，腕关节背伸，指关节伸展，健侧上肢可以自由摆放。患侧下肢髋、膝关节屈曲，置于枕上。注意患足与小腿尽量保持垂直位，避免足悬在枕头边缘造成足内翻。健侧下肢髋关节伸展，膝关节轻度屈曲，背后挤放枕头，使躯干呈放松状态。

2. 翻身法

(1) 主动翻身：从仰卧位向侧卧位翻身时，护理人员可指导患者利用上肢的摆动，配合下肢的动作完成翻身。可指导患者参照以下步骤实施：①双手交握，双臂伸展，举至身体上方，使肩关节屈曲90°，即与身体垂直。②偏瘫者向患侧翻身时，健侧下肢屈曲；向健侧翻身时，将健侧足插于患侧足下方。③双上肢伸展，左右摆动。④双上肢向需翻身侧摆动的同时，利用惯性将躯干上部向该侧旋转。⑤护理人员或照顾者可在一旁协助患者骨盆旋转以完成翻身动作。

(2) 单人协助翻身：①患者仰卧，双手交叉置于胸前，双膝屈曲，双足支撑于床面。②护理人员站在病床一侧，先将患者双下肢移向近侧床缘，再将患者肩部移向床缘；然后一手扶托肩部，一手扶托膝部，轻推患者转向对侧。如在此卧位下进一步翻转，可翻至俯卧位。若需向近侧翻身，则以同样体位，先将患者向对侧稍平移，双手扶托对侧肩部和膝部，轻轻向己侧翻转。③整理床单位，使患者舒适且使其保持良肢侧卧位。

(3) 双人协助翻身：①患者仰卧，双手置于腹部或身体两侧。②两名护理人员立于患者同侧，一人托住患者颈肩部和腰部，另一人托住患者臀部和腘窝。两人同时用力，将患者抬起，移向近侧。然后分别扶住患者的肩部、腰部、臀部和膝部，轻推患者转向对侧。③整理床单位，使患者舒适且使其保持良肢侧卧位。

3. 坐卧体位转换

(1) 一般老年人

1) 由仰卧位至床上坐位：①患者仰卧位，双上肢置于身体两侧，肘关节屈曲支撑于床面。②护理人员立于患者侧前方，以双手扶托患者双肩并向上牵拉。③指导患者利用双肘的支撑抬起上部躯干后，逐渐改用双手支撑身体而坐起。④摇起床头，以枕支撑患者腰背部。整理床单位，保持患者坐位舒适。

2) 由床上坐位至仰卧位：①患者坐位，开始双手掌支撑于床面，逐渐改用双侧肘关节支撑身体，使身体缓慢向后倾倒。②护理人员用双手扶持患者双肩以保持倾倒速度，使之缓慢转换到仰卧。③整理床单位，调整患者姿势，使其保持功能体位。

(2) 偏瘫患者从卧位到坐位转换法

1) 从仰卧位到床边坐位：患者仰卧，将患侧上肢放于腹上，健足放于患侧足下；护理人员位于患者健侧，双手扶于患者双肩，缓慢帮助患者向健侧转身，并向上牵拉患者双肩；患者同时屈健肘支撑抬起上部躯干，随着患者躯体上部

被上拉的同时患者伸健肘，用手撑床面，健足带动患足一并移向床沿，两足平放于地面；整理呈功能位。

2)从床边坐位到仰卧位：患者端坐于床沿，健侧上肢握住患侧上肢于腹部，健侧腿放于患侧腿下，呈交叉状；护理人员位于患者前方，双手扶住患者双肩，缓慢让患者向健侧倾斜；患者健侧上肢屈肘，支撑身体的同时，健侧腿带动患侧腿上抬，护理人员一手协助将患者双下肢移至床上，另一只手仍扶住患者控制身体继续向后倾，自腰部向上至头部依次慢慢放于床、枕上；整理床铺，使患者舒适并保持功能位。

4. 床边坐位到站位的转换

(1)辅助站起：患者端坐呈功能位，双足着地，力量较强的足在后，躯干前倾；护理人员面向患者站立，两足分开与肩同宽，用双膝夹紧患者双膝外侧以固定，双手扶托其双髋或拉住患者腰带，将患者向前向上拉起；患者双臂抱住操作者颈部或双手放在操作者肩胛部，与护理人员一起向前向上用力，完成抬臀、伸腿至站立；调整患者重心，使双下肢直立承重，维持站立平衡。

(2)独立站起：双足着地，双手交叉，双上肢充分伸展，身体前倾；当双肩向前超过双膝位置时，立即起臀，伸展膝关节，站起。

(三)体位转换的注意事项

1. 要根据患者的需要和病情的允许，以不妨碍临床救治为前提，选择适当的体位及转换的方式、方法和间隔时间，一般每2小时体位转换一次。

2. 应向患者及家属说明体位转换的目的和要求，取得其理解和积极的配合。

3. 动作要协调、轻稳；不可拖拉，并鼓励患者尽可能发挥自己的残存能力，同时给予必要的协助和指导。对使用导尿管和引流管的患者，为防脱落，应先固定好导管，并注意保持导管通畅。

4. 应注意仔细观察患者全身皮肤情况，有无出血点或斑块，局部皮肤有压痛或破溃，以及肢体血液循环情况等，发现异常及时处理。

5. 要确保患者体位舒适、安全，并保持肢体的功能位。必要时使用软枕、棉被、海绵垫等支撑。

第五节　辅助用具使用

辅助用具使用可协助老年人进行日常活动，促进康复，改善生活质量。本节介绍轮椅、平车、过床易、步行辅助器等常用辅助用具使用。

一、轮椅

（一）评估和观察

1. 老年人评估

评估老年人生命体征、病情、意识及配合程度；评估自理能力及各种管路情况等。

2. 环境评估

环境清洁、宽敞明亮，地面平整、无障碍。

3. 用物评估

轮椅性能完好（检查刹车、安全带等），备毛毯。

4. 操作者自身评估

衣帽整洁，无长指甲。

（二）操作要点

1. 使用轮椅进行移动

（1）从床上向轮椅移动时，在床尾处备轮椅，轮椅应放在老年人健侧，固定轮椅。照护者协助老年人下床、转身，坐入轮椅后，放好足踏板。

（2）从轮椅向床上移动时，推轮椅至床尾，轮椅朝向床头，固定轮椅。照护者协助老年人站起、转身、坐至床边，选择正确卧位。

（3）从轮椅向坐便器移动时，轮椅斜放，固定轮椅，使老年人的健侧靠近坐便器。协助老年人足部离开足踏板，健侧手按到轮椅的扶手，照护者协助其站立、转身，坐在坐便器上。

（4）从坐便器上转移到轮椅上时，按从轮椅向坐便器移动的程序反向进行。

2. 轮椅的使用

（1）协助老年人在轮椅上坐稳后，系好安全带保护老年人。特别是坐不稳或轮椅下斜坡时，要检查安全带是否系好，避免发生意外。

（2）下坡时，倒转轮椅，使轮椅缓慢下行，老年人头及背部应向后靠。

(3)如有下肢水肿、溃疡或关节疼痛，可将足踏板抬起，并垫软枕。

(三)指导要点

1. 告知老年人及照护者使用轮椅的目的、安全要点以及配合方法。

2. 告知老年人在使用轮椅过程中，如感觉不适时，应主动报告照护者或医护人员，必要时给予对症处理。

(四)注意事项

1. 轮椅选择。要根据老年人情况选择，如老年人肌力较弱，不能独立支撑肩胛及头颈，可选择高靠背轮椅，并选择合适固定带、头托等固定头部；座位高度：腘窝至地面的距离；轮椅的宽度：坐下后左右两侧各有 2.5 cm 的宽度；坐席深度：坐位时臀部最靠后的位置到腘窝处的距离再减去 5 cm 即为合适的轮椅深度。扶手高度：双臂自然下垂，屈肘 90°，肘部下缘至椅面距离再加 2.5 cm，即为合适的扶手高度。

2. 使用前应先检查轮椅，确保性能完好方可使用；轮椅放置位置合理，移动前应先固定。使用完毕后要及时放在固定位置，必要时进行清洗及消毒处理。

3. 在轮椅使用中应注意观察老年人病情变化，必要时遵医嘱给予对症处理。

4. 在轮椅使用过程中，应遵循节力原则，速度适宜；应保护老年人安全，保持体位舒适，注意保暖。

5. 轮椅使用过程中，妥善安置各种管路，避免牵拉发生脱管。

(五)照护评价

1. 使用轮椅安全转运老年人。

2. 在转运过程中老年人病情稳定，未发生意外等情况。

二、平车

(一)评估和观察

1. 老年人评估

适用于身体虚弱、急危重症、手术前后及肢体疾患需做各种检查及不能下地行走或久坐等行动不便的老年人。应评估老年人生命体征、病情、意识及配合程度；评估体重、躯体活动能力、治疗及各种管路情况等。

2. 环境评估

环境清洁、宽敞、明亮，地面平整、无障碍。

3. 用物评估

平车性能良好、配件齐全，根据气温备合适盖被。

4. 操作者自身评估

衣帽整洁、无长指甲。

(二)操作要点

1. 推平车至床旁，核对老年人信息，做好解释工作并取得配合。

2. 妥善固定各种管道。

3. 移开床旁椅至床尾正中。

4. 将老年人安全转移至平车。

(1)挪动法：适用于病情允许、能在床上配合移动的老年人。将平车推至与床平行并紧靠床边，大轮靠近床头，固定平车，将盖被平铺于平车上，协助老年人挪动到平车上，挪动顺序：上身—臀部—下肢(挪动至床上时相反)。协助老年人取舒适卧位，拉好护栏，注意安全和保暖。

(2)单人搬运法：适用于病情允许、体重较轻的老年人。将平车推至床尾，使平车头端与床尾成钝角，固定平车。松开盖被，协助老年人穿好衣服，嘱老年人移至床旁，操作者一臂自老年人近侧腋下伸至对侧腋下，另一臂伸入老年人对侧股下，嘱老年人双手交叉于操作者颈后，照护者抱起并轻轻放置平车上，拉好护栏，整理盖被。

(3)两人搬运法：适用于不能活动、体重较重的老年人。将平车推至床尾，使平车头端与床尾成钝角，固定平车。让老年人平躺，双手交叉置于胸前或腹部。甲乙二人站床旁同侧，甲一手托住老年人颈肩部，另一手托住腰部；乙一手托住老年人臀部，另一手托住老年人腘窝部位。两人同时抬起老年人，放于平车，协助老年人取舒适体位，拉好护栏，整理盖被。

5. 平车的使用：①老年人头部置于平车的大轮端；②推车时拉起护栏，小轮在前，大轮在后，车速适宜，上下坡时应使老年人头部在高处一端；③转移时将老年人头部与推送者方向一致，便于随时观察老年人病情变化，确保老年人安全。④在运送过程中保证输液和引流的通畅，妥善固定老年人身上的各种管路，避免管路反折、扭曲、受压，避免拉拽导致管道脱出。

(三)指导要点

1. 告知老年人使用平车的目的、安全要点以及配合方法。

2. 告知老年人，在转运过程中如感觉不适，应及时告知照护人员。

(四)注意事项

1. 使用前应先检查平车，保证完好无损方可使用；平车放置位置合理，移动前应先固定。使用后要及时放在固定位置，同时包括其附属物，如输液架、氧气枕等。如平车有污染，及时进行清洗及消毒处理。

2. 根据病情，确定转运人员的资质和人员数，确保老年人转运安全。

3. 搬运过程中，妥善安置各种管路和监护设备。

4. 搬运时遵循节力原则，老年人头部置于大轮端，上下坡时使老年人头部在高处，操作者站于头侧，转运时速度适宜。

5. 在平车转运过程中注意保暖，密切观察老年人病情变化，必要时进行紧急处理。

(五)照护评价

转运过程老年人安全，未发生导管脱出、坠床等不良事件；转运过程老年人病情稳定，或出现病情变化能及时遵医嘱进行对症处理。

三、过床易

(一)评估和观察

1. 老年人评估

评估老年人生命体征、病情、意识及配合程度；评估自理能力、治疗以及各种管路情况、有无脊柱损伤等。

2. 环境评估

环境清洁干燥、宽敞明亮。

3. 用物评估

过床易质量合格，性能完好、无破损。

4. 操作者自身评估

着装整齐、无长指甲。

(二)操作要点

1. 移开床旁桌、床旁椅。

2. 将各管路妥善固定于老年人身上。

3. 将推车推至紧靠床旁、调节推车的高度与病床的高度一致(之间落差不超过 15 cm），固定推车，病床两侧各站一名操作者。

4. 老年人从床移到推车上时，病床左侧的操作者将两手各扶持老年人的肩部和臀部，轻将老年人轴向侧翻 30°左右，病床右侧的操作者将过床易滑入老年人身体下方 1/3 或 1/4 处，使老年人平卧于过床易上，病床左侧操作者向对侧轻推老年人，病床右侧操作者则托住老年人的肩部和臀部，轻拉老年人。

5. 当老年人完全过床到推车上时，将老年人轴向侧翻，抽出过床易，保持舒适体位。

6. 同法可使老年人从推车移至病床。

（三）指导要点

1. 推车与病床的高度落差不超过 15 cm，距离不超过 10 cm。
2. 搬运老年人时，用力要均匀，切忌用力过猛。
3. 在过床的过程中需及时与老年人沟通。

（四）注意事项

1. 妥善固定各种管路。
2. 过床时及时固定推车，以免过床时推车移动造成老年人坠床。
3. 在推动老年人时，应用手托住为主，以便减少老年人与病床的摩擦。
4. 过床易定期清洁、消毒。

（五）照护评价

老年人顺利过床，未诉特殊不适，未发生病情变化。

四、步行辅助器

（一）拐杖

1. 评估和观察

（1）老年人评估：评估老年人病情及自理能力：意识清楚，病情稳定，伤口包扎完整，如有管路应固定好；手臂、肩部无伤痛，活动不受限制；衣着宽松舒适，穿舒适防滑的平底鞋。

（2）评估环境：空间开阔，光线充足，地面干燥、无障碍物。

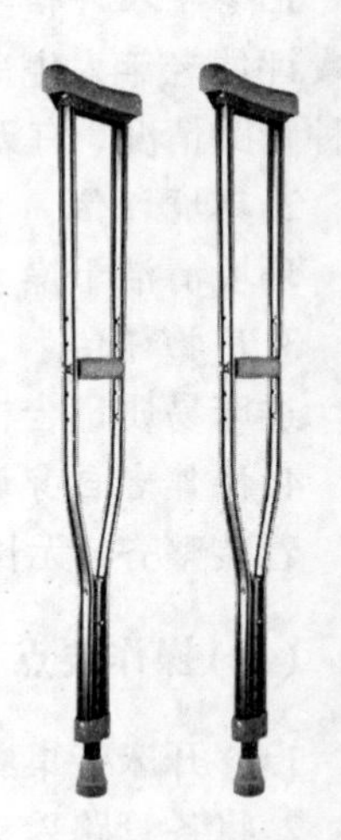

图 5–9　双拐

（3）用物评估：单拐或双拐（图 5–9）。拐杖质量合

格，高度适当、各螺丝均已旋紧，底端橡皮座无变形或损坏。根据老年人的病情，酌情选择拐杖长度：①站立时支脚垫放置于脚尖前 10 cm，再向外 10 cm，拐杖顶端与腋窝间留有 5~10 cm 的距离；②身高减去 40 cm；③平躺仰卧于平实的垫上，双脚伸直，自腋窝前皮肤处量到脚跟，再加上 5 cm；④手柄高度调整至肘关节向内屈曲 25°~30°。

（4）观察老年人在使用拐杖过程中有无异常情况发生。

2. 操作要点

（1）扶双拐平路行走

1）四点步态法：右侧拐杖—左脚—左侧拐杖—右脚，适用于双脚可支撑身体部分重量时，安全但速度慢。要点：原地站立，扶双拐→右侧拐杖向前寻找支撑点→左腿向前移动，落足→左侧拐杖向前寻找支撑点→右腿向前移动，落足。

2）三点步态法：两侧拐杖—患肢—健肢前进（亦可两侧拐杖与患肢同时前进），适用于一脚部分或完全不能支撑身体重量，另一脚可支撑全身重量的老年人，老年人须具有良好的平衡力及双臂有足够的力量来支撑身体重量。要点：原地站立，扶双拐→双侧拐杖同时向前，寻找拐杖支撑点→患肢向前，迈进双拐之间，落足→健肢向前，迈进双拐之间，落足。

3）两点步态法：右侧拐杖与左脚同时向前，左侧拐杖与右脚再向前，适用于双脚可支撑身体部分重量时，如四点步态，但速度快一些，适合于肌肉协调好，且臂力强的老年人使用。要点：原地站立，扶双拐→右侧拐杖向前寻找支撑点，同时向前移动左腿→左侧拐杖向前寻找支撑点，同时向前移动右腿。

（2）扶单拐平地行走

要点：原地站立，单拐扶于健侧→将拐杖前伸，落点健侧足尖前外侧约 10 cm 处，支撑→患侧腿向前迈出一步。

（3）使用双拐上下楼梯

1）使用双拐上楼梯：老年人扶双拐，站于楼梯下方→双上肢用力支撑拐杖，健侧腿向前迈上一级台阶→重心移动到健侧腿上，同时伸直健侧腿→移动双拐和患肢，上到同一级台阶，站稳。

2）使用双拐下楼梯：老年人扶双拐，站于楼梯上方→将双拐移至下一层台阶上，同时患肢迈出→双手支撑稳定后，重心下移，再移动健肢下一层台阶。

3. 指导要点

（1）在使用拐杖的过程中，主要力量应集中在上肢，而非腋窝处。

（2）拐杖顶部距腋下要留有 5~10 cm 的间隙，太高时会压迫臂丛神经，而导致手臂麻痹或麻木；太低时增加腰椎后弯，引起姿势不良，背部疼痛。使用不当时会发生跌倒、臂丛神经受损，甚至影响患肢的复原。

(3)应及早发现老年人的不正确站立和行走姿势，及时予以纠正。

4. 注意事项

(1)老年人拄拐行走前，应先练习好上臂的肌肉力量。

(2)老年人在练习拄拐行走的过程中，照护者应在旁边进行保护，密切观察老年人的情况，并及时听取老年人的主诉。

(3)渐进性增加行走的活动量。

5. 照护评价

老年人正确使用拐杖，未发生异常情况。

(二)手杖

1. 评估和观察

(1)老年人评估：评估老年人病情及自理能力，适用于年老体弱轻度乏力者、下肢轻微残疾的老年人。

(2)评估环境：空间开阔，光线充足，地面平整、干燥、无障碍物、安全。

(3)用物评估：尽量选择四角型手杖，底端一定要有橡胶防滑垫。手杖高度：穿平底鞋站立，双手自然下垂，测出手腕到地面的距离，就是手杖的理想高度(图 5-10)。

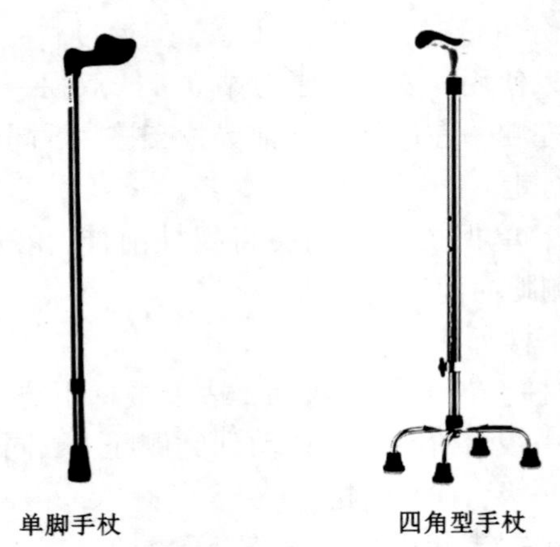

图 5-10　手杖

2. 操作要点

用健侧手持手杖，分为三点步行法或两点步行法行走。

(1)平地行走三点步行法：手杖放在健侧足前约一步距离，老年人迈出患侧下肢，健侧下肢随后跟上。

（2）平地行走两点步行法：手杖与患侧下肢同步迈出，健侧下肢随后跟上。

（3）上楼梯三点步行法：先将手杖放在台阶上，健侧下肢迈上台阶，患侧下肢随后跟上。

（4）上楼梯两点步行法：手杖与健侧下肢同时迈上台阶，患侧下肢随后跟上。

（5）下楼梯三点步行法：先将手杖放在台阶上，患侧下肢迈下台阶，健侧下肢随后跟上。

（6）下楼梯两点步行法：手杖与患侧下肢同时迈下台阶，健侧下肢随后跟上。

3. 指导要点

使用手杖上下楼时，另一只手可扶着栏杆或由照护者搀扶。

4. 注意事项

（1）使用手杖前后，要确保其各部位固定良好，没有松动。

（2）平时尽量将手杖放在触手可及的位置，方便老年人使用。

5. 照护评价

老年人熟练掌握手杖使用方法，能保证安全。

（三）助行器

1. 评估与观察

（1）老年人评估：评估老年人病情及自理能力，了解老年人跌倒史及合作程度；评估意识状态、视力及听力、肢体功能。老年人穿宽松舒适的衣裤及防滑的平底鞋。

（2）评估环境：空间开阔，光线充足，地面平整、干燥、无障碍物、安全。

（3）用物评估：

1）检查助行器，扶手完好、防滑，固定牢固，四个脚轮高度相同、平稳。

2）测量和调节助行器的高度。嘱老年人自然站立，股骨大转子到地面的高度为助行器扶手的高度。

2. 操作要点

（1）框式四脚型助行器

1）无脚轮型：适用于站立平衡差，下肢肌力弱的老年人。由于稳定性好，在站立、平衡功能训练、步行练习中经常使用。日常生活中，常用来协助完成转身、坐下、站起等动作，特别是上厕所使用座便器时比较方便。①协助老年人双手握住助行器的扶手，保护其腰部；②嘱老年人双脚站在助行器后脚中间，双上肢肘关节弯曲约150°，慢慢将重心落至助行器上，使助行器保持平稳。

③双手提起助行器，往前放一步，助行器四脚落地放平稳。④确认助行器放平稳后，嘱老年人迈出患侧或肌力较差的肢体，足跟落于助行器后支架位置，再移动健侧肢体，向前迈出一步。⑤如此循环反复，逐渐增加速度，连贯步行。要点：每次要先把助行器向前落地放稳后再伸腿向前迈步。在最初练习时，助行器向前放的距离根据自身的平衡能力从短距离开始练习，确保安全。每次都要等两只脚都落回到助行器中间，站稳后，再开始在助行器的帮助下迈步练习(图 5-11)。

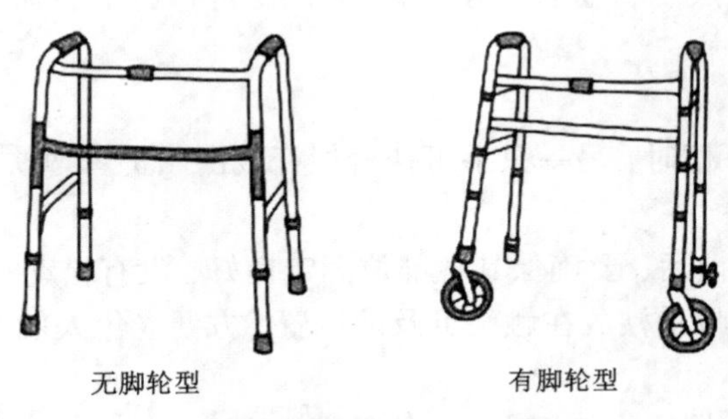

图 5-11　框式四角型助行器

2)有脚轮型：适用于上肢肌力差，单侧或整个提起步行器有困难者。前轮着地，提起助行器的后脚，向前推着走，借助前轮向前移动。要点：步行时不需要用双臂抬高助行器，只需用手或前臂轻推助行器，就可以借助脚轮滑行向前移动。适用于上肢肌力低下，单侧或整个提起助行器有困难的老年人。

(2)框式差动助行器：使用框式差动助行器时接近正常步态，因此适用于上肢肌力稍差但有一定平衡能力者，站立平衡较差者不建议使用。①调整助行器至合适高度，双手持助行器把手站稳；②身体重心保持在框内，先提起助行器右侧把手向前移，然后提起助行器左侧把手向前移；③最后双腿依次向前迈步，身体重心重新移动至框内，调整姿势站稳，完成一个步行周期。

框式差动助行器有两个手柄和四个支脚，装有铰链，能两侧交替行进(图 5-12)。因能两侧交替行进，行进的速度比普通四脚框式助行器快，但稳定性相对于四脚框式助行器较差。将框式差动助行器的铰链进行固定后可变成框式四脚助行器使用。

(1)框式阶梯助行器：是在框式助行器的基础上增加了具有不同高度的两个手柄(图 5-13)，有助于使用者从坐位到站立位的转换，方便下肢肌力不足者达到助起作用。

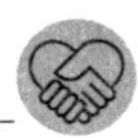

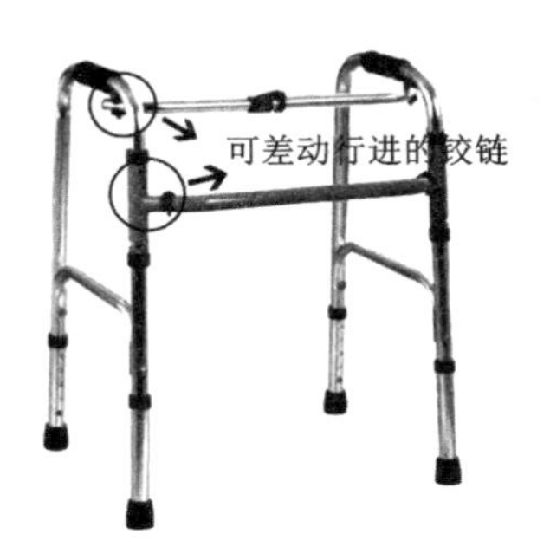

图 5-12　框式差动助行器

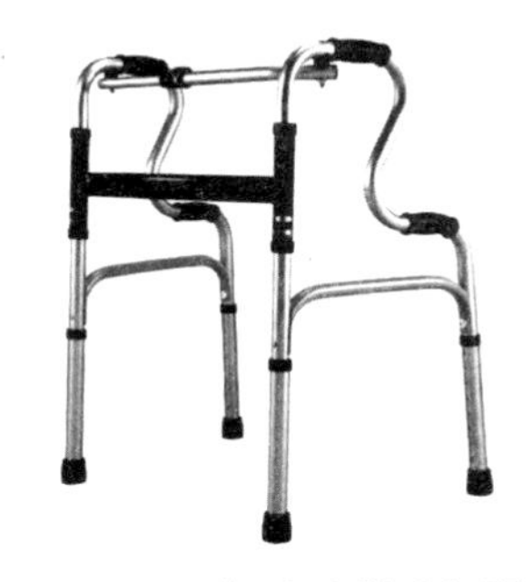
图 5-13　框式阶梯助行器

1)坐位至站立位的操作方法：①调整助行器至合适高度，将助行器置于座位前方；②中立位坐姿，双手握住助行器低位把手，双足后移，大腿与小腿夹角小于 90 度；③身体前倾，重心向助行器方向移动，双上肢及双下肢同时向下用力；④身体呈半站立姿势，然后双手依次握住高位把手，使身体呈站立姿势，最后身体重心移动至助行器框内，调整姿势站稳。

2)按框式四脚型助行器的操作方式开始行走。

3. 指导要点

(1)告知老年人行走时不要将助行器放得过远，不超过行走约一步的距离，否则容易跌倒，步行速度不宜太快，步幅要小。

(2)告知老年人及照护者，坐下或起身时不要倚靠在助行器上，以免发生跌倒。

(3)指导老年患者使用助行器时要选择合适及防滑的鞋子，不要穿拖鞋。

4. 注意事项

(1)由于有脚轮型助行器前方支撑的是两个小脚轮，稳定性不够好，在站立、平衡功能训练中不宜使用。

(2)应定期检查助行器底部的衬垫，出现老化、松脱、裂纹或腐蚀及时更换。

(3)行走前确保站立位的平衡。

5. 照护评价

(1)老年人能根据病情和身体状况选择适合自己的助行器。

(2)老年人掌握助行器操作要点和注意事项，能熟练和安全使用助行器。

第六节　管道护理

随着我国安宁疗护诊疗技术的发展，处于终末期的老年人常留置各类管道，如各种静脉通路、鼻胃管、胸腔引流管、导尿管等。对留置管道的老年人而言，做好管道的维护和管理，预防相关并发症，可有效地维持治疗、促进康复、减轻痛苦和提高生活质量。

一、静脉通路

(一) 静脉治疗

静脉治疗是将各种药物、血液制品或血液，通过静脉注入血液循环的治疗方法。常用工具包括：注射器、输液器、输血器、一次性静脉输液钢针、外周静脉留置针、中长导管、中心静脉导管、经外周静脉置入中心静脉导管、输液港以及输液辅助装置等。我国静脉治疗护理技术规范(2013)建议：选择静脉通路时应评估穿刺部位皮肤情况和静脉条件，在满足治疗需要的情况下，尽量选择较细、较短的导管。

(二) 静脉通路类型

1. 一次性静脉输液钢针。用于短期或单次给药，不宜使用腐蚀性药物。

2. 外周静脉留置针(peripheral venous catheter，PVC)。又称套管针，针蕊的外套可留置在患者血管内数天。穿刺时将针蕊和外套管同时刺人血管，套管送入血管后，退出针蕊，将外套管留置在血管内。PVC 用于短期静脉输液治疗，不宜用于腐蚀性药物等持续性静脉输注。

3. 中等长度导管(midline catheter，MC)。又称为中线导管或中长导管。经贵要静脉、头静脉或肱静脉置管，导管尖端位置在腋窝水平或肩下部，不超过远端腋静脉。MC 适用于预期持续 1~4 周静脉治疗的患者。中长导管通常长度为 8~30 cm，目前我国使用的中长导管主要为聚氨酯或硅胶材质，根据尖端开口又分为末端开放式和瓣膜式导管。

4. 中心静脉导管(central venous catheter，CVC)。经锁骨下静脉、颈内静脉、股静脉置管，导管尖端位于上腔静脉或下腔静脉。CVC 可用于任何性质的药物输注、血液动力学的监测，除耐高压导管以外，不应用于高压注射泵注射造影剂。

5. 经外周静脉置入中心静脉导管（peripherally inserted central catheter，PICC）。经上肢贵要静脉、肘正中静脉、头静脉、肱静脉，颈外静脉置管，导管尖端位于上腔静脉或下腔静脉。PICC 宜用于中长期静脉治疗的患者，可用于任何性质的药物输注，但除耐高压导管以外，不应用于高压注射泵注射造影剂和血液动力学监测。

6. 输液港（implantable venous access port，PORT）。完全植入人体内的闭合静脉输液装置，包括尖端位于上腔静脉的导管部分及埋植于皮下的注射座。PORT 可用于任何性质的药物输注，除耐高压导管以外，不应使用高压注射泵注射造影剂。

二、静脉通路的护理

（一）静脉导管的维护（MC/PICC/CVC）

1. 评估和观察

（1）患者评估：评估患者的年龄、病情、意识、配合程度、过敏史、实验室检查结果、静脉通路类型、静脉治疗方案、药物性质等；留置导管类型、时间、置入长度，贴膜情况，穿刺点有无渗血、渗液、红肿、疼痛，置管侧肢体活动情况；测量双侧臂围；评估患者和照顾者对静脉治疗、导管使用及维护等相关知识。

（2）环境评估：环境清洁明亮，无人员走动，通风良好，定期进行紫外线灯消毒。严格遵循无菌操作原则，有条件可在专门的治疗室中进行操作。

（3）操作者评估：定期接受静脉治疗专业知识及技能培训的医护人员才能实施静脉治疗护理技术操作。

（4）用物评估：MC、PICC、CVC 维护时，宜使用专用护理包。用物准备：一次性换药包（内含络合碘棉球、一次性无菌巾、无菌纱布、镊子、弯盘、无菌棉球），一次性垫巾，10 mL 注射器、输液接头、透明敷料、无菌输液胶贴、无菌无粉手套，10 mL 生理盐水，75%酒精，速干手消毒剂，小枕（有专用导管维护包时可直接使用维护包，不必再铺无菌盘）。

2. 操作要点

（1）核对维护手册及医嘱，评估后携带用物至换药室（行动不便患者可在床旁维护）。

（2）核对患者信息（双重身份识别），协助平卧，头偏向对侧，暴露穿刺部位，注意保暖及保护隐私。

（3）查看穿刺点、导管置入及外露长度、导管敷料更换日期。测量患者双侧臂围做好记录，核对登记实际长度与记录长度是否一致。

(4)洗手，铺一次性垫巾于置管侧肢体下方，戴手套，固定导管接头，由导管远心端向近心端除去无菌透明敷料。观察穿刺点局部情况，嘱患者减少活动，避免导管脱出。

(5)脱手套，洗手，打开换药包，依次按无菌原则放入输液接头、贴膜、注射器(或无菌专用冲封管液)、无菌手套。消毒后，打开 10 mL 生理盐水，拧松 75%酒精瓶盖。

(6)戴主力手手套，在无菌弯盘内放入 3 个棉球、一块纱布；非主力手冲洗酒精瓶口后在无菌弯盘内倒入酒精；非主力手取 10 mL 生理盐水，主力手用注射器抽取。

(7)戴非主力手手套，按操作顺序摆放用物，冲洗输液接头备用。

(8)嘱患者平行抬手，铺无菌巾于置管侧下方。

(9)镊子夹无菌纱布，包裹导管接头，提起导管，勿过度牵拉。

(10)夹取酒精棉球，距离穿刺点 0.5 cm 由内向外，按顺时针、逆时针、顺时针的方向螺旋式交替消毒 3 遍，消毒范围穿刺点上下各 10 cm，左右至臂缘，大于敷料覆盖范围。

(11)更换无菌镊子，取络合碘棉球按压穿刺点 10 s，按上述同法消毒皮肤 3 遍后，导管下垫无菌纱布，取络合碘棉球正反消毒导管及延长管。

(12)取无菌纱布固定导管，分离接头。

(13)取 75%酒精纱布螺旋式消毒接头及周围至少 20 圈。抽回血，生理盐水或肝素注射液正压封管，更换输液接头。

(14)待干后，检查导管长度，导管摆放成 S 形或“?”形，以穿刺点为中心，单手持贴膜 0°或 180°无张或减张贴膜，贴膜覆盖导管外露部分，胶布固定接头。

(15)贴膜外标注置管日期、维护时间、置入长度、外露长度、臂围及维护人，填写维护手册。

(16)脱手套，洗手；协助患者回病房，取舒适卧位；垃圾分类处理，做好记录。

3. 指导要点

(1)调节合适室温，保护隐私，注意保暖。

(2)告知老年人静脉通路维护的目的和意义、所需时间、注意事项，取得其配合。

(3)维护时应选择合格的皮肤消毒剂，宜选用有效碘浓度不低于 0.5%的碘伏或 2%碘酊溶液和 75%酒精。消毒时应以穿刺点为中心用力擦拭，至少消毒

两遍或遵循消毒剂使用说明书，待自然干燥。置管部位不应使用丙酮、乙醚等有机溶剂，不宜在穿刺部位使用抗菌油膏。

(4)指导老年人取平卧位或坐位，将置管侧肢体外展，暴露置管部位的皮肤，可在置管侧肢体下垫小枕，让老年人感觉更舒适。

(5)严格无菌操作，维护过程中应观察和询问老年人有无不适。

(6)冲封管。冲、封管遵循 A-C-L 原则：A 导管功能评估；C 冲管；L 封管。输液前抽回血，确定导管在静脉内，给药前后用生理盐水脉冲式冲管，保持导管的通畅。MC、CVC、PICC 应采用 10 mL 及以上的注射器进行冲封管或使用专用封管液。冲管：见回血后，使用生理盐水进行正压脉冲式冲管，必要时用肝素溶液冲管。取下注射器，连接输液器。封管：输液完毕应用导管容积加延长管容积 2 倍的生理盐水或肝素盐水正压封管。肝素盐水的浓度(PICC 及 CVC 可用 0~10u/mL)，MC、CVC、PICC 最后 2 mL 液体正压推入导管，有导管夹的患者夹闭导管夹，取下注射器(连接接头为正压接头时，先取注射器再夹闭导管夹)。

(7)告知老年人及照护者保持穿刺部位的清洁干燥，如敷料有卷曲、松动或敷料下有汗液、渗血及时就诊。

(8)告知患者保护体外导管部分，避免过度牵拉，挤压导管，防止意外脱出。

4. 注意事项

(1)观察穿刺点及周围皮肤的完整性，有异常情况做好记录。

(2)静脉导管的维护应由经过培训的医护人员进行。

(3)无菌纱布敷料应至少每 2 天更换一次，无菌透明敷料应每 7 天更换 1 次，若穿刺部位发生渗液、渗血时应及时更换敷料；穿刺部位的敷料出现松动、污染等完整性受损时应立即更换。

(4)输液接头每 7 天更换 1 次，如接头内有血液残留、完整性受损或取下后，应立即更换，更换接头前，应使用消毒剂用力擦拭接口至少 15 秒。

(5)MC、PICC、CVC 的冲管和封管应使用 10 mL 以上注射器或一次性专用冲洗装置。

(6)观察静脉导管体外长度的变化，导管脱出部分不可送入体内。MC、PICC、CVC 留置时间遵照产品使用说明。

(7)监测静脉导管穿刺部位，应根据患者病情、导管类型、留置时间、并发症等因素评估导管，尽早由有资质的医护人员拔管。

5. 照护评价

(1)遵守无菌操作原则，消毒顺序及操作手法得当。

(2)动作轻柔，老年人皮肤无破损，导管固定牢固，贴膜平整无卷边。

(3)保护老年人隐私，注意保暖，老年人能配合操作，未发生相关并发症。

(二)输液港维护

1. 评估和观察

(1)患者评估：评估患者的年龄、病情、意识、配合程度、过敏史、实验室检查结果、输液港的类型、置入时间、注射底座有无移位、翻转；使用期间查看贴膜完好情况，穿刺点有无渗血、渗液、红肿、疼痛，置管侧肢体活动情况；测量双侧臂围；评估患者和照顾者对静脉治疗、使用及维护等相关知识的掌握程度。

(2)环境评估：环境清洁明亮，无人员走动，通风良好，定期进行紫外线消毒。严格遵循无菌操作原则，有条件可在专门的治疗室中进行操作。

(3)操作者评估：定期接受静脉治疗专业知识及技能培训的医护人员才能实施静脉治疗护理技术操作。

(4)用物评估：PORT 维护时，宜使用专用护理包。用物准备：一次性换药包(内含络合碘棉球、无菌纱布、镊子、弯盘、无菌棉球)，一次性垫巾，20 mL 注射器、无损伤针、输液接头、透明敷料、无菌输液胶贴、无菌无粉手套，两支 10 mL 生理盐水，75%酒精，速干手消毒剂，小枕。有专用导管维护包时可直接使用维护包，不必再铺无菌盘。

2. 操作要点

(1)核对维护手册及医嘱，评估后携带用物至换药室。行动不便老年人可在床旁维护。

(2)再次核对老年人信息(双重身份识别)，协助平卧，头偏向对侧，暴露输液港穿刺部位，注意保暖及保护隐私。

(3)洗手，查看输液港穿刺部位、确认注射座位置、肩下垫软枕，铺一次性垫巾于置港侧肢体下方。

(4)洗手，在治疗车上打开一次性无菌巾铺无菌盘，注明有效时间。打开一次性换药包(内含络合碘棉球、无菌纱布、镊子、弯盘、无菌棉球)，依次向无菌盘中投入 20 mL 注射器、无损伤针、输液接头、透明敷料、无菌输液胶贴、无菌无粉手套，打开两支单瓶 10 mL 生理盐水，拧松 75%酒精瓶盖。

(5)主力手戴手套，在无菌弯盘内放入 3 个无菌棉球，非主力手冲洗酒精瓶口后倒入酒精；非主力手持生理盐水，主力手用注射器抽取。

(6)非主力手戴手套，按操作顺序摆放用物；注射器连接无损伤针和输液接头、排气、夹闭延长管，备用；将络合碘棉球包打开置于弯盘内。

(7)镊子夹取75%酒精棉球，以输液港注射座为中心，由内向外，按顺时针、逆时针、顺时针的方向螺旋式交替消毒三遍，消毒范围为10~12 cm，大于敷料覆盖范围。更换镊子夹取络合碘棉球，按同法消毒注射座。

(8)待干后，更换手套，铺孔巾，亦可使用一次性换药包中的无菌巾。

(9)定位注射座，非主力手拇指、食指和中指固定注射座，拱起注射座，主力手持无损伤针，自三指中心垂直刺入，穿过隔膜，直达储液槽底部。

(10)抽回血，确认针头在输液港内及导管通畅，用20 mL生理盐水注射器脉冲式冲管，并正压封管，夹闭拇指夹(正压接头应分离注射器后夹闭，负压及衡压接头应夹闭后分离注射器)。

(11)无损伤针头下方垫适宜厚度的纱布，撤孔巾透明贴膜覆盖，妥善固定无损伤针。

(12)脱手套、洗手；填写维护手册，注明维护时间、操作者。

(13)协助患者穿好上衣，整理床单位，取舒适卧位，宣教注意事项。

(14)垃圾分类处理，填写护理记录单、输液维护记录单。

(15)拔针：使用7天或治疗结束时，拔除无损伤针。

1)用物准备：清洁手套，输液贴、酒精、络合碘、棉签、弯盘等。

2)操作要点：洗手、戴清洁手套，输液结束后冲封管；撕除贴膜，取下纱布，脱手套查看局部皮肤；拔针部位及周围皮肤用酒精和络合碘棉球按输液港维护要求消毒各3遍，范围为10~12 cm；非主力手持纱布两指固定输液港底座，主力手拔除针头，用棉签压迫，检查拔除针头的完整性。输液贴覆盖穿刺点。

3. 指导要点

(1)调节合适室温，保护隐私，注意保暖。

(2)告知输液港维护的目的和意义、所需时间、注意事项，取得其配合。

(3)指导老年人取平卧位，上肢外展，暴露局部皮肤，在肩下垫小枕。

(4)严格无菌操作，维护过程观察并询问老年人有无不适。

(5)正压脉冲式手法进行冲封管，PORT使用生理盐水或100 U/mL的肝素溶液，应使用装有20 mL液体的注射器或专用封管液进行冲封管。

(5)告知老年人及照护者保持穿刺部位清洁干燥，如敷料有卷曲、松动或敷料有渗液、渗血应及时就诊。

(6)告知患者保护体外导管部分，避免过度牵拉，挤压导管，防止意外脱出。避免压迫输液港、撞击注射座。

4. 注意事项

(1)维护时应选择合格的皮肤消毒剂，宜选用有效碘浓度不低于0.5%的碘伏或2%碘酊溶液和75%酒精。消毒时应以穿刺点为中心用力擦拭，至少消毒两遍或遵循消毒剂使用说明书，待局部自然干燥。置管部位不应使用丙酮、乙醚等有机溶剂，不宜在穿刺部位使用抗菌油膏。

(2)应观察输液港底座及周围皮肤的完整性，异常情况做好记录。

(3)PORT 在治疗间歇期应每 4 周维护一次。使用专用无损伤针穿刺 PORT，持续输液时无损伤针应每 7 天更换一次。

(4)垂直插入无损伤针，确认有回血，妥善固定无损伤针。

(5)输液港冲封管应使用 20 mL 以上注射器或一次性专用冲洗装置。

5. 照护评价

(1)严格遵守无菌原则，消毒顺序及操作手法正确。

(2)老年人皮肤无破损，维护后贴膜平整，固定妥善。

(3)保护老年人隐私，注意保暖，操作中观察及询问老年人感受，并做好记录。

(三)导管的拔除

外周静脉留置针应每 72 小时至 96 小时更换，如遇输液不畅，局部肿胀，静脉炎等并发症应及时拔除。MC、CVC、PICC 应由静脉治疗专科护士进行拔除，PORT 的拔除应由外科医生、介入放射科医生或麻醉医生在局麻下进行。

(四)静脉治疗相关并发症处理原则

1. 静脉炎

表现为沿静脉走向呈条索状红线，患侧肢体伴疼痛、肿胀，部分患者出现发热、白细胞总数增高等体征。拔除 PVC，可暂时保留 PICC；及时报告医师，对症处理；将患肢抬高、制动，避免受压，必要时，应停止在患肢静脉输液；应观察局部及全身情况的变化并记录。

2. 药物渗出与药物外渗

静脉输液过程中，非腐蚀性药液或腐蚀性药液进入静脉管腔以外的周围组织。应立即停止在原部位输液，抬高患肢，及时报告医师，对症处理；观察渗出或外渗区域的皮肤颜色、温度、感觉等变化及关节活动和患肢远端血运情况并记录。

3. 导管相关性静脉血栓

老年人血液高凝、血流缓慢，当血管内皮受损时，易发生导管相关性静脉血栓，表现为置管侧肢体肿胀。导管相关性静脉血栓重在预防，指导老年人在病情允许的情况下，多饮水，每日饮水量 1500~2000 mL，指导老年人主动活动

或协助老年人被动活动。可疑导管相关性静脉血栓形成时，立即通知医师，行血管彩超，遵医嘱处理并记录。发生导管相关性静脉血栓时应指导老年人抬高患肢并制动，避免热敷、按摩、压迫局部；观察置管侧肢体、肩部、颈部及胸部肿胀、疼痛的程度，每班测量臂围，做好标记；遵医嘱使用抗凝药物并观察并发症，观察皮肤温度、颜色、出血倾向及肢体功能活动情况。

4. 导管相关性血流感染

留置血管导管期间或者拔除血管内导管 48 小时内发生和其他部位感染无关的原发感染。局部出现红、肿、热、痛、渗出等表现，全身或伴有发热(体温 >38℃)、寒颤或低血压等感染表现，实验室微生物学检查结果示：外周静脉血培养细菌或真菌阳性，或从导管尖段和外周血培养出相同种类、相同药敏结果的致病菌。可疑导管相关性血流感染时，应立即停止经该管道输液，经医生和静脉治疗专科护士综合评估是否需要拔管，怀疑中心静脉导管相关血流感染，拔管时建议取导管尖端 5 cm 培养、经导管取血培养及经对侧静脉取血培养，遵医嘱给予抗菌药物治疗并根据药敏结果调整用药，做好症状观察及记录。

5. 导管堵塞

在留置导管的过程中，因机械性或血栓形成等原因造成导管不通的现象。出现静脉导管堵塞时，不应强行推注生理盐水；确认导管堵塞时，PVC 应立即拔除，MC、PICC、CVC、PORT 应遵医嘱使用肝素或尿激酶进行处理并记录，应分析堵塞原因。

二、鼻胃管

(一)评估和观察

1. 老年人评估

评估老年人的病情、意识状态、营养状况、合作程度、有无误吸风险等；评估鼻部有无息肉、肿胀和炎症，有无鼻中隔弯曲；取下眼镜和活动性义齿。

2. 环境评估

环境清洁、宽敞、明亮。

3. 用物评估

用物齐全、质量合格，在有效期内。治疗车上备：一次性无菌鼻胃管(大小、型号合适)、无菌治疗盘 2 个(内置镊子 1 把，无菌纱布 1~2 块、石蜡油)、治疗巾、听诊器、胶布、手消毒液、乳胶手套、碗、注射器(20 mL、50 mL)、鼻饲液、纱布、橡皮筋、别针、适量温开水、吸管，按需准备油膏、棉签、生活垃圾桶、医用垃圾桶。

4. 操作者自身评估

着装整齐、修剪指甲、洗手、戴口罩。

(二)操作要点

1. 核对老年人信息，解释鼻饲的目的、方法、配合要求等，取得老年人配合。

2. 协助老年人取半坐卧位(昏迷患者取平卧位)，取治疗巾垫于颌下，嘱老年人头偏向一侧，清洁鼻腔。

3. 测量置管长度，前发际到剑突的距离，成人一般为45~55 cm。

4. 左手持纱布托住鼻胃管，右手持镊子夹住胃管前段，沿一侧鼻孔缓缓插入，到咽喉部(约15 cm)，嘱患者做吞咽动作，同时将鼻胃管插入至所测长度。

5. 可用三种方法检查并确认鼻胃管在胃内：①将鼻胃管的末端置于水中，无气泡溢出；②将听诊器放于老年人胃部，同时用注射器向鼻胃管内快速注入10 mL空气，可闻及气过水声；③用空注射器可抽出胃液。

6. 用胶布固定鼻胃管于鼻翼及颊部，并在鼻胃管近鼻翼处做好标记。

7. 鼻胃管连接注射器，注入20~30 mL温水润滑管腔，输注鼻饲液(营养液、药液等)速度均匀，不宜过快，每次输注量≤200 mL，时间间隔≥2小时。

8. 输注完毕后，脉冲式注入20~30 mL温开水。

9. 将鼻胃管末端反折，用纱布包裹末端、橡皮筋扎紧、别针妥善固定。

10. 进行管道标识，标注管道名称、置管日期及时间、置管人、置管长度等信息。

11. 观察老年人在操作过程中的反应，记录鼻饲量。

(三)指导要点

1. 营养液温度38℃~40℃为宜，避免过冷或过热。营养液现配现用，严格无菌操作，粉剂应搅拌均匀，配制后的营养液密闭放置在冰箱冷藏，24小时内用完，避免反复加热。药物需研碎溶解后再注入。

2. 昏迷患者在插管前应将患者的头向后仰，当鼻胃管插至15 cm时，要将患者的头部托起，使下颌靠近胸骨柄，以增大咽喉部的弧度，有利于鼻胃管顺利通过。

3. 病情允许，协助老年人取半卧位，避免搬动老年人或可能引起误吸的操作。

4. 告知老年人及照顾者妥善固定鼻胃管，鼻饲营养液或特殊用药前后，应用温开水冲洗鼻胃管。

5. 每次鼻饲前，应检查并确认鼻胃管确实在胃内，如有异常及时检查和处理。

6. 鼻饲过程中密切观察老年人的生命体征，评估有无返流、呛咳、窒息等。输注完成后嘱老年人维持原卧位 1~2 小时。

7. 长期留置鼻胃管者，每天用油膏涂拭鼻腔黏膜，轻轻转动鼻胃管，每日进行 2 次口腔护理，定期(或按照说明书)更换鼻胃管。

(四)注意事项

1. 食管静脉曲张、食管梗阻等患者禁忌插胃管。

2. 插管动作轻柔、特别是在通过食管 3 个狭窄处(环状软骨水平、平气管分叉处、食管通过膈肌处)时，以免损伤食管黏膜。

3. 每次抽吸鼻饲液后返折胃管末端，避免空气输注入胃，引起胀气。

4. 鼻饲时和鼻饲后 30 min 不进行吸痰操作。

(五)照护评价

1. 老年人未发生胃潴留、误吸、返流、腹泻等并发症。

2. 老年人口腔黏膜无破损、无异味。

三、胸腔引流管

(一)评估和观察

1. 老年人评估

评估老年人生命体征、病情、呼吸功能、治疗情况及配合程度、心理状态等；引流液的颜色、性状、量；伤口敷料有无渗血、渗液。引流瓶内水柱波动情况、咳嗽时有无气泡溢出。

2. 环境评估

环境清洁、宽敞、明亮。

3. 用物评估

用物齐全、质量合格，在有效期内。治疗盘内备：无菌手套、络合碘、无菌棉球、无菌纱布、治疗巾、500 mL 生理盐水 1 瓶、止血钳 2 把、弯盘 1 个、胶布、记录单、笔。

4. 操作者自身评估

着装整齐、修剪指甲、洗手、戴口罩。

(二)操作要点

1. 核对老年人信息及管道标识，做好解释工作，取得配合。
2. 协助老年人取合适体位。
3. 按取用无菌溶液的方法将生理盐水倒入引流瓶(注水量以水柱波动4~6 cm为宜)中并用胶带在引流瓶水平线做好标记。
4. 更换引流瓶：充分挤压引流管后双钳夹闭引流管下端，戴无菌手套，将治疗巾置于引流管下，将接口处拔开，用络合碘棉球消毒引流瓶瓶口及瓶颈，连接引流瓶。
5. 观察引流是否通畅，打开双钳，观察水封瓶内水柱波动情况，一般水封瓶内水柱4~6 cm为宜。
6. 将引流瓶置于安全位置，保持引流瓶位置低于胸腔60~100 cm，引流瓶注明更换日期、时间、水量及姓名。
7. 观察引流液颜色、性状、量和老年人反应。
8. 保持胸壁引流口处敷料清洁干燥，有渗液及时更换。
9. 整理用物，垃圾分类处理；协助老年人取舒适体位，书写记录。

(三)指导要点

1. 向老年人讲解留置胸腔引流管的目的和重要性。
2. 指导老年人做深呼吸和有效咳嗽排痰。
3. 告知老年人避免引流管受压、扭曲、折叠或阻塞，特别注意活动、翻身时需防止牵拉、滑脱，应保持引流装置的密闭性和无菌性。

(四)注意事项

1. 若引流管连接处滑脱或引流瓶损坏，应立即双钳夹闭胸壁引流管，并更换引流瓶。
2. 若引流管从胸腔脱出，立即用手捏闭伤口处皮肤，消毒处理后用无菌纱布封闭伤口，报告医生并协助进一步处理。
3. 任何情况下，引流瓶不能高于胸壁切口，妥善固定引流管。

(五)照护评价

1. 导管通畅，无滑脱、感染，密闭性好。
2. 拔管后，肺复张良好，无气体排出，未出现气胸等并发症。

四、导尿管

(一) 评估和观察

1. 老年人评估

评估老年人年龄、意识状态、合作程度、病情、生命体征、耐受力、心理状况、治疗情况、老年人及照顾者对导尿管护理知识；评估老年人膀胱充盈度、尿道口及会阴部皮肤黏膜情况，尿管固定方式，引流袋种类，尿液的颜色、性状、量。

2. 环境评估

环境清洁干燥、宽敞明亮、关闭门窗。

3. 用物评估

用物齐全、质量合格，在有效期内。治疗车上备：手套、消毒液棉球、纱布、弯钳、弯盘、方盘、一次性导尿包、医用垃圾桶、生活垃圾桶、速干手消毒液。

4. 操作者自身评估

着装整齐、修剪指甲、洗手、戴口罩。

(二) 操作要点

1. 女性老年人导尿

(1) 核对老年人信息，做好解释工作，说明导尿的意义、目的及配合要点。

(2) 操作者一手持镊子夹取消毒液棉球依次消毒阴阜、大阴唇，另一手戴手套分开大阴唇，消毒小阴唇和尿道口。污棉球置于弯盘内，将弯盘置于治疗车下层，脱下手套。

(3) 用速干手消毒液消毒双手后，将导尿包放置患者两腿之间，按无菌原则打开治疗巾。

(4) 戴无菌手套，铺孔巾，在老年人的外阴处铺孔巾并暴露会阴部。

(5) 整理用物，取出导尿管，用润滑油棉球润滑导尿管前段，按需连接导尿管和引流袋，取消毒液棉球放于弯盘内。

(6) 再次消毒：一手分开并固定小阴唇，一手持镊子夹取消毒液棉球依次消毒尿道口、两侧小阴唇、尿道口。

(7) 导尿：将方盘置于孔巾口旁，嘱患者张口呼吸，用镊子夹持导尿管对准尿道口轻轻插入 4~6 cm，见尿液流出再插入 1 cm 左右，松开固定小阴唇的手固定尿管，将尿液引入引流袋内。

(8)夹管，拔出导尿管；或留置导尿管，妥善固定导尿管和引流袋。

(9)导尿管标识清晰，注明置管日期，引流袋的位置应低于耻骨联合水平，固定于床旁。

(10)垃圾分类处理，洗手，书写护理记录。

2. 男性老年人导尿

(1)核对老年人信息，做好解释工作，说明导尿的意义、目的及配合要点。

(2)操作者一手持镊子夹取消毒液棉球依次消毒阴阜、阴茎、阴囊，另一手戴手套取无菌纱布裹住阴茎将包皮向后推暴露尿道口，自尿道口向外、向后旋转擦拭尿道口、龟头及冠状沟。污棉球和纱布置于弯盘内，将弯盘置于治疗车下层，脱下手套。

(3)消毒双手后，将导尿包放置患者两腿之间，按无菌原则打开治疗巾。

(4)戴无菌手套，铺孔巾，在老年人外阴处铺孔巾并暴露阴茎。

(5)整理用物，取出导尿管，用润滑油棉球润滑导尿管前段，按需连接导尿管和引流袋，取消毒液棉球放于弯盘内。

(6)再次消毒：一手用无菌纱布包住阴茎将包皮向后推，暴露尿道口，另一手持镊子夹取消毒液棉球依次消毒尿道口、龟头、冠状沟。

(7)导尿：一手持无菌纱布固定阴茎并提起，使之与腹壁成60°，将方盘置于孔巾口旁，嘱患者张口呼吸，另一手用镊子夹持导尿管对准尿道口轻轻插入20~22 cm，见尿液流出再插入1~2 cm，将尿液引入引流袋内。

(8)夹管，拔出导尿管；或留置导尿管，妥善固定导尿管和引流袋。

(9)导尿管标识清晰，注明置管日期，引流袋的位置应低于耻骨联合水平，固定于床旁。

(10)垃圾分类处理，洗手，书写护理记录。

(三)指导要点

1. 进行会阴护理，每天2次，保持尿道口清洁。男性老年人用络合碘消毒棉球清洗尿道口、龟头及包皮。女性老年人用络合碘消毒棉球清洗外阴及尿道口，注意观察分泌物颜色。对于老年患者，会阴冲洗液的温度不宜过高，可根据老年人个人耐受程度调整，冲洗时避免牵拉导尿管及引流管，冲洗后重新检查导尿管及引流管固定情况。排便后及时清洗肛门及会阴部皮肤。

2. 关注老年人主诉，观察尿液的颜色、性状、量，是否有疼痛、体温及病情变化，做好记录，如有异常，及时报告医生。记录24小时出入量和尿比重，尿量异常的老年人，遵医嘱送检尿标本。

3. 更换尿袋应遵循无菌操作原则。每日定时更换一次性引流袋，每七天更

换一次性抗反流引流袋；避免频繁更换引流袋，破坏其密闭性。根据尿管使用说明书及病情更换或拔除导尿管。

4. 排尿异常的护理：对尿失禁的老年人及拔管前，可采用间歇式夹闭导尿管的方法，训练膀胱反射功能。每 3~4 小时开放一次，定时充盈及排空膀胱，促进膀胱功能恢复。导尿管拔除后，注意观察膀胱充盈度、自解小便情况。对于尿潴留且留置导尿管的老年人，应定时开放和定期更换导尿管。

（四）注意事项

1. 告知老年人防止尿管受压、脱出，保持尿管通畅。下床活动时，使用胶布将导尿管远端固定在大腿上，防止脱管，引流袋应低于膀胱高度，避免挤压，预防尿液返流所致感染。嘱老年人适量饮水，适度活动，有助于预防及减少尿路感染，预防尿路结石。

2. 操作过程中，注意保护老年人隐私，观察老年人的反应、感受和病情变化，必要时遵医嘱给予对症处理。

（五）照护评价

1. 操作时遵循无菌原则，操作顺利。

2. 留置导尿管期间未发生漏尿、脱管、尿路感染等相关并发症。

第七节　营养护理

生命终末期的老年人，机体处于负氮平衡状态，能量消耗多，蛋白质合成减少而消耗增多，胃肠道功能减退，常出现营养不良甚至恶病质。合理的营养护理，通过改善老年人膳食摄入，可减轻代谢紊乱，减缓骨骼肌流失，维持老年人体能，促进老年人康复。

一、协助进食和饮水

（一）评估和观察

1. 老年人评估

评估老年人的病情、意识、肌力、自理能力、合作程度、心理状况；评估老年人吞咽功能、咀嚼能力、饮食习惯、营养状况、进食及排便情况，是否存在口腔疾病等；了解餐前、餐中用药情况，有无特殊治疗或检查。

2. 环境评估

进餐环境清洁、舒适、空气新鲜、无异味。房间有危重患者时用屏风遮挡。

3. 护士评估

衣、帽、鞋穿戴整齐，洗手，戴口罩。

（二）操作要点

1. 根据病情，指导照顾者准备食物或为老年人定制食物，食物类型、进餐次数根据老年人喜好和需求调整，食物温度及软硬度适宜。

2. 进食前暂停非紧急的治疗及护理，餐前半小时排大小便，移除便盆，开窗通风。

3. 向老年人做好解释，征得老年人同意；用餐前，协助老年人洗手及清洁口腔。

4. 协助老年人取舒适的进餐姿势。病情允许，可协助老年人下床进食，不便下床时，可安排坐位或半坐卧位，床上安置小桌板进餐；卧床老年人安排侧卧或仰卧，头偏向一侧，垫枕头支撑。

5. 在老年人胸前垫治疗巾或餐巾，保持衣物及被单清洁。

6. 洗手后，按饮食单将食物准确无误地发放到老年人手中。

7. 进餐时，鼓励并协助老年人进食，进食期间可针对性解答老年人饮食方面的问题，观察及处理老年人进食中的不良反应，逐渐纠正不良饮食习惯。

8. 用餐结束后，撤去餐具，清理食物残渣；协助老年人洗手、漱口或做口腔护理，取回小桌板，整理用物及床单位。

9. 观察老年人进食后的反应，记录好进食过程中的不良反应。

10. 记出入量的老年人，应准确记录进食和饮水时间、种类、食物含水量和饮水量等。

（三）指导要点

根据老年人的疾病特点，对老年人或照护者进行个性化的饮食指导。

1. 卧床老年人鼓励其自行进食，协助将食物、餐具等放在易取放的位置，必要时协助进餐。

2. 对不能自行进食的老年人，应按照其进食习惯耐心协助进食，每次进食量及速度按老年人的情况及需求而定，用餐过程中勿随意打断或催促老年人，以便咀嚼和吞咽。饭菜、固体和液体应轮流喂食；进流质饮食者，可用吸管吸取。

3. 对于视力障碍的老年人，应告诉其喂食种类，增加进食兴趣，如老年人

要求自己进食，按时钟平面摆放食物，告知食物名称、方向，利于老年人按顺序摄取，如：3 点钟、9 点钟放菜，6 点钟放饭，12 点钟放汤等。

4. 对于禁食或限量饮食老年人，应告知原因，在床头做好标记，进行交班；如老年人因病情或治疗，延迟进食和饮水时，也应做好交接班。

5. 应制作符合疾病要求的食物，装有义齿的老年人应以软食或流质为主。糖尿病患者应避免高糖食物摄入，肥胖高血脂冠心病类患者应减少油脂摄入，消瘦老年人应增加蛋白质摄入，肾功能不全患者应给予低盐饮食，减少钠的摄入。

6. 与老年人及其照护者充分沟通，给予饮食指导。饮食应尽量符合老年人既往饮食习惯，用老年人容易接受的食物代替限制食物。如果条件允许，鼓励同病室老年人同时进餐，促进食欲。

（四）注意事项

1. 进食时，嘱老年人细嚼慢咽，避免边进食边说话。出现严重呛咳，面部青紫，提示食物误入气道内，应使用海姆立克手法叩击排出：即在老年人背后，用两手臂环绕老年人的腰部，然后一手握拳，将拳头的拇指一侧放在患者胸廓下肚脐上的腹部。再用另一手握住拳头、向上快速冲击患者的腹部。重复以上手法直到异物排出。

2. 老年人在进食时若出现恶心，暂停进食，嘱其做深呼吸；若发生呕吐，应将老年人头偏向一侧，防止呕吐物误吸入气管；备容器装呕吐物，尽快清理呕吐物；及时更换污染的床单、被套，协助老年人漱口或口腔护理；开窗通风，清除异味，待老年人稍感舒适后，询问是否继续进食，如不愿继续进食者，保存好剩余食物；观察及记录呕吐物的颜色、性质、量、气味及呕吐频率等。

（五）照护评价

老年人进食无呛咳，衣物及床单位保持整洁；营养满足机体需要。

二、肠内营养

肠内营养（enteral nutrition，EN）是采用口服或管饲等方法经胃肠道提供营养物质与其他营养素的营养支持方式。

（一）肠内营养分类

1. 按肠内营养途径分类

肠内营养途径可分为口服和管饲。管饲包括：口胃管（经口插入胃内）、鼻胃管(经鼻插入胃内)、鼻肠管(经鼻插入小肠)、胃造瘘管(经胃造瘘口插入胃内)、空肠造瘘管(经空肠造瘘口插入肠内)。

3. 按肠内营养液分类

(1)大分子聚合物。自制均浆膳：将鱼、肉、奶、蛋蔬菜等食物研碎；大分子聚合物制剂：含蛋白质、糖、脂肪、维生素、矿物质和水等。

(2)要素饮食：含人体所必需易消化吸收的营养成分，化学组成明确的精制食品，无须消化可直接被肠道吸收和利用。

(3)特殊配方制剂：肝功能衰竭用肠内营养制剂，肾功能衰竭用肠内营养制剂，创伤用肠内营养制剂等。

(二)肠内营养输注方式

1. 分次注入

将配好的食物或饮食制品注入胃肠道，每日 4~6 次，每次 250~400 mL。

2. 连续滴注

使用输注管道，持续 12~24 小时，初始滴速为 40~60 mL/h，之后逐渐增加滴速至 120 mL/h，使用肠内营养泵恒定滴注。

3. 间歇性重力输注

装置同连续滴注。每天 4~6 次，每次 250~500 mL，在 30~60 min 内完成缓慢滴注。

(三)肠内营养适应证

胃肠道功能存在或部分存在，并且具有一定吸收能力。

1. 经口进食障碍或摄入不足：意识障碍或昏迷的患者，口腔疾病、不能张口、吞咽和咀嚼困难的患者，病情危重者、肠外营养过渡或补充等。

2. 胃肠道疾病：胃肠道炎性疾病、急性胰腺炎、消化道瘘等。

3. 胃肠道外疾病：高代谢状态如甲亢、慢性消耗性疾病。

(四)肠内营养禁忌证

消化道活动性出血、机械性及麻痹性肠梗阻、休克、严重腹泻、顽固性呕吐和严重吸收不良综合征慎用肠内营养。

(五)肠内营养的护理

1. 评估和观察

(1)患者评估：评估病情、意识状态、营养状况、合作程度、管饲通路情

况、输注方式，有无误吸风险。

(2)营养液评估及准备：营养液种类、温度(38℃~40℃)、能量、营养素成分。

(3)环境评估：室内清洁、明亮，无异味，无人排便及更换被套等。

(4)用物评估及准备：根据医嘱及管饲要求准备用物，必要时备肠内营养泵。

(5)操作者评估：衣、帽、鞋穿戴整齐，洗手，戴口罩。

2. 操作要点

(1)核对患者信息(双重身份识别)，根据医嘱或病情需要准备营养液。

(2)病情允许时，摇高床头(30°~45°)，协助患者半卧位，铺一次性中单。

(3)戴手套，检查并确认营养管位置，抽吸并估计胃内残留量，如有异常及时报告。

(4)输注前打开固定封口，用约20毫升温水冲洗营养管。

(5)输注速度均匀，根据医嘱调整速度，必要时根据医嘱使用营养泵。

(6)输注后，再用约20毫升温水正压脉冲式冲洗营养管。

(7)输注完毕包裹、固定营养管。

(8)观察并记录实际输注量以及输注中、输注后的反应。

3. 指导要点

(1)向老年人及照顾者解释肠内营养的意义、目的、注意事项、肠内营养液的输注体位、温度、量、时间。注射肠内营养液后，指导老年人维持原卧位30分钟，如有不适及时告知医护人员。

(2)肠内营养液适宜的温度为38℃~40℃，牛奶和新鲜果汁应分别注入，防止凝块产生。

(3)肠内营养液应现配现用，粉剂搅拌均匀，配制好的营养液密闭放置冰箱冷藏，在24小时内用完，避免反复加热。要素饮食根据病情由医生、护士、营养师商定。要素饮食配制时，应严格遵守无菌原则，配制用具需进行消毒。

(4)特殊用药前、后用约20毫升温水冲洗肠内营养管，药片或药丸经研碎、溶解后注入营养管，避免空气输注入营养管，引发胀气。持续输注营养液时，每4~6小时温水脉冲式冲洗营养管。

(5)对于长期留置鼻胃管或鼻肠管的老年人，每天用油剂棉签涂拭老年人鼻腔黏膜，轻轻转动管道，每日应进行口腔护理2次，定期或按照说明书进行更换。对胃造瘘、空肠造瘘的患者，保持造瘘口周围皮肤干燥、清洁，遵医嘱予以皮肤保护剂保护，定期换药。

(6)告知老年人肠内营养管在带管过程中的注意事项，避免用力咳嗽，翻身活动时注意保护营养管，防止受压、打折和意外脱管。告知肠内营养管留置时间，定期更换。

4. 注意事项

(1) 每次输注前，确认肠内营养管的位置且通畅，如鼻胃管在胃内，鼻肠管在小肠内。输注原则：由少到多，由稀至稠，由慢到快，由单一品类到复合，待老年人耐受后，再稳定用量、速度及标准。持续滴注时，先从等渗营养液开始，滴速为 30 mL/h。

(2) 输注营养液过程中，注意巡视，如出现恶心、呕吐、腹胀等症状，应及时查明原因，按需调整速度、温度。反应较重者可暂停输注。

(3) 对实施要素饮食的老年人定期监测营养指标，如体重、血糖、电解质、肝功能、血尿素氮等，观察尿量及大便次数和性状。停要素饮食时要逐渐减量，防止低血糖。消化道出血的患者不可使用要素饮食，糖尿病及胰腺疾病患者慎用。消化道瘘及短肠综合征的患者应从全肠外营养逐渐过渡到要素饮食。

(4) 输注营养液时应挂放肠内营养的标识，营养管应用专用标签标注，防止发生输注不当。

(5) 观察及处理并发症

1) 机械性并发症：鼻胃管及鼻肠管常见鼻咽部和食管黏膜损伤，与营养管的硬度、插入方式、固定方式有关。插管时，动作轻柔，避免反复插管，妥善固定。

2) 感染性并发症：与营养液误吸入气管引发吸入性肺炎有关，胃肠造瘘的患者营养管滑入腹膜可致腹膜炎。感染性并发症重在预防，如妥善固定营养管，每日评估导管长度、回抽液体的量和颜色，观察患者是否存在剧烈咳嗽、腹痛等情况；经鼻营养管需每日清洁鼻腔，口腔护理一般每天 1~2 次，保持口腔清洁。

3) 胃肠道并发症：常见并发症有胃潴留、恶心、呕吐、腹胀、腹痛、便秘、腹泻等。每 4~6 小时，抽吸一次，胃潴留量≤200 mL，维持现有输注速度；胃潴留量≤100 mL，加快输注速度；胃潴留量≥200 mL，减慢或停止输注，遵医嘱使用促胃动力及通便药物，保持大便通畅。

4) 代谢并发症：定期观察老年人各项代谢指标及变化，及时发现高血糖或电解质代谢紊乱等代谢并发症，并遵医嘱给予相应的治疗。

5. 照护评价

(1) 肠内营养液输注顺利，老年人无呛咳，妥善固定肠内营养管。

(2) 动作轻柔，老年人及照顾者理解肠内营养的意义及配合要点。

三、肠外营养

肠外营养(Parenteral nutrition)是根据患者需求及病情，经周围静脉或中心静脉输注患者所需能量及营养素，包括氨基酸、脂肪乳、维生素、电解质和微量元素的营养支持方法。

(一)肠外营养的分类

1. 根据营养补充量

部分胃肠外营养和全胃肠外营养。

2. 根据输注途径不同

周围静脉营养、中心静脉营养。短期、部分肠外营养支持时可用周围静脉营养；长期、全肠外营养时宜用中心静脉营养。

(二)肠外营养输注方法

1. 全营养混合液输注

在无菌条件下，按比例混合每日营养物质包括碳水化合物、脂肪乳、氨基酸、水、电解质、微量元素和维生素置入由聚合材料制成的输液袋内。

2. 单瓶输注

单种营养元素输注，易造成营养素浪费及出现代谢并发症。

(三)肠外营养的适应证

1. 超过 5 天不能经胃肠道进食。
2. 胃肠道功能严重障碍或不能使用肠内营养。

(四)肠外营养禁忌证

1. 胃肠道功能正常或 5 天内可恢复正常功能、耐受肠内营养。
2. 临终或不可逆转昏迷患者不宜应用肠外营养。
3. 患者心脏功能异常或严重代谢紊乱。

(五)肠外营养的护理

1. 评估和观察

(1)患者评估：评估病情、意识状态、营养状况、合作程度、静脉通路等。

(2)环境评估：室内清洁、明亮，无人员走动。

(3)用物评估及准备：根据医嘱准备肠外营养液，配制肠外营养液时，严格无菌操作；必要时备输液泵。

(4)护士评估：衣、帽、鞋穿戴整齐，洗手，戴口罩。

2. 操作要点

(1)核对医嘱，核对老年人信息，做好输注肠外营养的评估及解释。

(2)遵医嘱无菌配制肠外营养液，双人核对无误后，将配制好的营养液放入无菌盘。

(3)携带用物至老年人床旁，洗手，再次核对老年人信息。

(4)向老年人及照顾者介绍输注肠外营养的目的、类型及配合要点。

(5)协助老年人取舒适体位，暴露输注部位。

(6)查看静脉通路有无异常。

(7)挂肠外营养液，高度不低于 60 cm，排气。

(8)洗手，戴手套，取消毒棉签分别消毒 2 遍，时间不少于 10 秒。

(9)抽回血，见回血后再正压冲管。

(10)冲管毕，主力手取下注射器，非主力手固定，主力手取输液器，分离头皮针，连接输液接头。

(11)打开调节器，根据医嘱、老年人病情及耐受情况调节滴速。使用输液泵控制滴速时，应先连接输液泵电源，固定输液泵，设置滴速后，打开调节器。

(12)妥善固定输液管道，避免过度牵拉。

(13)做好宣教，询问患者有无不适症状；经常巡视、观察老年人输注过程中的反应。

(14)脱手套、洗手，整理床单位，清理用物，垃圾分类处理。

(15)肠外营养输注完毕，先关闭调节器，再关输液泵开关，正压脉冲式封管，松开注射器与输液接头部分(患者静脉通路有导管夹时注意夹闭)。取回输液泵，定位放置。

(16)记录营养液使用的时间、量、滴速及输注过程中的反应。

3. 指导要点

(1)告知老年人及照护者输注肠外营养时，如有不适及时通知护士。

(2)告知老年人翻身、活动时保护静脉通路及输注管道，保持穿刺点局部清洁干燥。

(3)在配制肠外营养液及静脉穿刺时，严格无菌操作。宜由经过培训的医护人员在层流室或超净台内进行配制。

(4)配制好的肠外营养液应标注科室、床号、姓名、病案号、营养液的名称、剂量、配制日期和时间。

(5)保持静脉通路通畅，连续输液时，每 24 小时更换一次输液管道，每

4小时使用生理盐水正压脉冲式冲管一次，即冲-停-冲，防导管堵塞。

(6)输注肠外营养液时，加强巡视，保持输液匀速，一般成人前三日输注速度分别为60 mL/h、80 mL/h、100 mL/h。输注液从低浓度开始，逐渐增加，可根据老年人年龄、病情、耐受情况调节。

(7)记录24小时出入量，病情允许的情况下，每周指导老年人测量一次体重。

(8)输入高渗溶液应使用MC、PICC、CVC、PORT，冲封管方法参照静脉导管，正压脉冲式封管，输液接头选择正压接头，预防堵管。

4. 注意事项

(1)肠外营养液现用现配，应在24小时内输注完毕。已配好未输注的营养液，密闭放置冰箱4℃冷藏，室温下复温再输注，保存时间不超过24小时。

(2)输注肠外营养液前，检查有无悬浮物或沉淀，注明开始输注的日期和时间，使用单独输液器匀速输注，严格遵照药物说明书单独输注脂肪乳剂。

(3)营养液输入的静脉管路不可进行输血、采血、输注其他液体或监测中心静脉压。

(4)观察及处理并发症。

1)机械性并发症：见第五章第六节管道护理中静脉炎的处理原则。

2)感染性并发症：穿刺部位感染、导管相关性血流感染等。见第五章第六节管道护理中导管相关性血流感染的处理原则。

3)代谢性并发症：

①原因：肠外营养液浓度及输注不当或突然停用易造成代谢紊乱。长期进行肠外营养的老年人可出现肠黏膜萎缩、胆汁淤积等。

②预防：记录24小时出入量，输注前及输注中要严密监测血常规、电解质、血糖、尿糖、酮体等指标，根据代谢指标调整营养液配方。停用时应提前2~3天将肠外营养液逐渐减量。

5. 照护评价

(1)肠外营养液输注顺利，静脉通路保持通畅，局部皮肤无红肿，无渗出，无静脉炎的发生。

(2)动作轻柔，老年人及照顾者理解肠外营养的意义及输注过程的配合要点。

第八节 皮肤护理

老年人营养状况变差，卧床时间增多，当身体机能恶化或多器官衰竭时，在内因或外源性因素作用下，容易出现各类皮肤问题。老年人常见的皮肤问题包括：压力性损伤、肿瘤恶性伤口、造口皮肤问题、失禁性皮炎、老年人皮肤瘙痒症等。这些皮肤问题或伴有疼痛、瘙痒、恶臭、出血、液体渗出等症状或体征，严重影响老年人及家属生活质量。

老年人可表现为苦恼、沮丧、焦虑、抑郁、被孤立，心理负担重，甚至产生绝望情绪等。皮肤护理是一项复杂的工作，需要伤口造口师、医生、护士、营养师、药师等多学科共同参与，有效的个体化皮肤护理，可减轻患者身体痛苦、改善负性情绪，提高生活质量。

一、概述

伤口是正常皮肤或组织在外界致伤因子如手术、外伤、电流、冷热、尖锐物品、化学物质及机体内在因素如局部血液供应障碍等作用下出现的损伤。有关急、慢性伤口的定义尚未统一，一般认为慢性伤口愈合时间为 2 周(也有学者认为提出为 4~6 周)，反之为急性伤口。常见慢性伤口：如静脉性溃疡、动脉性溃疡、创伤性溃疡、压力性溃疡、糖尿病(足)溃疡等。通过伤口护理可保持伤口敷料干燥，预防和控制感染，促进伤口愈合。

1962 年，英国动物学家 G. D. Winter 在动物试验中发现，湿性环境中伤口愈合速度比干性愈合快 1 倍，也首次证实湿润且具有通透性的伤口敷料营养所形成的湿润环境中，表皮细胞能更好地繁衍、移生和爬行。1963 年、1972 年，分别由 Hinman 和 Maibach、Robee 进行人体研究证实了湿性愈合的科学性。创面床需要的良好血供、无感染、保持湿润、无组织失活，湿性愈合理论可达到最佳伤口愈合。

影响伤口愈合因素：①全身情况：疾病类型、血液循环、营养状况、实验室指标、年龄、用药、活动情况等。②伤口局部情况：伤口类型、部位、面积、深度、感染情况、有无潜行或窦道、局部清创情况、清洗液及敷料的选择等。

二、压力性损伤

压力性损伤发生在皮肤或(和)潜在皮下组织的局部性损伤，通常发生在骨隆突处或医疗及其他器械相关的损伤，表现为局部组织受损但表皮完整或开放

性溃疡可伴有疼痛。主要危险因素有：摄食能力差、肥胖或消瘦、贫血、糖尿病、低血压、缺氧性疾病、水肿等；皮肤潮湿，如出汗、大小便失禁等；发热、高龄、感知觉下降、摩擦力、剪切力、功能障碍、矫形器械使用、制动或强迫体位等因素。

(一)压力性损伤分期

2016年美国国家压疮顾问小组(The National Pressure Ulcer Advisory Panel，NPUAP)将压力性损伤重新分期。

1期：表皮完整，指压红斑不消失，深色皮肤可指压变白，或感觉、温度、痛觉改变先于视觉。

2期：部分皮层缺失，真皮层暴露。基底面表现为湿润粉红色或红色，可伴有血清性水泡。脂肪层及深部组织未暴露，无肉芽组织、腐肉和焦痂。

3期：皮肤全层缺失，存在腐肉或焦痂，不暴露筋膜、肌腱、肌肉、韧带、软骨或骨。皮下脂肪较多的部位，易出现较深创面，无皮下脂肪的部位，出现较浅的创面，如枕后、鼻翼、耳廓、足踝。

4期：全层皮肤和组织缺失，暴露筋膜、肌腱、肌肉、韧带、软骨或骨溃疡。损伤程度被掩盖，伤口床可见腐肉或焦痂，上皮内卷，常见窦道和潜行。若腐肉和焦痂掩盖皮肤缺失程度，则为不可分期。

不可分期：全层皮肤及组织缺失，损伤程度被掩盖，深度未知。去除腐肉或坏死组织，呈现3、4期压力性损伤。

深部组织损伤期：指压不变白，呈深红色、栗色、紫色。局部皮肤持续呈非苍白性发红、褐红色或紫色改变，表皮分离后出现暗红色伤口床或充血性水泡，颜色改变常有疼痛或温度改变。

黏膜压力性损伤：由于使用医疗器械导致相应部位黏膜出现压力性损伤，如氧气管、胃管、导尿管。

(二)压力性损伤的预防

1. 评估和观察

(1)评估发生压力性损伤的危险因素。使用Braden量表进行压力性损伤风险评估，14分以下进行预防压力性损伤护理。

(2)观察压力性损伤易患部位情况：局部皮肤颜色、温度、质地、清洁度、完整性；评估老年人的配合程度、心理状态。

(3)环境评估：清洁、安静，关门窗，调节室温为22℃～24℃；屏风或隔帘遮挡老年人。

(4)用物评估：用物齐全、质量合格，在有效期内。护理车上备：速干手消毒剂、减压装置与用物(气垫床、水垫、减压贴或水胶体透明贴)、枕芯、枕套、皮肤保护剂、床刷、床刷套、大浴巾、干净衣服(必要时备床单、被套)、脸盆、毛巾、热水(47℃~50℃)、翻身卡、笔等。

(5)操作者自身评估：着装整齐、无长指甲、洗手、戴口罩(必要时)。

2. 操作要点

(1)携用物至老年人床旁，核对老年人信息，告知压力性损伤预防的目的和配合要求。

(2)移开床旁桌、凳，试水温(根据年龄、季节、个人习惯增减)，将小毛巾放入盛有温水的脸盆。

(3)遮挡老年人，放平床头、床尾支架，按需给予便盆。

(4)协助老年人两手放于胸腹部、两腿屈曲，取侧卧位，铺大浴巾。

(5)操作者一手扶肩、一手紧扶股部，将肩部移向床缘，使患者靠近并背向操作者，露出背部。

(6)查看背部及骶尾部皮肤状况，床单位是否清洁，有无潮湿、碎屑、皱褶等。

(7)温水清洁背部及其他部位，用小毛巾依次擦净老年人的颈部、肩部、背部、骶尾部及臀部。

(8)酌情按摩：用两手大小鱼际肌按摩，从臀部上方开始沿脊柱旁向上按摩至肩部，再转向下至腰部止(左右髂嵴)，然后用拇指指腹由骶尾部开始沿脊柱按摩至第七颈椎处。

(9)酌情撒爽身粉、涂皮肤保护剂，使用减压装置，如气垫床、在骨隆突处及易受压部位垫水垫、枕芯，或使用减压贴或水胶体透明贴。

(10)撤去大浴巾，酌情更衣，必要时更换床单被套；协助取舒适体位(酌情垫枕)。

(11)整理床单位及用物，桌凳归原，洗手并记录。

3. 指导要点

(1)进行健康教育，指导老年人取30°半坐卧位，可减少局部的剪切力，定期检查骨窿突处及其他受压部位皮肤情况，协助老年人定期改变体位，预防压力性损伤发生。

(2)指导老年人进食高热量、高蛋白、高纤维素、易消化饮食，加强营养。

(3)指导老年人有计划进行适度活动和功能锻炼，保持皮肤清洁、干燥，积极参与压力性损伤预防的自我护理。

4. 注意事项

(1)若受压部位已出现局部皮肤变红，压之不褪色，禁止按摩，避免加重损害。

(2)操作过程中保持与老年人交流，观察其反应和病情变化，注意隐私保护。

(3)避免拖、拉、拽、推等动作，让老年人感觉舒适。

5. 照护评价

(1)动作轻柔，翻身时未出现拖、拉、拽、推现象，老年人感觉舒适。

(2)老年人皮肤清洁、干燥，掌握压力性损伤预防方法。有中、高危压力性损伤风险的老年人经过积极预防，未发生压伤。

(三)压力性损伤的护理

1. 评估和观察

(1)评估影响伤口愈合的因素：

1)全身因素：患者年龄、营养、疾病、全身用药等。

2)局部因素：伤口位置、大小、深度、湿度、出血、渗液、疼痛、感染情况、有无窦道或潜行。

(2)评估老年人病情、意识、肢体活动度及配合程度。评估压力性损伤的分期、部位及伤口情况。

(3)环境评估：清洁、安静，关门窗，调节室温 24℃～25℃；屏风或隔帘遮挡老年人。

(4)用物评估：用物齐全、质量合格，在有效期内，治疗盘内备：无菌手套、治疗巾、一次性换药包、络合碘、生理盐水、无菌棉球和纱布、水胶体或其他敷料等。

(5)操作者自身评估：着装整齐、无长指甲、洗手、戴口罩。

2. 操作要点

(1)核对老年人信息，解释操作目的，取得其配合。

(2)床帘或屏风遮挡老年人，放平床头、床尾支架，按需给予便盆。

(3)暴露压力性损伤伤口，将治疗巾置于伤口部位之下。

(4)观察伤口周围皮肤情况，触摸其质地与皮肤温度，测量伤口大小、深度、有无窦道和潜行；评估伤口渗液的量、颜色和性状。

(5)消毒双手后，打开一次性换药包，戴无菌手套，先用络合碘溶液从外向内至伤口边缘螺旋消毒 2 遍，再用生理盐水擦拭或冲洗伤口及瘘道，清除血液、污物及坏死组织。

(6)观察伤口情况，再次评估伤口。

(7)用络合碘溶液再次消毒伤口周围皮肤，用无菌生理盐水棉球清洗伤口及周围皮肤。

(8)根据压力性损伤分期，采取相应的治疗和护理。

①1 期：可使用敷料、皮肤保护膜粘贴在局部，去除压力，定期翻身。

②2 期：局部减压，保护创面，防水疱破裂，防感染。未破裂的小水疱，用透明敷料保护，促进自行吸收。直径大于 5 mm 未破溃的大水疱，消毒后用无菌注射器抽出疱内液体，保留疱皮，再用无菌水胶体敷料覆盖。创面渗液少，肉芽组织形成用水胶体敷料覆盖。创面渗液多，用藻酸盐或护肤粉及水胶体或泡沫敷料。2 期压力性损伤，不及时处理易发展成 3、4 期压疮。

③3 期、4 期：清除坏死组织，控制感染，促进肉芽组织生长，保护新生组织。一般采用联合清创。

④不可分期压力性损伤：清创、减压、控制感染。去除腐肉、坏死组织，暴露伤口床底部，确定分期。缺血下肢和足跟部稳定的焦痂不必去除，可作为人体的自然覆盖。

⑤深部组织损伤：谨慎区分 1 期压力性损伤与深部组织损伤。积极干预，避免局部受压，保证水分摄入，避免干燥及过度湿润。

⑥黏膜压力性损伤：重在预防，去除压力，定期检查，保护黏膜。

对于 1、2 期压力性损伤，主要是去除组织压力，消除高危因素，采用水胶体敷料或泡沫敷料既保持创面局部湿润，促进坏死组织吸收及创面愈合，又能与在创面表层形成保护膜，防止再次损伤。终末期老年人的压力性损伤可能无法避免，对于 3、4 期压力性损伤采用姑息性治疗。姑息性创面治疗是指以减轻患者痛苦及改善创面症状为目的，可将姑息性治疗理念应用于创面的气味、疼痛、渗出、感染等方面的管理。

(9)整理床单位和用物，垃圾分类处理，脱手套、洗手，客观记录伤口情况。

3. 指导要点

(1)向其家属或照护者介绍压力性损伤的危险因素、危害、预防与治疗方法。指导定期改变体位、进行功能锻炼及活动。

(2)皮肤护理：每日酌情为老年人进行 1～2 次温水擦浴，保持皮肤清洁干燥。

(3)饮食护理：给予高热量、高蛋白、高维生素易消化的食物。

4. 注意事项

(1)禁止给 1 期压力性损伤老年人的局部皮肤进行按摩，防止加重损伤。

(2)定时翻身，保持床单位清洁、干燥，避免摩擦力和剪切力，避免排泄物的刺激。合并糖尿病者应积极控制血糖，早日达标，可促进伤口愈合。

(3)进行伤口护理时应严格遵守无菌原则，在专科护士指导下正确使用伤口敷料。

(4)操作过程中保持与老年人交流，观察其反应和病情变化，注意隐私保护。

5. 照护评价

(1)严格遵守无菌原则，伤口好转或痊愈。动作轻柔，老年人感觉舒适。

(2)照护者掌握压力性损伤预防方法，合理营养，按要求改变体位和进行功能锻炼及活动。

三、恶性肿瘤伤口

恶性肿瘤细胞通过皮下转移侵犯上皮组织，破坏其完整性，浸润皮肤、血液或淋巴，引发皮肤溃疡性损伤并产生蕈状物，持续发展引发组织坏死时称为肿瘤伤口。恶性肿瘤伤口病因学分类：皮肤恶性肿瘤、乳腺癌浸润生长、肿瘤远处转移、原发肿瘤手术部位原位复发。恶性肿瘤伤口难以治愈，主要表现为：出血、剧烈疼痛、感染、大量渗液、恶臭，严重影响患者生活质量。护理原则：对生命末期患者的恶性肿瘤伤口一般采用姑息性伤口护理，首要目标是控制症状，如：预防及控制出血，减轻疼痛和异味，减少渗液、控制感染、避免受压、促进患者舒适。

将姑息治疗理念引入伤口治疗领域，国际姑息伤口学会指出无论患者伤口能否治愈，运用整体的方法减轻慢性伤口患者及照顾者的痛苦，促进患者舒适，提高其生活质量。姑息伤口护理(palliative wound care)的原则是满足生命末期患者及照顾者需求的整合方法，护理核心是症状管理，避免不必要、昂贵、痛苦的护理和操作。

(一)姑息伤口症状管理的HOPES原则

1. 出血(Haemorrhage)

伤口出血重在预防，防止二次损伤。查看患者凝血功能，轻微出血无需特别止血，出血少时，用无菌棉签对出血部位压迫止血，出血较多时，遵医嘱使用止血剂。患者生命结束时，仍无法止血，可使用深色床单等，减轻患者及照顾者的恐惧。

2. 气味(Odor)

伤口异味常与局部腐化及感染有关。控制伤口气味主要包括伤口气味的病因治疗和恶臭控制。常用控制恶臭方法有：口服甲硝唑、使用敷料（银离子敷料、活性炭敷料）或局部外敷甲硝唑、使用防腐剂。动作轻柔地清洁伤口，清除腐烂皮肤和组织，若存在合并感染时，可根据药敏试验，遵医嘱选择合适的抗生素治疗。同时，在患者所处物理环境，注意开窗通风，及时更换污染的衣物、床单、被套，使用空气清新剂，放置香薰产品等覆盖异味。Grocott 恶性肿瘤伤口评估标准是根据闻及患者气味的距离，分为 6 级：0 级，进入病房、房间或诊室闻到气味；1 级，距患者一个手臂闻到气味；2 级，短于一个手臂闻到气味；3 级，接近患者手臂闻到气味；4 级，只有患者闻到；5 级，无气味。

3. *疼痛*（Pain）

疼痛是一种不愉快的感觉，伴有潜在或实际组织损伤的情绪体验，是一种主观感觉，已成为第五大生命体征。因恶性肿瘤伤口本身或伤口换药，患者常受疼痛困扰。在伤口护理时，应采用合理的方法进行全面疼痛评估，包括疼痛部位、性质、持续时间、强度、与活动的关系、诱因、心理变化等。

常用疼痛评分方法有：①视觉模拟评分表：一条直线为 10 cm，两端分别为 0（无痛）、10 级（最痛），请患者在直线上标出最能代表当前疼痛强度的点，测量从 0 到标点的距离即为疼痛评分。②数字评分法：0 分为无痛；1～3 分为轻度疼痛；4～6 分中度疼痛；7～10 分重度疼痛，疼痛无法忍受。③脸谱法：从无痛到最痛分为 6 级，分为微笑、悲伤到痛苦的 6 种表情。适用于老人、儿童、表达障碍的患者。

轻度疼痛，可耐受，不影响睡眠，需尽早采取非药物镇痛方法或遵医嘱使用镇痛药±辅助药；中度疼痛，睡眠干扰，应积极采取非药物镇痛方法并遵医嘱使用镇痛药±辅助药；重度疼痛，疼痛无法忍受，尽可能采取非药物镇痛方法并遵医嘱使用阿片类镇痛药±辅助药。疼痛评分≥4 分，报告医生，遵医嘱使用非药物或药物来缓解疼痛，全身用药遵循 WHO 推荐的三阶梯止痛原则：口服给药、按阶梯给药、按时给药、个体化给药、注意细节。注：非药物镇痛方法包括松弛疗法、自我暗示法、情感支持疗法、音乐疗法、冷热敷、按摩、取舒适体位等。镇痛药物包括：非阿片类药物（阿司匹林、对乙酰氨基酚、非甾体抗炎药等）、阿片类药物（吗啡、芬太尼、哌替啶、盐酸布桂嗪、曲马多、羟考酮、可待因等）、辅助药（类固醇激素、抗惊厥药物、抗抑郁药物、局部麻醉药等）。

4. *瘙痒*（Pruritus）

慢性伤口常见症状之一是瘙痒，应评估瘙痒的类型、诱因，通过物理和药物方法缓解瘙痒，促进舒适。清洗伤口时，选用刺激小的溶剂，清洗后伤口周围皮肤可涂抹皮肤保护剂或润肤乳。

5. 渗液(Exudate)

渗液是正常炎症的一部分，其数量及类型受细菌感染等影响，是反应伤口变化的重要信息，根据渗液颜色、性状、量、气味选择合适的伤口敷料，确定更换次数，一般 1~2 次每天。可选用吸收渗液的敷料如泡沫敷料、亲水纤维、藻酸盐敷料。敷料选择应满足吸收渗液、透气性好、提供有效细菌屏障、无二次损伤。

少量渗液时，选用非粘性吸水性敷料避免伤口床干燥及二次损伤；渗液多时，选用高吸收性敷料如藻酸盐、泡沫敷料；有窦道或大量渗液，选用造口袋或伤口引流袋；合并感染使用银离子敷料。正常渗液颜色呈清亮黄色；浸润细菌和白细胞，局部感染风险呈浑浊灰白色；含红细胞或毛细血管破裂呈红色或微红色；坏死组织溶解或清除呈黄褐色；存在绿脓杆菌感染呈绿色。临床上可根据渗透纱布的面积大小将渗液量分为 3 级：1 级，少量渗液<5 mL，渗透 1 块纱布(7.5 cm×7.5 cm)的 1/3；2 级，中量渗液 5~10 mL，渗透 1 块纱布的 2/3；3 级，大量渗液>10 mL，渗透 1 块纱布。

6. 浅表感染(Superficial Infection)

伤口感染会加重伤口相关的其他症状，给患者带来其他不必要的痛苦。伤口感染可以分为浅表感染、深部感染、细菌入侵。深层软组织感染及细菌入侵，需要进行系统地使用抗生素治疗，这样容易致 使细菌耐药。所以，尽量在伤口处于浅表感染给予控制。对于浅表的伤口感染，主要以局部治疗为主，伤口局部使用 银离子敷料、藻酸盐敷料、蜂蜜敷料、溶菌酶等。

恶性肿瘤伤口无法完全治愈，预计生存时间小于 6 个月的患者，不宜采用激进疗法，姑息伤口护理可作为一种可行的替代方式，通过控制症状，减轻患者及照顾者痛苦，从而极大地改善患者及照顾者的生活质量。

(二) 恶性肿瘤伤口的护理

1. 观察及评估

(1)患者评估：评估患者病情、营养状况、活动量、实验室指标、疼痛、心理状态、对伤口的认知程度，伤口形成原因及持续时间。

(2)伤口评估：观察伤口的类型、部位、大小、气味、有无渗液，及颜色、量、性状，组织形态是否完整，有无潜行或窦道，感染及周围皮肤情况。评估影响伤口愈合局部或全身的因素。局部因素：伤口温湿度、有无伤口异物及伤口感染、血运情况。

(3)环境评估：室内清洁、明亮，无人进食及走动，有床帘或屏风。

(4)护士评估：接受伤口培训的专业人员，衣、帽、鞋穿戴整齐，洗手、戴口罩。

(5)用物评估及准备：伤口护理包：无菌换药缸、无菌伤口敷料、无菌纱布、无菌剪、无菌手套、盐水棉球或纱布、干棉球、皮肤消毒剂、弯盘、一次性无菌巾、测量尺。

2. 操作要点

(1)核对医嘱，洗手、戴口罩。

(2)核对患者信息(双重身份识别)，向患者及照顾者解释伤口护理的意义、目的及注意事项，取得配合。

(3)携带用物至患者床旁，再次核对患者身份，调节室温(22℃~24℃)，拉床帘或屏风遮挡。

(4)洗手，戴手套，自外向内依次取下敷料，内层敷料用镊子去除，测量伤口面积，如敷料与伤口粘连，可先使用生理盐水打湿再去除。

(5)清创：评估伤口局部情况，选择合适的清洗溶液，一般常用生理盐水；棉球或纱布打湿局部，彻底清除伤口异物及坏死组织，患者伤口疼痛时，可遵医嘱合理使用局麻药或止痛药。

(6)待干后，选用合适的无菌敷料覆盖，妥善固定局部。

(7)脱手套，洗手，协助患者取舒适卧位，再次核对患者信息，进行伤口护理宣教。

(8)整理用物、垃圾分类处理、洗手。

(9)记录伤口颜色、大小，渗血、渗液量和性状，有无潜行或窦道，更换敷料日期时间等。

3. 指导要点

(1)伤口清洗，选择合适敷料：首选生理盐水，不推荐使用消毒剂；清洗时动作轻柔，棉球或纱布不宜过干，减少摩擦，减轻疼痛；彻底清洗伤口，去除坏死组织、细菌及异味，吸干创面，可延长敷料使用时间。有恶臭的伤口，可先使用双氧水，再用生理盐水冲洗干净。

(2)观察伤口，做好准确记录：伤口长度、宽度、深度，伤口床颜色一般为红、黄、黑3色，潜行、窦道、周围皮肤情况，是否存在感染等。肿瘤伤口常伴有多个结节，宜选取不易变形且质软的测量工具，如伤口测量尺、无菌长棉棒，避免伤口的二次损伤，测量时应包括最大和最小面积的伤口结节。避免使用镊子或其他测量工具直接接触伤口，防止出血。

(3)伤口敷料选择的原则：针对伤口局部情况及治疗目的选取合适的敷料：通透性良好，隔绝外来异物，吸收渗液，保持伤口恒温，为伤口愈合提供一个良好的湿性环境，更换时无残留，不造成二次损伤，经济、舒适。

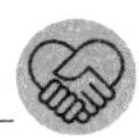

常见伤口敷料选择：

1)半渗透薄膜敷料：表浅伤口无渗液或少时，可配合水凝胶用于黑色痂壳或黄色腐肉清除，保护伤口免受外来污染。

2)银离子敷料：严重污染伤口，感染伤口。

3)高渗盐敷料：渗液很少的伤口，恶臭或黄色腐肉清创、化脓伤口。

4)藻酸盐敷料：表皮层到全皮层损伤、中到大量渗液伤口，黄色腐肉、坏死组织伤口，轻度出血伤口，有腔隙及窦道伤口。

5)泡沫敷料：表皮层到全皮层损伤、中到大量渗液伤口，肉芽组织水肿、增生伤口。

6)交互型伤口垫：根据产品说明激活后使用，难愈合的慢性及感染伤口。

(4)向患者及照顾者宣教促进愈合的方法，嘱加强营养、适当予以主动或被动运动、避免局部长期受压、保持伤口及周围皮肤清洁干燥；

(5)教给患者及照顾者在沐浴、翻身、咳嗽、活动时保护伤口的方法，如出现伤口敷料打湿或脱落及时予以更换，出现伤口疼痛或瘙痒，立即告知医护人员，给予对症处理。

4. 注意事项

(1)根据伤口类型选择清洗液，一般选用生理盐水或对人体组织无毒、无刺激性清洗液。

(2)如需多处换药，应先处理清洁伤口，后处理感染伤口；清洁伤口消毒时应从伤口中心向外消毒；感染伤口应从外周向伤口中心消毒，并遵医嘱行细菌和药敏培养。

(3)伤口换药时，应严格执行无菌原则，根据病情及伤口情况选择合适的清创方法。

(4)固定时胶布粘贴方向与患者身体纵轴垂直，包扎松紧适宜，以免影响伤口血运。

(5)定期对伤口进行观察、测量和记录，评估处理的有效性并及时进行调整。

5. 照护评价

(1)操作者动作轻柔，严格遵守无菌原则，根据患者伤口类型选择合适的伤口敷料。

(2)老年人局部伤口出血控制，疼痛和异味减轻，渗液减少、感染减轻、增加老年人舒适。

四、造口护理

结直肠癌在世界范围内是第三大最常见的癌症和第四大癌症死亡原因，我国直肠癌约70%~75%位于腹膜折返以下，为低位直肠癌，肠造口手术是治疗早中期低位直肠癌的有效手段。造口的建立改变了患者的生理结构，患者形象受损、对异味的担忧等均会给患者带来巨大的精神压力。良好的造口护理可减轻痛苦，增加舒适感，还可在一定程度上恢复造口患者的社会交往活动，提高生活质量。

（一）评估和观察

1. 评估老年人造口类型、功能状况、有无并发症、排泄物性质和特点，造口周围皮肤情况等；评估造口及周围皮肤并发症的诱因、危险因素及症状特点等。

2. 评估老年人对造口的接受程度及造口护理知识的了解程度，老年人的自理能力、心理状态和配合程度等。

3. 环境评估。环境整洁、明亮、关闭门窗，有床帘或屏风遮挡，调节室温在24℃~25℃左右。

4. 用物评估。用物齐全、质量合格，在有效期内。治疗盘内备：无菌手套、一次性治疗巾、治疗碗1个、弯钳2把、生理盐水、棉球、纱布1块、造口袋、造口测量尺、剪刀、必要时备皮肤保护膜。

5. 操作者自身评估。着装整齐、洗手、戴口罩。

（二）操作要点

1. 携带用物至床旁，核对老年人信息，向老年人做好解释工作，取得其配合。

2. 去除旧造口袋，揭除旧造口袋时要一手按压皮肤，一手轻揭造口袋。

3. 观察造口袋周围皮肤有无红疹、皮损、溃烂等情况。

4. 清洗造口及周围皮肤：用弯钳夹取生理盐水棉球由外向内轻轻擦洗造口部位，同法清洗造口周围皮肤，然后用干纱布彻底擦干皮肤。

5. 粘接造口袋

（1）用造口测量尺测量造口的大小、形状并做好记号。

（2）沿记号裁剪造口底盘，一般比造口大1~2 cm。

（3）撕去粘胶保护纸，按照造口位置由下往上紧密贴合造口周围皮肤，做好标识。

6. 操作完毕，协助老年人取合适体位。

7. 整理用物，垃圾分类处理，脱手套，洗手，书写护理记录。

（三）指导要点

1. 指导老年人及其家属掌握清空造口袋的方法和时机，及更换造口袋、造口周围皮肤护理、气味管理等方法；指导老年人自我监控造口功能、选择和使用造口用品等并定期复诊。

2. 指导老年人合理膳食，训练排便功能，掌握洗澡、着装与活动等方面的基本知识与技能。

（四）注意事项

1. 严格遵守无菌原则，动作轻柔，更换造口袋时应当注意防止造口袋内内容物排出污染伤口。

2. 注意观察造口的颜色、大小及排泄物的色、味、量有无异常。贴造口袋要保证造口周围皮肤干燥。

3. 操作时注意隐私保护，观察老年人在操作过程中的感受及病情变化，必要时给予对症处理。

（五）照护评价

1. 能保持造口周围皮肤清洁，造口产品大小、型号合适，老年人感觉舒适。

2. 老年人或照护者正确掌握造口的护理方法，能乐观接受造口的生活方式。

五、失禁相关性皮炎

失禁相关性皮炎（incontinence-associated dermatitis，IAD）特征包括红斑、皮疹、皮肤浸渍、糜烂或脱屑、有或没有感染，主要发生在臀部、会阴部或腹股沟处。研究表明，46%～72%的护理院老年人患有尿失禁和/或大便失禁。IAD患病率为5.7%～22.5%。患者可出现局部疼痛、烧灼感、瘙痒或刺痛，通过有效的护理和干预可以减轻患者的痛苦，提高生活质量。

（一）失禁相关性皮炎的预防

1. 明确失禁发生的原因，针对病因采取措施中断尿液和粪便对皮肤的刺激。

2. 采取营养、液体摄入管理、训练如厕技巧等行为干预、应用成人纸尿裤之类的吸收性失禁产品等护理措施处理失禁。

3. 每日至少1次或每次大便失禁之后，使用pH值接近正常皮肤的皮肤清洗液、免冲洗清洁剂或失禁护理湿巾清洁皮肤。

4. 清洗后选择温和的方式让皮肤变干，避免用力擦拭皮肤，可用皮肤保护剂涂抹皮肤达到预防和治疗的效果。

(二)失禁相关性皮炎的护理

1. 评估和观察

(1)失禁相关性皮炎的危险因素评估：失禁、失禁频繁发作、使用封闭性护理产品、皮肤状况差、移动能力受限、认知能力降低、个人卫生无法自理、疼痛、体温升高、药物、营养状况差、严重疾病等。

(2)失禁相关性皮炎皮肤评估：大小便失禁的老年人每天至少进行 1 次皮肤评估，或根据失禁的发生频率及老年人的情况进行调整；评估部位包括会阴、臀部、大腿、下背部、下腹部和皮肤褶皱等部位。分级：0 级：皮肤完好、无发红；1 级(轻度)：皮肤完整、发红，红斑、水肿；2 级(中重度)：皮肤发红、破损，水肿、水疱、糜烂、感染。

(3)评估老年人病情、意识、心理状态及配合程度。

(4)环境评估：环境整洁、明亮、关闭门窗，有床帘或屏风遮挡，调节室温在 24℃~25℃。

(5)用物评估：用物齐全、质量合格，在有效期内。治疗盘内备：无菌手套、治疗巾、一次性换药包、络合碘、生理盐水、无菌纱布和棉球、水胶体或其他敷料、皮肤保护剂、成人纸尿裤或尿片。

(6)操作者自身评估：着装整齐、洗手、戴口罩。

2. 操作要点

(1)携用物至床旁，核对老年人信息，告知老年人或家属存在的失禁问题、对皮肤的危害和将要实施的护理方法，取得其配合。

(2)暴露失禁性损伤伤口部位，将治疗巾置于伤口部位之下。

(3)观察失禁部位皮肤情况，是否存在发红、水疱、溃烂等情况，评估皮损面积及程度。

(4)消毒双手后，打开一次性换药包，戴无菌手套，先用络合碘溶液从外向内至伤口边缘螺旋消毒 2 遍。

(5)用无菌生理盐水棉球清洗伤口及周围皮肤，根据伤口情况选择合适的敷料覆盖，局部皮肤使用皮肤保护剂进行保护。

(6)撤去治疗巾，必要时协助更衣，协助老年人取舒适卧位。

(7)整理用物，垃圾分类处理，脱手套，洗手，书写护理记录。

3. 指导要点

(1)饮食护理：给予高热量、高蛋白、高维生素、易消化的食物。

(2)向家属及照护者介绍失禁相关性皮炎的原因、预防及护理措施。

4. 注意事项

(1)在操作过程中，注意保护老年人隐私，注意观察老年人的反应及病情变化，必要时遵医嘱进行处理。

(2)动作要轻柔，严格遵守无菌原则，冬春季注意保暖。

(3)对留置导尿管或伤口造口的患者进行导尿管及造口相关护理。

5. 照护评价

(1)操作严格遵守无菌原则，动作轻柔，老年人感觉舒适。

(2)老年人发生失禁相关性皮炎的部位逐步好转或痊愈，生活质量提高。

六、老年人皮肤瘙痒症

老年人皮肤瘙痒症可累及全身或局部皮肤，表现为持续 6 周以上每日或几乎每日的瘙痒，无明显原发疹的皮肤瘙痒。与老年人免疫衰老，皮肤屏障功能受损，感觉神经病变有关，目前瘙痒机制尚未完全阐明。当老年人出现皮肤瘙痒症时，洗澡时避免高温及搓澡，严重皮肤瘙痒症应减少洗澡频率，沐浴后使用无刺激性润肤品；避免进食辛辣刺激的食物如海鲜、辣椒，避免饮酒，可多进食维生素 C 和维生素 E 的食物；穿柔软宽松棉质衣服，避免着化纤类或羊毛类衣物，保证一个良好的睡眠；可采用中西结合的治疗方式，对症处理。

主要参考文献

[1] Zadeh RS, Eshelman P. Palliative Design Meets Palliative Medicine: A Strategic Approach to the Design, Construction, and Operation of Healthcare Facilities to Improve Quality of Life and Reduce Suffering for Patients, Families, and Caregivers[J]. Herd, 2019, 12(3): 179-186.

[2] Bates V. 'Humanizing' healthcare environments: architecture, art and design in modern hospitals[J]. Design for health (Abingdon, England), 2018, 2(1): 5-19.

[3] 国家卫生和计划生育委员会. 安宁疗护中心基本标准和管理规范(试行)[J]. 中国护理管理, 2017, 17(3): 289-290.

[4] Hadi K, Du Bose JR, Choi YS. The Effect of Light on Sleep and Sleep-Related Physiological Factors Among Patients in Healthcare Facilities: A Systematic Review[J]. HERD, 2019, 12(4): 116-141.

[5] Feikema R. Color and lighting schemes for a Hospice facility aimed at improving the residents'quality of life [D]. California State University, Northridge, 2012.

[6] 杨柳，陈柳柳，张江辉，等. 终末期住院患者病房物理环境设计研究进展[J]. 中华护理杂志，2019，54(07)：1108-1112.

[7] KolcabaKY. The art of comfort care[J]. Image Journal of Nursing Scholarship，1995，27 (4)：287 289.

[8] 毛智慧，张欢，孙晓婷，等. 舒适护理及其影响因素的研究进展[J]. 护理研究，2017，31(5)：513-516.

[9] 国家卫生计生委办公厅关于印发安宁疗护实践指南(试行)的通知[J]. 中华人民共和国国家卫生和计划生育委员会公报，2017(02)：53-73.

[10] 杨晶，陈双琴，秦志伟，等. 中国老年安宁疗护的研究进展[J]. 中国老年学杂志，2020，40(11)：2458-2463.

[11] 尚少梅. 护理学基础[M]. 北京：北京大学医学出版社，2018.

[12] 傅麒宁，吴洲鹏，孙文彦，等.《输液导管相关静脉血栓形成中国专家共识》临床实践推荐[J]. 中国普外基础与临床杂志，2020，27(04)：412-418.

[13] 血管导管相关感染预防与控制指南(2021 版)[J]. 中国感染控制杂志，2021，20(04)：387-388.

[14] 国家卫生和计划生育委员会. WS/T433—2013 静脉治疗护理技术规范[S]. 2013-11-14.

[15] 王文丽，朱政，彭德珍，等. 长期留置导尿管患者导管相关性尿路感染预防护理的最佳证据总结[J]. 护士进修杂志，2019，34(16)：1473-1477.

[16] 谌永毅，刘翔宇. 安宁疗护专科护理[M]. 北京：人民卫生出版社，2020.

[17] 姑息治疗与安宁疗护基本用药指南[J]. 中国全科医学，2021，24(14)：1717-1734.

[18] 詹昱新，李素云，杨中善，等. 住院患者肠外营养护理质量评价指标体系的构建[J]. 中华护理志，2019，54(09)：1291-1296.

[19] 陈佩琴，温新颜，陈春莲. 老年住院患者压力性损伤预防护理证据的文献汇总分析[J]. 护理实践与研究，2021，18(06)：823-827.

[20] 周思君，谌永毅，许湘华，等. 生命末期患者压力性损伤管理的研究进展[J]. 护理学杂志，2021，36(06)：105-108.

[21] INSTRUCTIONS：The Microbiome and Metabolome of Malignant Fungating Wounds：A Systematic Review of the Literature From 1995 to 2020[J]. Journal of Wound，Ostomy & Continence Nursing，2021，48(2)：124-135.

[22] 周帅，江锦芳，覃彦珠，等. 恶性肿瘤伤口症状管理的最佳证据总结[J]. 护理学杂志，2020，35(20)：92-97.

[23] 薛冬群，柳琪，亢东琴，等. 造口护理临床实践指南现状及推荐意见内容分析[J]. 中国实用护理杂志，2017，33(34)：2683-2687.

[24] 王泠，郑小伟，马蕊，等. 国内外失禁相关性皮炎护理实践专家共识解读[J]. 中国护理管理，2018，18(1)：3-6.

第六章

心理评估及处理规范

安宁疗护是全方位的整体性照护，心理照护在安宁疗护中同躯体照护具有同样重要的作用，选择积极有效的心理干预方法十分重要，是安宁疗护中必要内容。临终患者除了承受着躯体上的剧烈痛苦，还要面临着即将死亡的事实和不可控制的恐惧和焦虑，患者的精神压力使其处于无法自我调整的焦灼状态，迫切需要得到心理上的支持和帮助。有效的心理干预不仅可以调试患者的消极心理状态，缓解患者心理上的痛苦，同时可以降低患者对躯体痛苦的感受。心理健康对老年人的健康是不可或缺的组成部分，不仅关系到个人晚年生活幸福安康，也与社会和谐发展息息相关。临终期老年人的心理状态极差，病情较复杂，而且可能还患有其他的老年疾病，在接受长期的治疗中承受着疼痛的折磨，极易产生恐惧、愤怒的心理，影响到其临终时的生活质量。而安宁疗护可以对老年人给予心灵上的关怀，减少痛苦，增强其生活质量，让患者可以安详地走完人生最后的旅程。

老年人的疾病与心理精神因素有关的高达 70%～80%，积极的情绪有利于身体健康，而消极的情绪则给健康带来不良的影响。研究表明，任何情绪的变化都可以传递到身体的每一个细胞，或加强或削弱机体的防御能力。

第一节　心理痛苦

理论上讲，经历心理痛苦不是件容易的事情，它让患者应对临终问题更困难，心理痛苦会影响其身体功能、心理状况、社会以及精神方面的需求，比如睡眠，患者失眠或睡眠过多，导致注意力不集中，常常需要人们重复他们所说的话，患者更容易远离人群，产生精神危机、社会孤独感等，心理痛苦让患者更难于履行自己的角色责任，对外界的感知异常敏感，导致其尊严受损等，心理痛苦与精神异常也常常互为因果，导致或加剧精神异常的发生。心理痛苦可能影响治疗决策和依从性，导致患者不愿意遵从医嘱，不愿意活动、复查，因此他们往往更容易再次入院。心理痛苦影响患者的健康状况，带来更差的生存质量，甚至缩短患者的生存期。

一、基本概念

2013 年，美国国立综合癌症网络(National Comprehensive Cancer Network，NCCN) 定义心理痛苦为：各类原因引起的不愉快的情绪体验，包括身体、心理(认知、行为、情感)、精神和社会的体验。这种体验可以影响患者的感觉，思维方式和行为模式，让患者更难于应对疾病的各种问题，甚至影响患者的自我照顾、社会生活、心境甚至信念。心理痛苦是一个连续的过程，情感脆弱、悲伤和害怕等正常的心理活动是轻度痛苦的特点，而焦虑、抑郁、恐惧、精神危机及社会孤独感等心理障碍为更严重的心理痛苦。NCCN 提出心理痛苦已经成为继体温、脉搏、呼吸、血压、疼痛后的第六大生命体征。并于 1999 年建立了癌症患者心理痛苦管理指南，且定期更新指南。

二、影响因素

导致临终患者心理痛苦的原因有很多，不同的患者原因不同。如，有的患者是因为治疗副作用带来的痛苦，有的患者是疾病的费用负担带来的痛苦，更多的患者在临终阶段会经历心理层面的困扰，导致心理痛苦。任何临终患者都不可避免经历心理痛苦，当患者患有无法控制的症状、严重的疾病合并恶性肿瘤、认知缺陷、与抑郁相关的恶性肿瘤、医疗卫生资源有限、家境困难、年纪轻、有宗教方面的困扰、缺乏沟通、有家庭矛盾和冲突、缺乏社会支持、独居、周围环境不熟悉、居无定所、有小孩需要照顾、经历过创伤(如遭受过身体或性虐待)、有自杀意念、有药物或酒精滥用、有精神异常(如重度抑郁或广泛的焦虑)以及开始接受生命末期照护是心理痛苦很重要的触发因素，具有更高的心理痛苦易感性。

三、心理痛苦评估与临床表现

心理痛苦的评估工具在形式和结构上存在较大差异，无统一标准。NCCN 将心理痛苦温度计(Distress thermometer，DT)(图 6-1)联合问题列表(Problem list，PL)(表 6-1)的使用纳入工作指南，规定在肿瘤患者病程的各个重要时段必须对患者进行心理痛苦的筛查。2007 年，北京肿瘤医院唐丽丽等多位专家对心理痛苦温度计进行翻译和校对，研究表明中文版心理痛苦温度计具有较好的信度、效度，在国内也得到广泛的应用，是癌症患者心理痛苦的主要评价工具。量表分为两个部分：①DT，是一个从 0 分~10 分的 11 个尺度的单项条目的心理痛苦自评工具(0 分代表没有痛苦，10 分代表极度痛苦，分数越高，痛苦程度

越严重)。1~3 分轻度痛苦,4~6 分中度痛苦,7~9 分重度痛苦,10 分极重度痛苦。NCCN 将心理痛苦的临界点定为 4 分,即 DT≥4 为发生显著心理痛苦,中文版本的阈值也为 DT≥4 分。②PL,是 DT 附加的一系列问题列表,分为实际问题、交往问题、情绪问题、身体问题、宗教信仰问题 5 个部分,共 40 个问题,量表采用“是”“否”进行评价,也有研究采用 Likert 5 级计分来增加答案的可信度。本书采用了“是”“否”进行评价。

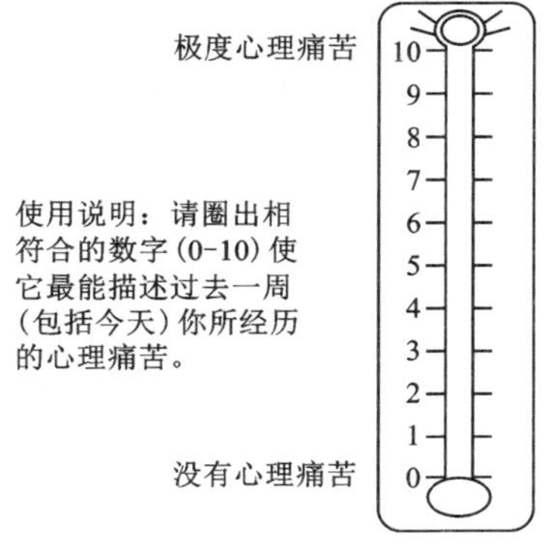

图 6-1 心理痛苦温度计

表 6-1 心理痛苦相关问题列表

请指出下列哪些选项是引起您痛苦的原因?并在该项目前打“√”。

	实际问题
□	无时间精力照顾孩子/老人
□	无时间精力做家务
□	经济问题
□	交通出行
□	工作/上学
□	周围环境
	交往问题
□	与孩子/老人相处
□	与伴侣相处
□	与亲友相处
□	与医护人员相处
	情绪问题
□	抑郁
□	恐惧
□	孤独
□	紧张
□	悲伤
□	担忧
□	对日常活动丧失兴趣
□	睡眠问题
□	记忆力下降/注意力不集中

	身体问题
□	外表/形体
□	洗澡/穿衣
□	呼吸
□	排尿改变
□	便秘
□	腹泻
□	进食
□	疲乏
□	水肿
□	发烧
□	头晕
□	消化不良
□	口腔疼痛
□	恶心
□	鼻腔干燥/充血
□	疼痛
□	性
□	皮肤干燥
□	手脚麻木
□	身体活动受限制
	信仰/宗教问题
□	信仰/宗教问题

其他问题:________________

心理痛苦的表现因人而异，常表现为难过、恐惧、愤怒、失控、担忧、质疑、离群、睡眠障碍、抑郁、焦虑、频繁地想到疾病或死亡。

1. 轻度心理痛苦

如果心理痛苦温度评分<4 分，出现预期的心理痛苦症状，包括常态的对未来对疾病的担心和害怕、对健康状况失去的哀伤、愤怒与失去控制的感觉、失眠、胃口不好、注意力集中困难、预感性悲哀、对治疗副作用的担心、对社会角色的担忧等，我们称之为轻度心理痛苦。

2. 中重度心理痛苦

如症状加重或评分升高至≥4 分，我们称之为中重度心理痛苦，需要填写心理痛苦相关因素调查表，调查表包括身体问题、情绪问题、交往问题、实际问题和信仰宗教问题选项，心理痛苦温度计评分≥7 分，需要立即采取干预措施。

临终患者的情绪状态不是一成不变的，可能会像钟摆一样来回不定，可能随时处在不同的冲突和纠结中，需要我们注意观察和评估，随时根据患者的情况给予帮助、支持和陪伴。心理痛苦温度计作为一种比较基础的心理状况的测量工具，在使用时也像其他心理测量工具一样，需保持谨慎，既要避免评估带来的暗示作用和伤害，也要因人而异、灵活使用。如，在我们国家的文化氛围里，尤其年长患者可能不太习惯谈情绪谈心理，我们可以在充分了解患者情况的基础上从询问相关问题入手。中国科学院祝卓宏教授提出的“问寒问暖问生计，问完症状问睡眠，察言观色看动作，不为心理做心理”这一心理工作的理念，可以很好地运用在心理痛苦评定工作中。

五、心理痛苦的干预

在心理痛苦评估后，医务人员需要跟患者沟通评估结果及后续的处理，以让患者获得进一步的评估及症状的控制。轻度心理痛苦的干预主要包括建立信任关系、延续护理、药物治疗、建立支持性团体、提供个体咨询、家庭咨询、进行放松训练、冥想、表达性艺术治疗(如舞蹈、音乐、绘画等)、宗教支持等，干预后需要再次对患者的状况进行评估，如症状减轻或评分降低或稳定，则维持原有的措施；中重度心理痛苦则需要进一步评估导致心理痛苦的相关因素，并根据导致心理痛苦的相关因素进行转介，申请相应专科会诊和支持(精神心理、社会工作与咨询、宗教支持等)。如生理方面的症状需要及时采取治疗和护理措施尽可能减轻，促进舒适；如导致患者心理痛苦的原因为心理社会实际问题，则需要转介给社会工作者，社工通过对患者和家庭进行健康教育提高患者自我照顾能力或照顾协助，帮助适应疾病带来的改变，组织支持性团体，利用

社区或当地资源为患者解决实际问题，如帮助解决家务、食物、交通问题等，帮助解决保险与费用困难等，提供哀伤咨询，处理焦虑、创伤、低落和自杀意念等；抑郁、焦虑、自杀意念等导致的心理痛苦，需要申请精神科心理科会诊，进行专业的抑郁、焦虑评定，针对疼痛、睡眠问题、认知问题，关系冲突、焦虑、情绪低落、恐慌、抑郁及自杀倾向等提供心理咨询，必要时提供药物治疗。

1. 专科护理

护士提供专业护理，是跟患者接触最多的专业人员，最能发现患者心理痛苦，他们在帮助患者处理心理痛苦方面的作用非常广泛：疾病照顾和身体照顾、延续护理、居家护理，健康宣教等，他们提供系统的健康照顾体系、情绪状况评估和心理症状的识别。

2. 叙事护理

叙事护理主张在护理临终患者时，用尊重、谦卑、好奇的工作理念倾听、梳理患者的生命故事，帮助患者看到生命意义，帮助应对临终期的心理痛苦。

3. 尊严疗法

尊严疗法是通过简单易行的访谈治疗维护患者尊严，引导患者肯定生命的意义，能减轻临终阶段心理痛苦。尊严疗法的访谈主要提纲包含如下议题：重要回忆、关于自我、人生角色、个人成就、特定事情、期望祝愿、经验之谈、教导嘱咐和其他事务，访谈后经过转录成文档，经过患者的允许交给患者的重要他人，让患者的生命故事得以保存，让生命意义得以延续，有重要的推广价值和应用前景。

4. 音乐疗法

华中科技大学同济医学院附属协和医院肿瘤中心于 2012 年 5 月创建 Happy 站台，由护理部委派 1 名健康教育小组的护士专职负责 Happy 站台的相关工作。该工作站主要是为患者提供一个康复锻炼的场所，同时播放音乐营造良好的氛围对肿瘤患者进行心理干预。有学者在胃肠道肿瘤患者中使用放松疗法联合音乐疗法进行干预治疗时发现，放松疗法联合音乐治疗能明显改善患者围术期焦虑。

5. 认知疗法

有研究将认知行为干预应用于膀胱肿瘤术后化疗患者时发现，由心理咨询师以面授形式行认知重建、行为强化训练的心理干预方式，能够降低膀胱肿瘤化疗患者的负性情绪。另有研究显示，采用贝克认知疗法能够降低恶性骨肿瘤保肢术患者围手术期焦虑和抑郁程度，有利于缓解患者不良情绪。

6. 中医疗法

中医相关的干预方法主要包括中医五行音乐、中医情志护理等。研究表明，中医五行音乐干预能有效缓解癌症、术后患者焦虑和抑郁情绪。

7. 不同形式的心理护理

传统的心理护理主要是责任护士对患者进行一对一的心理护理。近年来，国内专家学者对心理护理进行了进一步探索，取得了一定成效，包括个性化心理护理、团体心理护理，以及以夫妻为中心的心理干预等。

8. 其他

有研究者使用正念减压疗法对宫颈癌患者心理痛苦进行干预，结果显示，正念减压疗法能够有效减轻宫颈癌化疗患者心理痛苦，并提高患者生活质量；另有研究表明，精神关怀可以改善癌症患者抑郁程度。

六、心理痛苦筛查和干预的意义

心理痛苦是一个人在临终时必然的经历和体验，它的程度影响临终患者的生命质量。但在临床工作中，医生很少直接询问患者生病的感受，患者也没有计划告诉医生他们的身体状况之外的情况，心理痛苦的筛查便于医生询问患者疾病带来的心理痛苦，也方便患者分享疾病带给他们的感受，帮助医务人员发现患者的心理痛苦，有针对性的帮助到患者，改善患者的临终状态，帮助实现“善终”这一安宁疗护的工作目标。

心理痛苦的干预和治疗是团队工作，也是一项非常有意义的工作。研究发现，及时进行心理痛苦的筛查并给予帮助能明显减轻患者心理痛苦，早期治疗心理痛苦可防止患者情绪问题的恶化，如减轻愤怒的程度，减少愤怒情绪发生的频率，避免严重的焦虑和低落，从而有利于让患者保持好的情绪状态，改善生存质量。较好的心理痛苦管理措施能改善临终患者的自我照顾能力和健康状况。

第二节　焦虑与死亡焦虑

虽然疾病与死亡是生命自然规律的一部分，但大多数人都会对死亡产生某种有意识或无意识的焦虑，人们害怕死亡，甚至不愿意谈起死亡。死亡态度是心理健康的一个重要方面，面对即将死亡的现实、对未知与死亡的焦虑、对持续存在且不断加重的癌痛的恐惧、对自尊与自我价值感丧失的沮丧、对亲人和美好生活诀别的不舍，让终末期患者死亡焦虑程度较其他疾病更甚。有研究表明，癌症患者死亡焦虑水平远高于正常人，因恐惧死亡而存在焦虑不安和痛苦想法的晚期癌症患者比例接近 80%。死亡焦虑会影响患者对抗疾病的信心和

身心状态，降低生活质量，甚至加速患者的死亡进程。

一、基本概念

（一）焦虑

焦虑(anxiety)是指一种缺乏明显客观原因的内心不安或无根据的恐惧，是预期即将面临不良处境的一种紧张情绪，表现为持续性精神紧张或发作性惊恐状态，常伴有自主神经功能失调表现。焦虑是一种很普遍的现象，几乎人人都有过焦虑的体验。适度的焦虑有益于个体更好地适应变化，有利于个体通过自我调节保持身心平衡等，但持久过度的焦虑则会严重影响个体的身心健康。

（二）死亡焦虑

死亡焦虑(death anxiety)是指当个体面临死亡威胁时，其内心深处所产生的一种负面情绪，包括对死后之事、濒死过程以及自身不复存在的焦虑。国外对死亡焦虑较为统一的说法是指个体对预期死亡、濒死过程以及死亡对个体自身、重要之人造成影响所产生的焦虑、害怕、紧张、痛苦交织而成的负性情绪反应。我国学者认为死亡焦虑是个体在极为强烈的死亡提醒下感知到死亡威胁而由此引发出必死性意识，进而产生的一种无法言喻的焦虑和恐惧的情绪。

二、产生焦虑的原因

造成老年人焦虑的可能原因主要有以下几种：①体弱多病，行动不便，力不从心；②疑病性神经症；③各种应激事件：如离退休、丧偶、丧子、经济窘迫、家庭关系不和谐、搬迁、社会治安以及日常生活常规被打乱等；④某些疾病或症状：如抑郁症、痴呆、甲状腺功能亢进、低血糖、直立性低血压等，以及某些药物的副作用，如抗胆碱能药物、咖啡因、β受体阻滞药、皮质激素、麻黄碱等均可引起焦虑反应。

造成临终患者死亡焦虑的可能原因主要有以下几种：①因未知而产生的恐惧感，不知道自己死时及死后会发生什么。包括害怕死亡过程是否会痛苦，不能确知死后生命是否还可以延续以及害怕死后的身体不知道会变成什么样子。②害怕生命中所拥有的一切都消失停止不存在。③害怕死亡使得自己不能再追求或完成某些生活目标。④害怕与生存的熟悉环境分离，与世界完全隔绝并陷入孤单。⑤害怕自己的死亡对亲人的打击包括心理、经济、责任等方面。⑥害怕丧失自我支配及控制自己命运的能力。⑦宗教信仰者害怕死后会因自己的“罪”而受到严厉的惩罚。

三、临床表现

焦虑包括指向未来的害怕、不安和痛苦的内心体验、精神运动性不安以及自主神经功能失调等三方面症状，分急性焦虑和慢性焦虑两类。

(1)急性焦虑

主要表现为惊恐发作。老年人发作时突然感到不明原因的惊慌、紧张不安、心烦意乱、坐卧不安、失眠，或激动、哭泣，常伴有潮热、大汗、口渴、心悸、气促、脉搏加快、血压升高、尿频、尿急等躯体症状。严重时，可以出现阵发性气喘、胸闷，甚至有濒死感，并产生妄想和幻觉。急性焦虑发作一般持续几分钟到几小时，之后症状缓解或消失。

(2)慢性焦虑

表现为持续性精神紧张。慢性焦虑老年人表现为经常提心吊胆，有不安的预感，平时比较敏感，处于高度的警觉状态，容易激怒，生活中稍有不如意就心烦意乱，易与他人发生冲突，注意力不集中，健忘等。

临终患者的焦虑通常来源于不确定性，对未来的恐惧和与所爱的人分离的威胁，许多焦虑的末期疾病患者睡眠障碍、做噩梦和害怕夜晚独处，甚至在白天也不愿意独自独处，随时害怕死亡的降临。焦虑也可能与潜在的可逆转的病情有关，如未被控制的疼痛、严重的呼吸困难、低氧血症和败血症等。

四、焦虑的评估

1. 直接测量法

即直接测量临终老人的焦虑与担忧，比较著名的是坦普勒(Templer)的死亡焦虑量表(Death Anxiety Scale)、汉密顿焦虑量表(Hamilton Anxiety Scale，HAMA)和状态-特质焦虑问卷(State-Trait Anxiety Inventory，STAI)。

2. 间接测量法

舒尔茨和萨特豪斯总结了三种死亡焦虑的间接测量方法，包括词汇联想测验、颜色词干扰测验和幻灯片测验。其中词汇联想测验的假定是，死亡焦虑较强的个体，对与死亡有关的词语的联想要明显慢于对中性词的联想。颜色干扰词测验的假定是，死亡焦虑较强的个体阅读电脑屏幕上呈现的词语时，与死亡有关的词语的阅读速度会慢于中性词的阅读速度。同理，幻灯片测验的假定就是，与看到中性图片相比，看到与死亡有关的幻灯片时(如墓地)，死亡焦虑程度较强个体的生理指标(比如心率)会有明显的变化。

五、焦虑的干预

1. 对因处理

指导和帮助老年人及其家属认识分析焦虑的原因和表现，正确对待死亡问题，积极协助解决家庭经济困难，积极治疗原发疾病，缓解疼痛、呼吸困难和其他痛苦症状，尽量避免使用或慎用可引起焦虑症状的药物。

2. 心理治疗

(1)解释性心理治疗：向患者进行焦虑症相关知识的宣教，根据患者的情况和需要提供个体化的适合患者需求的信息支持，让患者怀抱希望(如带病延年的希望、不那么痛苦地活着的希望、安宁死亡的希望等)，指导老年人保持良好心态，学会自我疏导和自我放松，建立规律的活动与睡眠习惯，以减轻患者心理压力。

(2)认知行为疗法(CBT)：包括认知重建疗法和焦虑控制训练，纠正错误观念。比如对死亡的恐惧，可以请患者谈谈具体的恐惧是哪些，促进对恐惧的公开讨论和分享，认知上有没有调整的空间等。

CBT 被认为可作为一线治疗。CBT 认为焦虑障碍患者高估了自己所处环境的危险程度，难以处理不确定性，低估了自己应对困难的能力。针对焦虑障碍的 CBT 的治疗方法是帮助患者了解到他们的担忧可能适得其反甚至是对平常事情的“过敏”反应。采取暴露治疗，使患者领悟到他们的担心及回避行为是不正确的，或者是对正常现象的不正常的想法。CBT 的实施包括每周一次的个体治疗。每次 60 分钟共 12~16 次；每周一次，共 8~12 次的团体心理治疗。针对农村地区患者的电话治疗也被证明有效。CBT 教授患者管理焦虑的技巧，其影响较药物治疗更加持久。对于一些患者，由于种种原因不能够到现场接受治疗，基于互联网的 CBT 也是一种选择。

(3)生物反馈疗法：运用生物反馈技术，通过操作条件作用机制，利用现代生理科学仪器，将原本不易觉察的微弱心理生理变化过程的信息采集并放大，以容易辨别的视觉、听觉形式显示出来，个体觉察到这些生理或病理变化后，进行有意识的“意念”控制和心理训练，控制和调节不正常的生理反应，以达到调整机体功能和防病治病的目的。针对临终老人焦虑，可以利用生物信息反馈的方法训练患者学会有效放松，从而减轻症状。

(4)正念疗法：包括接纳与承诺疗法，鼓励关注当前及超越症状和疾病的核心价值观。

3. 药物治疗

重度焦虑应遵医嘱应用抗焦虑药物，如地西泮、氯氮卓等进行治疗。对伴有抑郁情绪的患者可以用抗抑郁药进行治疗。

4. 对家属的支持

在亲人即将离世时家属不仅要承担经济负担和照顾等工作而且需要心理上的转变和适应。临终患者的家属往往比患者本身更难以接受死亡的事实。通过与患者家属建立相互依靠相互合作的关系，正确理解家属的悲痛心情，同情、安慰、疏导家属。帮助患者家属学会谦让和尊重患者，理解患者的焦虑心理，鼓励和倾听患者的内心宣泄，真正从心理精神上去关心体贴患者。另外要做好患者的生活护理减轻患者的疼痛，这也是对家属的关怀和安慰。死亡是患者痛苦的结束同时又是家属悲哀的高峰。当家属失去亲人时，协助家属回避生死离别的场面并让他们把情绪发泄出来，从医学的、社会的、家庭的角度对死者的家属做好抚慰工作使他们尽快从悲哀中解脱出来。

5. 其他

(1)建立良好的医患、护患关系：耐心倾听，恰当共情，提供持续的信任和关怀，让患者有机会说出他们的担心，让他们感受到医务人员在意、关心他们的所受到的困扰。

(2)制定处理应对不确定性的策略：如患者问："医生，我还有多久?"我们可以这样回应："我可以问问您为什么现在问这个问题吗？理解这个能帮助我提供给您所需要的信息。""人的生命长度是很难预测的，它是综合因素的影响，我们可以抱着最好的希望，舒服的时候活好每一天，但同时做一些事情的准备。"

第三节　抑郁

一、基本概念

抑郁(depression)是一种不愉快的心境体验，是一种极其复杂、正常人也经常以温和方式体验到的情绪状态。当成为病理性情绪时，抑郁症状会持续较长时间，并可以使心理功能下降或社会功能受损。抑郁在老年人中十分常见。中科院在2007—2008年间对全国21所主要城市进行的调研显示，我国老年人中有40%存在抑郁。抑郁症是躁狂抑郁症的一种发作形式，以情感低落、思维迟缓、以及言语动作减少，迟缓为典型症状。

临床临终的抑郁通常容易被忽视，因为临终患者的其他表现如濒死带来的适度的悲伤、情绪低落，和疾病的躯体症状(如厌食、睡眠障碍、便秘和体重丧失等)常有，让人很难分别，且在我们的文化氛围下，忽视或隐藏自己的负面情

绪是十分常见的行为，如果我们不用心去发现，它就与临终的其他表现混同一起，不被发现。临终患者的抑郁症如果不被发现和治疗，它可能导致其他症状的加重、患者社会隔离、阻碍患者完成“未尽之事宜”，影响患者的生活质量。

二、产生抑郁的原因

老年人的抑郁常由以下因素引起：①增龄引起的生理、心理功能退化；②慢性疾病，如高血压、冠心病、糖尿病及癌症等与躯体功能障碍和因病致残导致自理能力下降或丧失；③较多的应激事件，如离退休、丧偶、经济窘迫、家庭关系不和等；④低血压；⑤孤独；⑥消极的认知应对方式。

三、临床表现

既往将抑郁发作(depression episode)概括为情感低落、思维迟缓、意志活动减退等“三低”症状，现认为这是重度抑郁发作的典型症状，部分抑郁发作患者并不具备。目前认为抑郁的核心症状包括情绪低落、兴趣缺乏和快感丧失，可伴有躯体症状、自杀观念和行为。发作应至少持续 2 周，并有不同程度的社会功能损害，或给本人造成痛苦或不良后果。老年人抑郁以躯体症状为主要表现形式，心境低落表现不太明显，称为隐匿性抑郁(masked depression)，或疑病症状(hypochondria)较突出，可出现“假性痴呆”(pseudodementia)等。严重抑郁老人的自杀行为很常见，也较坚决，如果疏于防范，自杀成功率也较高。

1. 情绪低落

情绪低落是抑郁状态的特征症状。情感基调低沉、灰暗，心境不佳，苦恼、沮丧、忧伤，甚至非观、绝望，丧失了既往生活的热情和乐趣，感到快感缺乏或愉快不起来。自诉“高兴不起来”“活着没意思”等，整日忧心忡忡、郁郁寡欢、痛苦煎熬、不能自拔。60%的患者在抑郁的背景上可出现焦虑、激越症状：表情紧张、局促不安、惶惶不可终日，或不停地踱步、掐手指、拧衣服、揪头发等。典型病例常有晨重晚轻节律改变的特点，大约有 50%的患者情绪低落呈现出此波动变化，即清晨破晓患者情绪最为低落，而黄昏时分低落情绪和症状则有所好转。

2. 兴趣缺乏

患者对以前喜爱的各种活动兴趣显著减退甚至丧失，如患者以前是很爱下棋的人，现在却对下棋一点兴趣都没有。

3. 快感丧失

患者丧失了体验快乐的能力，不能从平日从事的活动中获得乐趣。有些抑郁患者也能参与一些看书、看电视、打球等活动，但其目的主要是为了消磨时

间，或希望能从悲观失望中解脱，毫无快乐可言。

4. 自我评价过低

自我评价过低是抑郁心境的一种加重症状，患者过分贬低自己，总以批判的眼光、消极的否定态度看待自己，把自己说得一无是处，无用感、无价值感、罪恶感和羞耻感，强烈的内疚和自责，感到前途暗淡无光，对自己的一生感到无助、绝望。随着症状加重，自责、内疚的观念加重，逐渐具有妄想性质，即罪恶妄想，认为自己罪孽深重，应受到惩罚，也可出现贫穷、疑病妄想。

5. 精神运动迟滞

整个精神活动呈显著、持久、普遍的抑制。表现为思维迟缓、思路闭塞，联想抑制，思考问题吃力，言语少、声低简单，交谈困难。患者兴趣索然、闭门独居、疏远亲友、回避社交。常用“体验不出感情”“变得麻木了”来描述自己的状况。主观上感到精力不足，疲乏无力，完成日常小事都感到费力，丧失积极性和主动性。注意力集中困难，记忆力减退，行动缓慢，严重者基本生活也不能料理，甚至不语、不动、不食，可达木僵程度。

6. 自杀观念和行为

抑郁的自杀率比一般人群约高 20 倍，约有 3/4 的患者有此症状。自杀观念通常逐渐产生，随着症状加重，自杀观念日趋强烈，一方面由于在无助、绝望中挣扎，感到生不如死，以自杀寻求解脱，“我愿意摆脱一切”“没有任何事情值得我活下去”；另一方面认为自己罪大恶极，通过自杀惩罚自己。患者采取的自杀行为往往计划周密，难以防范。因此是抑郁症最危险的症状，应提高警惕。偶尔患者会出现所谓“扩大性自杀”，患者可在杀死数人后再自杀，导致极严重的后果。

7. 躯体症状

情绪反应总是伴有机体的某些变化，抑郁症患者常面容憔悴、目光呆滞，70%的患者食欲减退，患者终日不思茶饭，无饥饿感，勉强进餐也是食之乏味。体重下降明显。患者普遍有躯体不适主诉：头痛、心悸、胸闷、恶心、呕吐、口干、便秘、消化不良、胃肠胀气等，严重者可达疑病程度。早期可有性欲的降低。

睡眠障碍也是抑郁患者突出的躯体症状，80%的抑郁患者会出现此症状。早醒和夜间易醒最为突出，较平时早 2~3 小时醒后即陷入苦闷的思考之中，悲观情绪随之加重。不典型抑郁症患者可以出现贪睡的情况。

8. 其他

部分患者在抑郁存在一段时间后可出现幻觉和妄想，内容可与抑郁心境相协调，如罪恶妄想，伴有嘲弄性或谴责性的幻听。还可出现强迫、恐怖、癔症、

人格解体、现实解体等症状。因思维联想困难和记忆力减退影响患者的认知功能，可出现抑郁性假性痴呆。

四、抑郁的评估

临终患者的抑郁识别比较困难，提示临床抑郁症的症状包括：持续的低落心境（例如：几个星期中，每一天的绝大多数时间心境都低落）；持续的丧失生活乐趣和兴趣；昼夜情绪的变化；明显的比平时早醒（如早醒 1~2 小时），并且感觉"厌恶、心烦"；无望感/无价值感；极度的自责负罪感；与家人和朋友的疏离；持续的自杀想法和自杀行为；安乐死请求。如果患者有以上情况，我们可以直接询问患者的心情，如"您感觉如何""您是如何应对这个情况的""您的心情（情绪）与不久前一样吗""您感到压抑吗"等。

一些患者可能有抑郁的表现和痛苦，但也有可能只是因为死亡的临近，没有更多的能量和失去了相应的生活的快乐。对于比较强壮的患者，需要鉴别以下两种情况与抑郁之间的差异：由于患者情况的变化引起的悲伤和沮丧（适应性反应）和因为未缓解的重度疼痛或其他痛苦症状、焦虑、失眠和孤独的感觉导致的情绪低落，见表 6-2。

表 6-2　区分抑郁性疾病与沮丧（适应性反应）和意志消沉（心灵痛苦）的特征

所有三种状况的特征	较典型的抑郁特征
丧失兴趣	失去所有的情感和生活的喜乐
注意力降低	社会隔离（社会隐退）
哭泣	不能被转移的注意力（但有昼夜变化）
焦虑	易怒
睡眠减少、疲倦	过度内疚、负罪感
厌食	难治性疼痛
自杀意念	自杀企图

如果评估困难，可以观察 1~2 周。在这期间，在安宁疗护的关怀支持下意志消沉可能会改善，适应性反应也会完成。如果症状持续存在，应申请精神科会诊。尤其是期待尽快死亡的患者中，50%有抑郁或其他重大精神性疾病。

五、抑郁的预防与护理

1. 对因处理

治疗临床症状，特别是重度疼痛和其他的痛苦症状。

2. 心理治疗

抑郁症的心理治疗常具有以下特点：①目标为减轻抑郁症的核心症状；②通常合并药物治疗；③心理治疗关注于患者当前的问题，因为抑郁症有可能是对不良事件的牢固记忆；④通常需要建立心理健康教育的环节；⑤抑郁症状可以通过量表来评估。

抑郁症患者病情的严重程度，治疗的安全性和相对禁忌证是心理治疗前需要充分考虑的，如果抑郁症患者有严重的消极观念或者伤人行为，应首先考虑抗抑郁药物治疗，不能够单一采用心理治疗，以防止患者发生意外。心理治疗适用于轻度到中度抑郁症和孕产妇、药物不耐受者等特殊抑郁症患者的治疗，也可与抗抑郁药物治疗联合使用于不同严重程度抑郁症的治疗。

针对抑郁症急性期疗效较肯定的心理治疗方法包括认知行为治疗（CBT）、人际心理治疗（IPT），这些对轻到中度抑郁障碍的疗效与抗抑郁药疗效相仿，但对严重的抑郁症往往需与药物治疗联合使用：精神动力学的治疗方法也有人用于抑郁症的治疗。对于慢性抑郁，心理治疗可有助于改善慢性患者的社交技能及其与抑郁相关的功能损害。

认知行为治疗（CBT）通过纠正抑郁障碍患者不合理的信念来减轻抑郁症状，鼓励患者在现实生活中改变不恰当的思维与行为。基于所有的心理问题都是“学”来的，那么也可以通过“学习”变好。在 CBT 中，抑郁症患者需学会识别负性自动思维和纠正不恰当的认知错误，学习新的适应性行为模式，让患者积极与所处环境互动并且增加其控制感和愉悦感。其他有效的行为治疗技术和方法包括：安排有计划的活动、自控训练、社交技巧训练、问题解决、逐级加量家庭作业、安排娱乐活动、减少不愉快活动等。治疗的疗程一般推荐为平均每周 1 次，共 12~16 次。治疗初期可每周 2 次，以利于早期减轻抑郁症状。

3. 药物治疗

药物治疗不但可缓解痛苦，有效地防止自杀，同时也可明显地减少社会负担，恢复患者的工作生活能力。抑郁症是高复发性疾病，目前倡导全程治疗。其全程治疗分为急性期治疗、恢复期治疗和维持期治疗 3 期。期间要求严格遵医嘱服药，不可随意增减药物，更不可因药物不良反应而中途停服，以免造成治疗的前功尽弃。

（1）急性期治疗：推荐 6~8 周。目标为控制症状，尽量达到临床痊愈。治

疗抑郁症时，一般药物治疗 2~4 周开始起效。如果患者用药治疗 4~6 周无效，可改用同类其他药物或作用机制不同的药物。

(2)恢复期治疗：治疗至少 4~6 个月，在此期间患者病情不稳，复发风险比较大，原则上应继续使用急性期治疗有效的药物，且剂量不变。

(3)维持期治疗：抑郁症为高复发性疾病，因此需要维持治疗以防止复发。目前有关维持治疗的时间意见不一，多数意见认为首次抑郁发作需维持治疗至少 6 个月；若有 2 次以上的复发。特别是起病于青少年、伴有精神病性症状、病情严重、自杀风险大，并有家族遗传史的患者，维持治疗 2~3 年；多次复发者主张长期维持治疗。有资料表明以急性期治疗剂量作为维持治疗的剂量，能更有效防止复发。

抗抑郁剂的选择主要是依据患者的临床特征、伴随症状、生理特点以及躯体情况、药物的临床特点和既往药物治疗的经验，同时还要考虑到药物的不良反应以及不良反应可能导致的潜在危险及其严重程度。常用的抗抑郁剂包括传统的三环类抗抑郁剂、单胺氧化酶抑制剂、选择性 5-羟色胺再摄取抑制剂以及其他新型抗抑郁剂等。

抗抑郁剂在使用过程中应遵循以下原则：①治疗方案个体化：个体对抗抑郁药物的治疗反应存在很大差异，治疗方案应考虑性别、年龄、身体情况、是否同时使用其他药物，以及患者经济能力等多方面因素，还要根据患者用药后的反应情况随时调整药物和剂量。②足量、足疗程：小剂量疗效不佳时，酌情增至足量(有效药物剂量上限)和够长的疗程(>4~6 周)。如仍无效可考虑换用同类其他药物或作用机制不同的另一类药。③尽可能单一用药：一般不主张联合用两种以上的抗抑郁药。仅在足量、足疗程治疗和换药无效时才考虑联合使用。④逐渐递增剂量：尽可能采用最小有效量，以减少不良反应，提高服药依从性。⑤症状缓解后不要立即停药：突然停用抗抑郁药易导致抑郁反复，病情加重；其次，突然停用抗抑郁药易产生撤药反应。联合心理治疗：通过个体化、足量足疗程等治疗可获 50%~80%的成功率。如果其他因素相同，药物联合心理治疗，总体疗效可超过 80%。

4. 其他

(1)心灵沟通：营造支持、涵容和充满关怀的安宁疗护的工作氛围，平时应多与老人沟通，除了对其生活上给予照顾，还应对其心理上予以支持、理解和鼓励，从老人微小的情绪变化上发现其心理的矛盾、冲突等，并进行鼓励和开解。

(2)转移注意：尽量鼓励老人做一些平时感兴趣的事来转移其注意力，使之逐渐忘却不愉快的事情，心情逐渐开朗起来。

(3)预防意外：应密切注意老人平时的言谈、行为，凡能成为老人自伤自杀的工具和药物，都应妥善保管。亲属24小时专人守护。

第四节　自杀倾向

自杀是全球重要的公共卫生问题，也是临终患者特别是肿瘤患者的重要问题。临终患者由于身患终末期癌症或是其他原因，他们既承受着病痛的侵害，又要承受经济、精神和情绪上的多种压力，这导致其自杀风险高出一般人群的1.3~2.8倍。有调查显示北京市癌症患者有自杀意念的患者比例占16.6%，住院癌症患者的自杀意念比例为15.3%，而中国普通人群的自杀意念只有3.9%。中国妇科癌症患者的自杀意念比例为18.1%，卵巢癌患者自杀意念比例高达30.16%。2013—2014年中国平均每年的自杀人数为10.7984万人，其中38.2%是65岁以上的老年人。我国现已进入快速老龄化阶段，据2021年我国第七次人口普查，我国60岁及以上老年人已达人总数的18.70%。面对老年人的急剧增加，老年人的自杀问题成为当前亟待解决的重要公共卫生问题。因此研究并关注老年人的自杀倾向，采取科学的应对策略，是从事安宁疗护的工作人员面临的重要任务。

一、概念

1. 自杀(suicide)

自杀是个体有意识、有计划、自愿结束自己生命的行为。世界卫生组织将自杀定义为自发完成的、故意的行动后果，行为者本人完全了解或期望这一行动的致死性后果。美国国立卫生研究所将自杀行为分为自杀意念、自杀企图和自杀死亡三类。

2. 自杀意念(suicide ideation)

自杀意念是偶然体验的自杀行为动机、个体胡思乱想或打算自杀，但没有采取或有实现此目的的外显行为。它是自杀的游离因子，具有隐蔽性、广泛性、偶发性以及个体差异大等特点。自杀的早期心理活动表现为自杀意念，有自杀意念的人，自杀的危险性大。因此，自杀意念对自杀行为具有预测作用。自杀意念是个体偶然体验到的自杀行为动机，但这种动机相比起自杀企图和自杀死亡来说持续时间相对较短，并且也一般不会促进个体立即去产生一些伤害自己的行动；国外学者认为，自杀意念更多的是一种心理过程，与自杀行为的产生还具有一定的距离。

二、自杀的高危因素

如何识别患者的自杀倾向很重要，这是预防自杀的第一步，临床工作已在这方面做了大量的研究，识别了与自杀有关的一系列潜在危险因素，当这些因素同时出现时危险性就更大。

1. 疾病进展和预后不良

癌症患者病情恶化后，很容易出现自杀的想法。有86%的癌症患者自杀是在疾病的临终或临终前阶段，出现消极念头后数月内采取自杀行为。在疾病恶化加重阶段，患者往往同时存在疼痛、抑郁、谵妄及衰弱等症状，更极易采取自杀行为。

2. 抑郁和绝望

据临床调查发现，绝望、抑郁等是肿瘤患者自杀的主要原因，因此对有自杀倾向的肿瘤患者进行姑息关怀尤为重要。50%的自杀者有抑郁症状，抑郁症状出现后，自杀率是普通人群的25倍。25%以上的癌症患者有抑郁症状，疾病恶化时增加到77%。由抑郁而产生绝望，特别是那些不再得到医护人员医治的患者，产生被遗弃的感觉易导致自杀。

3. 疼痛

据报道，患病者因慢性疼痛而发生自杀行为的可能性至少是普通人群的2倍，因此世界卫生组织（WHO）将慢性疼痛列为自杀的独立危险因素，警醒人们注意和加强预防。癌症所致的疼痛往往不易得到控制，甚至严重到无法忍受。除了疼痛的严重程度与自杀有关外，还与患者对疼痛加剧意味着疾病恶化、治疗无望的认知有关。

4. 谵妄

有时谵妄对患者来说可能起到一定的保护作用，由于意识模糊而认识不到自己所患疾病的严重性，而且自杀行为也往往不彻底。但是轻度的意识混乱却更易使患者轻率地做出自杀决定，特别是已有抑郁症状的时候，控制力降低，易将自杀意念付之行动。

5. 失控与无助

丧失自控感和无助感也是自杀的危险因素。失控不仅指由于疾病和治疗所致的功能残疾，而且还指自己的存活完全的不由自主。某些控制欲强的患者更不能忍受失控感，因此产生更多的心理应激。

6. 人格障碍

既往有人格障碍，特别是有自伤行为的患者，其自杀的可能性就大大增加，如边缘性人格障碍、酒精依赖、药物滥用等。酒精依赖占自杀者的30%，仅次于情感性疾病。Farberow(1963)将很多癌症患者的自杀归咎于“依赖性没有得到满足”、患者人格不成熟、欲望强烈、好抱怨、易激惹和敌意、应付挫折能力差等；这类患者住院期间动辄易怒，要求过高，医护人员感到难于应付、被患者支配；他们还常常表现出癔症色彩以自杀威胁他人。

7. 心理社会因素

临终患者的社会、家庭角色转变也是一个增加自杀风险的重要原因，患者可能是工作单位或家庭的支柱，在患病后不得已要离开工作，同时需要家庭帮助，会使患者内心产生不良的心理情绪，产生自杀倾向。

8. 其他

既往有自杀史或家族自杀史的癌症患者有较高的自杀可能性。有研究显示，就自杀行为而言存在一种遗传或生化的易感性，可能与脑内血清素神经递质的水平相关；生理、情感、经济、社会支持等各方面耗竭所致的衰弱状态也是自杀的危险因素。此外，值得提醒的是，这些患者家属的自杀危险性也相应地增加，也应及时提防。

追究自杀患者的动机会发现，即使是有了强烈自杀观念或已经采取了行为实施的个体，也不一定是真的具有死亡的真实意愿。因为绝大多数时候自杀只是患者采取用来缓解痛苦的方式，他们在痛苦体验的影响下，暂时找不到其他合理的方式去解决痛苦，自杀就被他们认为是当下最有效的缓解方式。或者说，如果患者可以找到更为有效合理的缓解痛苦的途径，他们也不会选择自杀来结束自己的生命。由此，根据自杀患者的真实意愿与动机，给心理干预者提供了有效支持的可能性。

三、自杀的征兆

自杀意念和行为在慢性疼痛患者中很常见，80%自杀完成的人，在自杀之前给过身边的人清晰的警告。自杀并非突发，自杀意念产生后，情感、行为及态度常会发生一些变化，了解自杀的征兆，可以及时地采取有效措施，阻止自杀行为的发生。

1. 因内心冲突、犹豫、彷徨而表现出更强烈的焦虑、紧张，情绪明显不同于往常。
2. 陷入抑郁状态、食欲缺乏、不与人交流、失眠。
3. 决意自杀后如释重负，情绪迅速平静下来。
4. 对过去的事情不再追究、不再抱怨，变得宽容或麻木不仁。
5. 向亲友透露出对人生的悲观情绪，自责，对家人表达内疚和歉意。
6. 做一些具体的准备，如最后与亲人会面、嘱托、清理私人信件、向人道

谢、告别、归还所借物品、赠送纪念品等。

四、自杀的预防

由于自杀是可知觉、可预见、可预防的，因此对自杀的最主要处理方法是提前预防。对于有自杀意念者、自杀未遂者要及时治疗，完善其社会支持系统，使他们摆脱危机。自杀的预防分为三级预防模式，即一级预防、二级预防和三级预防。总的预防方向是提高患者的心理素质，加强精神卫生服务。

1. 重视自杀的三级预防模式

（1）一级预防主要是预防个体自杀倾向的发展，进行公众科普教育，普及心理健康知识，增强患者和家属预防自杀的意识；对高危人群进行筛查和评估，进行重点防范，提高医护人员对抑郁症等精神疾病的识别与防治，对癌症患者进行心理痛苦筛查工作，重视心理痛苦对自杀意念的直接预测作用。对晚期患者进行自杀倾向评估，可采取自杀风险评估量表（NGASR）和绝望量表（BHS）。

（2）二级预防主要是指对处于自杀边缘的个体进行危机干预。提高医护人员对自杀危险因素的识别和正确处理的能力；建立自杀预防小组，或及时请精神科或心理科会诊，为处于心理危机的患者提供支持与帮助，减少自杀工具的获得，对有精神疾病症状的患者的自杀进行预防。

（3）三级预防主要是指采取措施预防曾经有过自杀未遂的人再次发生自杀。建立自杀的急诊救治系统，提高对自杀者的救治水平。发现和解决自杀未遂者导致自杀的原因，必要时采取药物和非药物治疗，预防再自杀，对自杀行为者提供情感支持。

2. 有效管理慢性疼痛

对疼痛的患者进行疼痛严重程度的评估，并对疼痛进行控制和管理。有效的慢性疼痛管理应该全面考虑患者的社会、心理、生理各方面因素，给予综合管理。慢性疼痛的患者有自杀的高风险性，可通过经验证的自我管理措施和筛查工具主动评估患者的抑郁症状、自杀行为和疼痛心理认知，记录患者自杀风险的动态改变。临床医护人员可以根据其问卷信息，随时监测患者的心理进展，同时提高自己的敏感性以识别存在自杀风险的患者，并阻止自杀行为的发生。

3. 做好自杀预防的门诊咨询

（1）高度重视。要对自杀行为做出评估，建立良好的医患关系，认真对待每个自杀反应。

（2）建立危机干预目标。危机干预目标包括减轻当前的危险，诸如焦虑、迷茫、绝望；恢复自杀者与亲友之间的联系；帮助自杀者挖掘自杀的根源；帮助自杀者建立和发展新的态度、行为和应付技巧。

(3)咨询师的态度。咨询师应保持自信、镇静和充满希望的态度，不对来访者的自杀行为及其背后的价值观念进行道德上的评价，并且本着实事求是、开放的心态与来访者真挚坦诚的交流。

五、自杀倾向的干预

(一)药物干预

识别患者存在的自杀危险因素有助于临床医生制定更有针对性的预防、干预和治疗计划。抗抑郁药物可以降低抑郁患者的自杀率。患重度抑郁的晚期患者是自杀的高危人群，应积极给予抗抑郁治疗。如能及时发现并早期给予治疗，可降低自杀率。药物干预还包括使用规范化的止痛治疗以改善患者的疼痛，使用抗焦虑的药改善患者的焦虑，使用抗精神病药改善患者的谵妄或精神病症状，如幻觉、妄想等，帮助患者减轻症状带来的痛苦，有助于降低患者的自杀风险。

(二)非药物干预

1. 一般干预措施

对于重度抑郁出现自杀意念或行为的患者建议住院治疗；对于有自杀意念的患者，要避免其在住院期间或在家接触到药物或其他危险品；家人或朋友应密切注意并监护患者安全。当个体产生自杀意念后，要能够及时的发现与制止，因为当个体产生自杀意念后，并不一定会产生自杀行为，因此，如果能够及时阻止，在一定程度上是可以避免自杀行为的产生的，因此需要医护人员和家属给予充分重视。

2. 心理治疗

(1)尊严治疗　该疗法认为终末期患者尊严的三个主要范畴，包括与疾病相关的忧虑，维护尊严的方法，社会尊严。尊严治疗可帮助终末期患者增加活着的尊严感、意义感和目标感。

(2)意义治疗　意义治疗可以帮助终末期患者维持和增强意义感，改善患者的精神性幸福，减轻患者的抑郁，减少对死亡的焦虑和渴求。

(3)寻找生命意义　帮助患者察觉人生意义和目的，面对死亡相关议题，改善终末期患者的抑郁症状，帮助患者做好终末期准备。

(4)其他形式的心理治疗　认知行为治疗有助于管理癌症患者的躯体症状，纠正患者出现自杀意念和无望的歪曲认知。首先，诱导患者诉说自杀原因或实施过程，找出错误认知。其次让其释放负性情绪，并针对自杀的危险处境

和孤独感给予心理支持，延缓自杀冲动，克制伤害自己的自杀企图。

3. 强化人际支持，运用同理心

鼓励患者向照顾他的家属或医护人员诉说心中的郁结，虽然不能改变病情不治的事实，但在交谈过程中，如家属能让患者感到关怀及认同，其存在的价值重新被肯定，患者的绝望之情是可以得到缓解的。医护人员或家属等应运用同理心，尝试换位思考，设身处地理解他们所处的境况。自杀被普遍认为是不应该、不理智甚至是愚蠢的解决问题方式，因此在面对有自杀倾向的患者时，劝慰者或支持者经常会首先否定患者自杀行为实施的应该性，而不知在患者的观念里，自杀是其应对创伤体验的最合理性地表达。在自杀患者的认知中，个人所遭受的创伤痛苦程度与选择自杀的结果是完全匹配的，或者说，自杀是呈现其内心痛苦的合理形式。若支持者否定了两者之间的因果关系，自杀患者感受到的是支持者的不理解和不接纳，以同理心为基准的心理支持则无法实施。

4. 危机干预

对于自杀意念的患者，应进行危机干预。危机干预的目的是通过适当释放蓄积的情绪，改变对危机性事件的认知态度，结合适当的内部应对方式、社会支持和环境资源，帮助当事人获得对生活的自主控制，度过危机，预防发生更严重及持久的心理创伤，恢复心理平衡，从而有效地预防自杀。得悉患者有自杀倾向，应注意：①小心聆听，帮助患者把寻死话题打开，不可急于给予安慰，如“看开些”，“千万不要想这些”，因为这样只会使患者感到自己的想法被否定，而不愿意再沟通下去。让患者尽情表达寻死的想法，背后的苦衷，是切实了解患者思想的机会，不一定要同意患者的想法，但倾听者的体谅能大大减轻患者情绪上的孤寂。②安排一位患者信赖的家属，负责跟进患者的治疗计划，密切关注患者的情绪起伏，需要时向患者提供解决的意见。当患者自杀的意念持续不减，患者家属可咨询医护人员，让他们针对问题的症结，帮助患者解决一些问题，及适应或面对一些不能改变的事实，让患者从走投无路的绝境中把自己释放出来。

第五节　哀伤辅导

失去亲人是一个人生命中灾难性的体验。几乎所有人都有居丧哀伤，其中50%~70%亲属、照料者有哀伤辅导的需求。心理的创伤和身体的创伤一样，一旦发生就需要一个恢复的过程，如果不能完全地表达哀伤会不利于当事人的心理健康，严重的甚至会诱发其他疾病，所以做好居丧期的心理辅导具有十分重要的现实意义。

一、基本概念

1. 哀伤(bereavement)

中国香港学者陈维樑(2006)将哀伤定义为：是指任何人在失去所爱和所依恋的对象(主要指亲人)时，所面临的境况，既是一个状态，也是一个过程，其中包括了悲伤和哀悼的反应。表现形式有生理反应和情感、认知反应，也包括因为身心反应而带来的外在社交和行为表现。

2. 悲伤(grief)

悲伤是居丧者的一种自然情感反应，是经历亲人或朋友死亡的情感和行为反应的一项重要特征。

3. 复杂性哀伤(complex bereavement)

用来描述不正常及病态的悲伤。大多数人经历丧失事件后，痛苦的情绪、想法会在半年或一年后减轻，甚至消失，但有少数人的哀伤反应无法缓解，社会功能受损，甚至满足了一种特殊的心理障碍标准。有学者将其称为“病理性哀伤(PG)”“创伤性哀伤(TG)”“复杂性哀伤(CG)”和“延长哀伤障碍(PGD)”。

4. 哀伤辅导(grief counseling)

哀伤辅导是协助人们在合理时间内，引发正常的悲伤，并顺利地度过悲伤时期，以增进重新开始正常生活地能力。其终期目标是协助生者完成与逝者间的未竟之事并向逝者告别。最大限度地降低由于严重悲伤反应所带来地负性生理和心理等反应，改善居丧者生活质量，预防可能发生的影响健康的问题。

二、哀伤理论

哀伤理论研究长期以来依循“悲伤过程假设”(grief work hypothesis)”理论，由荷兰心理学者 Stroebe(1999)提出。该理论认为悲伤是当事人从直面丧失、回顾丧失前后的事件、在心理上逐步与逝者分离这样一系列的认知过程。这一过程需要当事人付出一定的努力，需要他们意识到亲人丧失这一事实，压抑情感表达是病态现象。“与逝去的亲人在内心逐步分离”是“悲伤过程假设”的核心论点，也是基于此论点发展出了许多哀伤咨询理论。当代研究者从依恋理论、爱结学说、创伤研究、认知应对研究、情感的社会功能等视角多方面对哀伤领域进行深入探索并出现了一些整合性的理论模型，以英国精神专家约翰·鲍比(John Bowllby)为代表。他认为依恋是从婴儿出生与照顾者身上本能产生的，如果失去了亲密连结关系就会产生哀伤。依恋类型分四类：安全型、回避

型、矛盾型及混乱型。安全型的个体对亲人的逝去感到悲伤，但能尽快适应，不会被哀伤压倒；回避型的个体往往会在丧失亲人后压抑或逃避和依恋关系有关的情绪；矛盾型的个体表现情绪化，不能很好应对与依恋相关的情绪，往往会沉溺于丧失亲人的痛苦中；混乱型的个体对自己和他人缺乏自信，不能正常的思考和谈论丧失。

了解哀伤理论，可以帮助我们很好解释哀伤的成因和规律，了解居丧者哀伤发生的过程和需要，进而制定相关资讯辅导方案。

三、悲伤的发展过程

悲伤是由于失去亲人所造成的“自我”丧失，而产生的生理和心理反应，这种反应是自然的、正常的过程。心理学家派克斯(Parkes)提出了人的悲伤反应要经历4个阶段，这4个阶段是循序渐进的，中间没有明显界限。

1. 麻木

家属在得知亲人去世的消息后，第一反应是震惊和麻木，尤其是突发的或意料之外的亲人死亡。表现为持久的发呆，甚至发呆持续数天。常常还存在非现实感，不能完全接受亲人已逝的事实。居丧者可能无法安静，就像在寻找去世的亲人。

2. 渴望

麻木反应之后就是悲痛，并常常渴望能再见到已逝去的亲人，反复思考逝者去世前的事情，似乎这样做可以发现到底是哪里出了错，现在可以纠正过来。有时候会感觉逝去的亲人就在身边，能看到亲人的影子，或听到亲人的声音。

3. 颓丧

悲痛之后变得冷漠，对周围事物、周围的人漠不关心，感觉到人生空虚毫无意义，对周围事物毫无兴趣。

4. 复原

随着时间的推移，悲伤减到可以接受的程度，放弃不现实的希望，开始新的生活，为了身边亲人，生活仍然充满希望。

派克斯的研究表明，居丧者经历以上4个阶段大约需要1年的时间。但是每个居丧者的表现和时间经历会有所不同。有的居丧者经历悲伤时间会稍长一些，甚至悲伤永远不会停止。但是这种触景生情、再度思念亲人而出现的悲伤感，已经融进絮叨令人快乐的思念，会想起和逝去亲人在一起难忘的事情和快乐的时光，这些思念可作为居丧者新生活的一个组成部分。

四、悲伤的分类

(一)正常悲伤

正常悲伤(normal grief)又称自然悲伤或非复杂的悲伤，是指遭遇丧亲失落后常见的感觉、认知和行为。美国哈佛大学医学院精神科学教授沃尔登(Worden)从躯体、情感、认知和行为四个层面论述了正常悲伤的表现。

1. 躯体反应

主要包括饥饿感、胸部不适、呼吸短促、肌肉衰弱等。

2. 情感反应

包括忧愁、愤怒、罪恶感、焦虑、孤独、怀念、解脱及麻木的表现等。

3. 认知方面

表现否认、困惑，感到逝者仍然存在，甚至出现幻觉等。

4. 行为方面

包括睡眠障碍、哭泣、食欲下降、社会退缩、避免提起亲人或害怕失去对逝者的记忆等。

(二)病态悲伤

人的悲伤在程度和时间上是无法预料的，典型的悲伤反应不会超过1年的时间，但是也存在一些文化的差异。在悲伤过程中，由于某些因素使正常悲伤过程延长，或是悲伤出现延迟，或是经过正常悲伤过程后表现初难以控制的伤痛，则可能变为慢性症状，称为难以复原的悲伤，或病理性悲伤、复杂性悲伤。

1. 长期的悲伤(chronic grief)

居丧者悲伤持续1年以上后形成慢性抑郁或亚抑郁状态，主要表现自我评价过低或自罪感。拒绝接受逝者已去的事实，一直不合理地长期保存遗体。

2. 延迟的悲伤(delayed grief)

居丧者未发生悲伤的患者，将有可能在后期发生抑郁、社会适应性不良、酗酒、惊恐发作、自残行为或者自杀。也可能出现慢性愤怒和敌对、扭曲人际关系等，迟迟不能恢复正常的社交或工作。

3. 过度的悲伤(exaggerated grief)

居丧者反应过度强烈，甚至达到非理性的程度，表现为对死亡的极大恐惧。

4. 掩饰的悲伤(mask grief)

悲伤者的反应和表现不能够发现于丧失亲人有关，未能在外显行为表达其

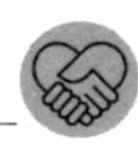

悲痛之情，造成适应不良行为、生理疾病和精神症状。

病态悲伤反应影响身体健康，使免疫功能下降，患疾病风险增加。严重的还可以影响一个人的生存意愿，甚至导致死亡。

五、评估哀伤辅导高危人群

并不是所有的丧亲者都需要哀伤辅导，我们应重点关注哀伤辅导的高危人群。

当患者病程已进入末期阶段，护理人员应了解家庭成员中，比较需要哀伤辅导的家属，例如：

(1)家中有多位 14 岁以下的儿童。

(2)家中经济条件较差或社会阶层较低者。

(3)对死者有意义的他人的预期工作性质。

(4)依恋固着或爱慕不已者。

(5)有高愤怒程度者。

(6)自责、非难自己者。

(7)现存的人际关系缺乏或不良者。

(8)调节能力较差需协助者。

(9)突然亡故者或同时出现其他生活危机者。

当评估出有上述高危人群时，应进一步了解如何与患者和其他家属(尤其长辈与小孩)沟通，让家属表达其哀伤情绪，并进行辅导。临终患者及家属常会担心家中的孩子无法面对死亡，而潜意识地将其与患者隔离，此举乃忽略儿童对于死亡与悲伤问题的觉知，常会造成巨大且不可弥补的伤害。

六、哀伤辅导措施

在亲人去世后，居丧者承受着巨大的悲伤体验和心理困扰，严重影响了现在和未来的生活。哀伤辅导能促进居丧者及时地宣泄、释放悲伤，健康地完成正常悲伤任务，缓解身心痛苦，减少或避免向病态或复杂哀伤地转变。

(一)哀伤辅导目标

哀伤辅导的目的是接受失去亲人的事实，协助居丧者在合理的时间内，引发正常的哀伤，健康地完成哀伤任务。哀伤辅导不是使生者放弃与逝者的关系，而是协助他们在感情生活中为逝者找到一个适宜的地方，使他们能继续正常的生活。Worden 医师提出哀伤辅导的目标有以下四点：

1. 接受失落的现实

哀伤者必须面对亲人已逝去的现实，只有当人们真正地面对痛苦、接受丧失时，才能获得力量去重整自己的生活。

2. 协助处理情绪

协助居丧者处理好已经表现出来的哀伤情感和潜在的情感，如愤怒、内疚、焦虑、无助和悲伤。允许自己悲伤、愤怒和有罪恶感，适时进行宣泄，逃避悲伤只会加深抑郁和苦闷。

3. 重新适应生活

协助居丧者克服失落后适应过程的障碍。适应包括外部适应如日常角色适应和内部适应如对新身份的认同和自我评价。

4. 与逝者建立联结

协助居丧者在参与新生活的过程中找到一个和逝者永恒的联结。对于居丧者来说，逝者会持续存在于他的意识中，可以通过介绍逝者、将故事、仪式、冥想、给逝者写信等方式与逝者建立联结，作为缓和丧失痛苦的资源，将逝者留下的故事融入当下生命中，减轻哀伤痛苦。

（二）哀伤辅导技巧

1. 共情式倾听

共情是处理哀伤临床实践过程中的基础部分，哀伤辅导人员不仅要用倾听来感受居丧者，还应该用包容的态度来面对哀伤。居丧者一方面可以将自己的哀伤娓娓道来，另一方面也可以体验哀伤辅导人员所感受的哀伤，这种共情的投入就是哀伤辅导人员对来访者痛苦的开放、包容和理解。共情的投入提供了一个容器、一个神圣的空间，居丧者可以在这里自由徜徉，不受外界困扰，以一种安全的方式体验哀伤痛苦、释放痛苦，自我探索有利于找到哀伤的本职和相对应的方法。

2. 引导想象

意象引导练习，与逝者取得联系，消除居丧者疑虑，促进其情绪的转变，帮助居丧者从哀伤中走出来，追求新的目标。首先居丧者找个舒服的姿势坐下来或躺好、深呼吸、放松，想象自己在一个美好的地方：山川、流水、花草、树木……感受这美丽的景色。你也会注意到一束光亮穿过身体的每一部分，是你所爱之人的光辉，从一个富有治愈力的地方来安慰你，希望你知道他一切都很好，希望你可以自己照顾好自己，希望你能过得好。

3. 回忆录

鼓励居丧者撰写回忆录或回忆片段来怀念逝者，如记录所爱的人的特别之

处、可爱之处、有什么爱好特长、喜欢吃什么、爱看什么节目等。鼓励居丧者能够与亲人朋友们分享他们所爱之人的人生片段。但此项方法不适合刚刚丧亲的家庭。

4. 体验哀伤之痛

此过程可以让居丧者以治疗性的书写来表达。书写的形式多种多样，可以写信、写日志、讲故事等。因为书写技术可以调动居丧者的自愈能力，帮助居丧者宣泄哀伤。在没有他人或干扰的环境中再次触碰自己的感受及正常表达出来，或者可以让居丧者大声读出来，进行宣泄和释放哀伤。

5. 使用逝者留下的纪念物品

逝者留下的纪念物品、音频、视频等对于居丧者是十分有益和有效的方法。如帮助临终患者录制录音或视频，表达和分享个人的真实情感与对亲人的祝福叮咛。听到录音或看到视频的家人和朋友能够在以后回忆起与亲人一起度过的美好时光，留下珍贵的记忆，减少日后可能会发生的遗憾，开始新的生活。

（三）哀伤辅导任务

每个人处理哀伤所需要的时间和状态是不同的，哀伤辅导所提供的教育就是提醒当事人，哀悼是一个长期的过程，而终点并不一定会达到哀伤前的状态。哀伤辅导要以个体需要为中心，协助完成哀伤任务。

1. 建立信任关系

与居丧者建立良好的信任关系是开展哀伤辅导的基础。尤其是高危险人群，应给予高度的重视、关注和关爱。

2. 聆听与陪伴

对于亲人的死亡，多数居丧者最初的反应是不知所措，此时最好的方法就是陪伴、安抚和认真地聆听。做居丧者的听众比一个好的说教者更为重要。具体做法：①护理人员聆听地时候可以握着他们的手，认真倾听，让他们自然地表露内心的哀伤，不要随意加入自己的判断和分析，要一边听一边点头，有适当的回应。②全然接纳他们的宣泄，感受他们的焦虑和内疚，认同他们的哀伤与怨愤，以同理心给予他们情感上的支持。③陪伴可让居丧者在孤单时仍存着一份安全链接，适当地运用眼神交流、形体语言和恰当的身体触摸来与之交流，如：鼓励的眼神，轻轻搭肩头，用力握握手，点头等都可表达支持。

3. 指导居丧者宣泄情绪

允许家属释放悲伤情绪和适当哭泣，如果哭得太久或太激动，要采取适当的安抚行为，平复激动的心情。但是要给与居丧者足够的时间去表达，不要急于安慰或者递送纸巾，因为这表达不要哭的信息。哀伤抚慰时切忌对居丧者说诸如“请节哀顺变”“要勇敢”“要坚强”“不要哭”等一些制止其宣泄情绪的语言。

4. 提高居丧者应对新生活的能力

通过角色扮演和问题解决等方法协助居丧者提高应对新生活的能力。但是要注意，一般不会建议居丧者在丧亲初期做出任何重大的生活决定，如不宜草率或匆忙结婚，建立新家庭。因为此期居丧者的情绪会影响一个人正常的判断能力。

5. 阐明正常的哀伤行为

协助居丧者认识哀伤的正常反应，鼓励居丧者坦然接受自己当下的情绪和行为，并提供必要的帮助资源。避免不恰当地发泄情绪，如酗酒、乱发脾气、自虐或虐待他人等。

6. 提供持续支持

通过团队辅导、追思活动及个别指导等形式给予持续的支持，尤其是在某些纪念日或节日居丧者易触景生情而引发哀伤，要为居丧者提供足够的支持和帮助，以协助居丧者度过哀伤期。

7. 允许个体差异

每个人的哀伤表现与步伐都是独特的，不要为居丧者预设标准，因为每个人处理哀伤的节奏和方式方法是不同的。根据个体特点选择适合自己的最重要、最有效，必要时可配合选择如音乐治疗、艺术治疗、运动治疗、影片治疗、宗教治疗、意义治疗及反向治疗(做一个志愿者帮助别人)等方式方法。

8. 应对预期性哀伤

预期性哀伤视作哀伤的开始并具有预警作用。患者家属渐渐地承认亲人死亡不可避免，及早调整自己，做渐进性的心理准备；与患者充分交流表达感受，互相道谢、道情、道歉、道别、道爱并及时完成心愿，最后不会因亲人离去而措手不及，留下悔恨和遗憾。但准备死亡不可太早或太晚，一般而言，一个月是人们可以忍受的时间。

9. 评估转诊的需要

哀伤辅导人员如果遇到复杂悲伤者，在自己能力和经验范围外，应寻求心理治疗师或精神医师的帮助或转诊服务。

主要参考文献

[1] (英) Robert Twycross，Andrew Wilcock. 李金祥译. Introducing Palliative Care[M]. 第五版. 北京：人民卫生出版社，2017.
[2] 高云鹏，胡军生，肖健. 老年心理学[M]. 北京：北京大学出版社，2013. 8.
[3] 王艳梅. 老年护理学[M]. 第3版. 北京：人民卫生出版社，2018.
[4] 刘哲宁，杨芳宇. 精神科护理学[M]. 第4版. 北京：人民卫生出版社，2017.
[5] 赵慧敏. 老年心理学[M]. 天津：天津大学出版社，2010.
[6] 邸淑珍. 临终关怀护理学[M]. 北京：中国中医药出版社，2017.
[7] 唐丽丽. 中国肿瘤心理临床实践指南[M]. 北京：人民卫生出版社，2020.

第七章 社会支持评估与社会工作服务

第一节　社会支持的定义

社会是自然界发展到一定阶段的产物，是随着人类的产生而出现的。人类在社会发展中为了谋求赖以生存的物质生活资料和自身的安全，必须协调以共同劳动为基础的人与人、人与自然之间的社会、生产和社会关系。社会支持是一个人从社会网络中所获得的支持和帮助，是一种社会行为，也是安宁疗护服务的一个重要方面。社会支持能够缓解临终患者的心理压力和满足心灵的需求，从而提高临终生命质量。在社会支持过程中，精神支持非常有效，能防止临终患者抑郁、多虑、内疚和责备等负面消极情绪的传递。社会支持的好坏取决于临终患者在最需要帮助、最渴望被帮助、最紧急的时刻能否得到支持。

一、基本概念

社会支持有许多不同的定义。索茨(Thoits)将社会支持定义为："重要的他人如家庭成员、朋友、同事、亲属和邻居等为某个人所提供的帮助功能。这些功能典型地包括社会情感帮助、实际帮助和信息帮助"。有学者认为，社会支持是一定的社会网络运用一定的物质和精神手段对社会弱势群体进行无偿帮助的一种选择性社会行为。社会支持是一种多维结构的社会行为，包括社会网络的大小、婚姻状况、与社会成员接触的频率、工具性支持、情绪支持、社会支持的质量，以及与他人的相互帮助。归纳起来，对社会支持的定义主要从三个角度进行：

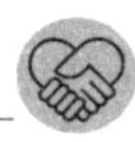

(一) 从社会行为性质来定义社会支持的概念

Raschke(1977)提出社会支持是人们感受到的来自他人的关心和支持。Sarason(1983)等提出，社会支持是一种能促进扶持、帮助或支撑事务的行为或过程，是个人对他人社会需要的反应，是人们的整体参与水平、社会支持环境来源、社会支持能够为个人提供帮助的复合结构，是一种在社会环境中促进人类发展的力量或因素。Cullen(1994)认为，社会支持是个体从社区、社会网络或从亲戚朋友那里获得的物质和精神帮助。Malecki(2002)等认为，社会支持来自于他人一般性或特定的支持性行为。这种行为可以提高个体的社会适应性，使个体免受不利环境的伤害。陈成文(2000)认为，"社会支持是一定社会网络运用一定的物质和精神手段对社会弱者进行无偿帮助的一种选择性社会行为"。

(二) 从社会资源作用角度来定义社会支持的概念

我国社会心理学教授李强(1998)认为："社会支持应该被界定为一个人通过社会联系所获得的能减轻心理应激反应、缓解精神紧张状态、提高社会适应能力的影响。其中社会联系是指来自家庭成员、亲友、同事、团体、组织和社区的精神上和物质上的支持和帮助。"

(三) 从社会互动关系来定义社会支持的概念

Caplan(1981)认为，社会支持是个体与个体之间，或个体与团体之间的依存关系，这种依存关系能改善应付短期挑战、应激和(社会关系)剥夺的能力。Edvina(1990)、丘海雄等(1998)认为，社会支持是人与人之间的亲密关系，社会支持既涉及家庭内外的供养与维系，也涉及各种正式与非正式的支援与帮助。社会支持不仅是一种单向的关怀或帮助，它在多数情况下也是一种社会交换，是人与人之间的互动关系。

综上所述，社会支持是一个具有多元结构的概念，既包含环境因素，又包含个体内在的认知因素，直接反映个体与他人之间的相互作用。

二、社会支持来源

社会支持最主要的来源是配偶及其他家庭成员，而朋友、同事的支持也非常重要。同时，社会工作者和志愿者也是社会支持团队中重要的一员。此外，各种社会团体，包括政治团体、宗教团体、文娱团体等，也是社会支持的重要来源。

(一)家庭

家庭是社会中最基本的支持形式，好的家庭支持使得家庭功能发挥最大化，不仅可以减轻患者的心理紧张，维持健康的心理状况，还可以减轻照护者的心理负荷。家庭成员之间通过彼此间的相互理解、关心，使得照顾者和患者都体会到家庭的归属感和安全感，能缓解和消除癌症带来的烦恼和压力。家属作为主要照顾者和支持者，主要负责患者的寻医问药、日常生活，还需要陪伴患者，给予患者心理情感上的支持和物质经济上的支撑。

(二)社会工作者

社会工作者是遵循“助人自助”的价值理念，运用个案、小组、社区、行政等专业方法，以帮助机构和他人发挥自身潜能，协调社会关系，解决和预防社会问题，促进社会公正为职业的专业工作者。安宁疗护中的社会工作者主要角色是成为老人与照顾者间彼此情感的支持，聆听其感受，协调沟通，调动资源，满足老人的合理需求；带着真诚的心，不含杂念地提供无私帮助。社会工作者的主要工作内容就是调动社会各界的力量和积极性，为晚期老人及其家属提供社会支援。

(三)志愿者

志愿者是指志愿贡献个人的时间及精力，在不为任何物质报酬的情况下，为改善社会服务、促进社会进步而提供服务的人。志愿者工作具有志愿性、无偿性、公益性、组织性四大特征，参与志愿工作既是“助人”，亦是“自助”，既是“乐人”，同时也“乐己”。

1. 志愿者在安宁疗护中的角色

安宁疗护中，医护人员主要是针对躯体病痛的症状控制，所起到的作用是减轻和缓解生理上的痛苦。对于缓解心理和精神上的痛苦，社会志愿者的作用凸显。志愿者与医护人员的立场不同——医护人员代表的是专业机构，对疾病的关注；志愿者代表的是社会，是对患者社会存在感的认同。

(1)提供者：志愿者力所能及地承担患者一部分简单的生活照料服务，如提供相关信息、帮助洗头穿衣等，并在此过程中拉近与患者的关系，以建立彼此的信任。

(2)协助者：志愿者常常鼓励、协助患者接受并完成医护人员针对病痛实施的医疗护理措施，以达到缓解病痛的目的。

(3)陪伴者：临终患者常常感到孤独、害怕，因此希望有人能常伴左右，以

缓解孤独和恐惧。这为志愿者提供了施展的空间，他们常常成为临终患者人生最后阶段的“陪伴者”。

(4)关怀者：面对临终患者的内心压抑、痛苦，安宁疗护志愿者承担着一个“特殊家人”的角色。通过聊天、读报或文艺表演等形式，给患者带来心理上的轻松和快乐，这是志愿者最基本的关怀形式。另外，了解患者的内心需求、愿望，协同家属和临终关怀团队其他成员一起满足其需要，帮助其实现愿望，是志愿者对临终患者更高层次的关怀。

2. 安宁疗护志愿者服务基本内容

(1)志愿者在安宁疗护中的角色是提高临终患者的生活质量，促进社会各界对安宁疗护服务认识。

(2)策划及组织临终患者活动。

(3)陪伴临终患者聊天、读报。

(4)为临终患者按摩、剪发、修甲等。

(5)探访居家安宁疗护患者。

(6)协助家属面对生活需要，处理悲伤情绪。

3. 安宁疗护志愿者服务注意事项

(1)不要给予临终患者医学方面的建议。

(2)不要给予具体的护理操作辅助。

(3)要保护临终患者及其家属的个人隐私。

(4)不要给临终患者带去食品饮料以及保健品。

(5)不要接受临终患者家庭表达感谢的财物。

(6)一旦要使用临终患者及其家庭的图片或资料，需要提前征得临终家庭的同意。

(7)不参与临终患者亲属之间的矛盾处理。

(8)当临终患者有宗教信仰时，志愿者不得对其宗教信仰进行评价；志愿者有宗教信仰时，不可向患者或家属推介相关宗教理念。

(9)一般情况下，患者离世后，志愿者不再与其家庭成员继续联系。

(四)宗教团体(宗教人士)

临终患者面对生命终点的痛苦及死亡，往往会产生许多困惑。对有宗教信仰的患者，通过宗教信仰的支持，可帮助患者获得力量去面对痛苦及死亡。临终患者也可能希望得到宗教人士的探望和安慰，帮助解答宗教信仰方面的困惑。不同宗教信仰背景的宗教人士，可在患者需要时为其提供心灵上的照顾和支持。

三、社会支持在安宁疗护中的实践

对晚期患者及其家属的社会支持是安宁疗护服务的重要内容之一。一般是由安宁疗护多学科团队中的医务社工来负责该项服务的组织、协调和具体实施工作，内容如下：

1. 社会心理需求评估

对晚期临终患者及其家属当前各种不适应状况的社会心理因素以及他们对有关因素的反应进行调查了解和作出具体分析，这是组织有效的安宁疗护社会支持的前提和基础。

2. 个别咨询与支持

通过与晚期临终患者或家属个别访谈，针对患者具体情况，提供他们所需要的咨询和有效支持。

3. 群体咨询

由安宁疗护服务机构通过组织有相同或相似遭遇的晚期患者或家属之间开展交流，引导协助他们从组员互动中获得相关处理经验，使其能更有效地处理个人、团体或社区问题。群体工作的开展有助于临终患者及其家属获得集体的支持，建立起患者和家属的社会支持网络，尤其是精神支持和鼓励。

4. 寻求社会资源

根据临终患者的不同宗教信仰需求，联系相应的宗教人士探视和鼓励，满足其宗教的需求；联系志愿者，协助临终患者及其家属解决社会心理问题；寻求社会经济资源对安宁疗护项目或晚期患者及其家属的专项资助等。

5. 向有关方面提供信息

根据晚期临终患者及其家属的需求，由安宁疗护社会工作人员向社区卫生服务机构、晚期患者及其家属工作单位、亲戚、朋友等，提供有关晚期患者及其家属的信息，以及晚期患者及其家属希望获得支持和帮助的需求。同时，安宁疗护社会工作者还需对此作深入细致的说明，以获得社区、单位、亲戚、朋友等有关方面和人员的支持，满足晚期患者及其家属的各种基本需求，提升生活质量。

6. 哀伤辅导

哀伤辅导主要通过陪伴与聆听、协助办理丧事、引导其表达和释放悲痛情绪、帮助处理实际问题和协助适应新的生活等方面，支持晚期患者家属走过哀伤期，重新投入生活。

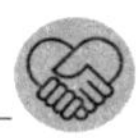

第二节　社会支持需求评估

需求评估在英文中成为"Needs Assessment"。其中，"Needs"是需求，"Assessment"具有知晓、了解、评价、个别化和断定的含义，是运用于所有专业学科中的分析判断过程。洛莱(Lowry, 1938)认为，需求评估表现为一种诊断，诊断有两方面内涵：

(1)旨在描述事实，其中，我们了解我们所知且根据其含义得出结论。

(2)是一个过程，是一系列彼此衔接的行动，每一步都从与他者相关处获取信息，并带来一个连续过程，形成对每个新事物含义的深化领悟。赫普沃斯和拉森(Hepworth&Larsen, 1986)指出，预估是搜集、分析和综合数据进入系统阐述的过程，这种系统阐述包含：案主问题的性质并特别关注案主和他人在困难中的角色，案主和他人的功能(优点、局限、人格、财富和缺陷)，案主解决问题的动机，形成问题的相关环境因素，有用的或者改善案主困难的重要的资源。

美国《社会工作辞典》(1999)认为，预估是一个决定问题的性质、原因、程度及牵涉于其中的个性和情形的过程，社会工作的功能在于获得对问题及其成因的了解，并能找出解决问题的办法。罗秀华(2000)认为，需求评估基本上是一种资料搜集的功夫，可以简单地询问街上行人的个别问题或需求，也可以运用最先进的资讯科技和研究技巧掌握资料。因此，需求评估就是对服务对象的情况进行了解，在综合分析的基础上，确定其需求满足情况及其成因，形成暂时性评估结论的过程，是形成工作计划的基础。

针对安宁疗护患者的社会支持需求评估就是安宁疗护服务人员搜集患者相关信息资料，对资料进行分析判断患者存在的问题或潜在的需求。癌症晚期患者的社会支持内容包括：资助型支持——提供身体、金钱、实物及服务性帮助；信息支持——及时提供信息、忠告，解答疑问并具体指导患者解决问题；精神支持——热情帮助终末期患者，尊重患者感情，对患者的个人感受表示理解并认同，鼓励患者公开表达感受等。

一、社会支持评定量表

在心理学中，所谓的社会支持指的是一个人从自己的社会关系(家人、朋友、同事等)中获得的客观支持以及个人对这种支持的主观感受。社会支持不仅指物质上的条件和资源，也包括在情感上的支持。社会支持评定量表是肖水源等心理卫生工作者在借鉴国外量表的基础上，根据我国的实际情况，自行设计编制的，帮助人们对自己的社会支持有一个全面的评定。测验使用的是自测法，共有 14 个题目，需 3~5 分钟完成。此量表适用于 14 岁以上各类人群(尤其是普通人群)的健康测量。

该量表用于测量个体社会关系的 3 个维度共 10 个条目：有客观支持(即患者所接受到的实际支持)，主观支持(即患者所能体验到的或情感上的支持)和对支持的利用度(支持利用度是反映个体对各种社会支持的主动利用，包括倾诉方式、求助方式和参加活动的情况)3 个分量表，总得分和各分量表得分越高，说明社会支持程度越好。

二、APGAR 家庭功能评估表

APGAR 家庭功能评估表(表 7-1)是 1978 年 Smilkstein 设计的用于评价家庭功能的量表，从五个方面评价家庭功能：

A：适应　指家庭在发生问题或面临困难时，家庭成员对于内在或外在资源的运用情形。

P：共处　指家庭成员对权利与责任的分配情况。

G：成长　指家庭成员互相支持而趋向于身心成熟与自我实现的情形。

A：情感　指家庭成员彼此之间的相互关爱的情形。

R：亲密　指家庭成员彼此间享受共同时间空间和经济资源的承诺。

表 7-1　APGAR 家庭功能评估表

描述	经常	有时	很少
1. 当我遇到困难时，可以从家人处得到满意的帮助。			
2. 我很满意家人与我讨论各种事情以及分担问题的方式。			
3. 当我希望从事新的活动或发展时，家人能接受并给予支持。			
4. 我很满意家人对我表达情感时的方式以及对我愤怒、悲伤等情绪的反应。			
5. 我很满意家人与我共度美好时光的方式。			

注：每道问题都有三个答案供选择，若答“经常”得 2 分，“有时”得 1 分。“很少”得 0 分。总分是 7~10 分，表示家庭功能良好，4~6 分表示家庭功能中度障碍，0~3 分表示家庭功能严重障碍。

三、领悟社会支持量表(PSSS)

社会支持被看作是决定心理应激与健康关系的重要中介因素之一。社会支

持是来自于社会各方面的包括家庭、亲属、朋友、同事、伙伴、党团、工会等组织所给予个体的精神和物质上的帮助，反映了一个人与社会联系的密切程度和质量。目前可分为两类，一类是客观的、实际的或可见的支持，包括物质上的直接援助和社会网络；另一类是主观体验到的支持，即个体感到在社会中被尊重、被支持、被理解的情绪体验或满意程度。由学者姜乾金编制的领悟社会支持量表(Perceive social support scale)就是一种强调个体自我理解和自我感受的社会支持量表，测量个体领悟到的来自各种社会支持源如家庭、朋友和其他人的支持程度，同时以总分反应个体感受到的社会支持总程度。

该量表含 12 个自评项目，每个项目采用 1~7 七级计分法，即分为“1=极不同意、2=很不同意、3=稍不同意、4=中立、5=稍同意、6=很同意、7=极同意”七个级别。其中，“家庭内部支持”量表分由其余各条目分累计。“社会支持总分”由所有条目分累计，总分在 12~36 为低支持状态，37~60 为中支持状态，61~84 为高支持状态。总分越高，说明个体的社会支持越高。本量表适用于 18 周岁以上的成年人。

第三节 社会工作服务

19 世纪末 20 世纪初，一些西方发达国家出现了以运用专业方法帮助有困难的群体解决其基本生存问题的职业活动，就是社会工作。“社会工作”是由“social work”翻译而来，它是指非盈利的、服务他人和社会的专业化、职业化的活动。在国际社会，这类活动还被称为社会服务(social welfare service)。

中国历史上缺乏专业社会工作。直到 20 世纪初，一些传教士在中国的大学开始讲授社会学、社会服务等课程，一些大学开始从事社会服务教学并从事服务实践活动，其中以晏阳初倡导并极力推动的华北平民教育运动为首，虽然因为战争、政治因素中断，但对后来的社会工作发展产生了重要的意义。1978 年，国家决定恢复社会学科建设，社会工作课程作为应用社会学也在一些大学恢复起来，社会工作也逐渐再次走入大众视野并获得发展。

一、社会工作含义

由于各国、各地区的经济社会结构不同，面对的具体问题不同，人们对社会工作内涵的表述也不尽相同。美国社会工作者协会(National Association of Social Workers，NASW)对社会工作所下的定义是：社会工作是一种专业活动，用以协助个人、群体、社区强化或恢复能力，以发挥其社会功能并创造有助于达成其目标的社会条件。中国台湾学者廖荣利在1996年出版的《社会工作概要》一书中引用Fink对社会工作的定义：社会工作是一种艺术或科学，它通过提供助人的服务，以增强个人与群体的人际关系和社会生活功能。这种助人的专业方法注重人们和其所处环境的交互关系。学者王思斌认为"社会工作是以利他主义为指导，以科学的知识为基础，运用科学的方法进行的助人服务活动"。社会工作是一种科学的助人服务活动，不同于一般的行善活动，其特征是提供服务，这种活动有理论支持，有专业技巧。

从宽泛的角度来看，我国对社会工作还有三种不同的理解，分别是：普通社会工作、行政社会工作和专业社会工作。

1. 普通社会工作

普通社会工作是在机关、单位中或社会上，我们常听有人会说自己抽空"做点社会工作"。这里的社会工作即指他们在本职工作之外从事的，不计报酬的服务性或公益性工作。如部分人在单位中兼职工会、青年团、妇联等的一些工作，离退休人员担任志愿者等，总之这种社会工作是相对于本职工作而言的，可以称为普通社会工作。

2. 行政社会工作

行政社会工作是指在政府部门和群团中，专门从事职工福利、社会救助、思想政治工作类型的助人活动。这些活动有的面向全社会（如民政部门的社会救助、老人福利和儿童福利工作），有的面向本单位成员（如企事业单位中工会救济和帮助困难职工的工作）。这些工作都是由国家正式人员专门承担的助人解困的活动，工作人员较少受过助人方面的专业训练，所以它是行政性、非专业化的社会工作。

3. 专业社会工作

专业社会工作是指由受过社会工作专业训练的人开展的助人活动。改革开放以来，随着我国社会工作教育的发展和对外交流的增强，社会工作专业人员以专业理念为指导，运用社会工作专业知识和方法针对困难人群开展服务。这与国际上通行的社会工作比较接近，也是我国相较于前两种的一种新型社会工作。

从我国国情出发，我国社会工作可以从社会工作实践和专业社会工作两方面把握。作为实践的社会工作，我国早已有之，主要包括社会福利、社会救助、减灾救灾、公共卫生、学校教育、慈善事业、残障康复、优抚安置、社区建设、就业服务、司法矫正、婚姻家庭、权益维护等领域。作为专业的社会工作目前在我国也得到了较好的发展，专业系统教育形成，专业实践在上述各领域也相继得到探索。

二、社会工作者

社会工作者是遵循社会工作的价值观和专业伦理，运用社会工作专业方法从事职业性社会服务的人员，社会工作者可承担直接服务角色与间接服务角色。

（一）社会工作者直接服务角色

社会工作者直接服务角色是指社会工作者直接面对服务对象的服务活动，在此过程中社会工作者的基本角色有：

1. 服务提供者

社会工作者直接向服务对象提供服务，包括心理辅导、物质帮助、信息支持等。

2. 支持者

社会工作者不仅为服务对象提供直接服务或帮助，还需要鼓励其在可能的情况下自强自立，克服困难，进行自我决策。社会工作者积极鼓励、支持服务对象，并尽量创造条件使服务对象达成自我成长。

3. 倡导者

在服务对象必须采取新的行动才能走出困境但其对新的行动又不了解时，社会工作者应该成为服务对象采取某种行为的倡导者，给予指导，协助其成功采取行动。

（二）社会工作的间接服务角色

社会工作的间接服务角色是指为直接服务提供支持性工作。社会工作者间接服务角色包括：

1. 管理者

在社会工作过程中，社会工作者对助人过程需有科学的设计，并力图使实际过程能合理、有效地展开。同时，社会工作者要协调、整合诸多资源，以提高助人效率。

2. 资源链接者

社会工作者在工作中常常需要联络政府有关部门、福利及服务机构的负责人及同事、志愿组织，甚至向社会争取服务对象所需的资源，并将他们递送到服务对象手中，以满足服务对象的需求。

3. 政策影响者

社会工作者在工作中发现某种问题具有普遍性时，应尽可能向有关政府部门提出建议，制定、修订和完善相关政策。

4. 研究者

社会工作者要有效地解决问题，就必须科学评估问题，合理设计服务方案，准确地理解服务对象的行为，这需要社会工作者认真地思考问题，给出判断，这也需要社会工作者进行相关研究工作。

三、社会工作的价值观和专业伦理

（一）社会工作价值观

社会工作价值观是社会工作实践的灵魂，是社会工作者的精神动力。作为一种专业价值观，它的基础是社会主流价值和社会工作专业的独特追求。一般而言，社会工作价值观，是指一套用以支撑社会工作者进行专业实践的哲学信念，以人道主义为基础，充分体现了热爱人类、服务人类、促进公平、维护正义和改善人与社会环境关系的理想追求，激励和指导着社会工作者的具体工作。

社会工作价值观包括：接纳、尊重、个别化、保护服务对象自决权和知情同意、不批判、保密、强调社会和谐、保持家庭和谐与稳定、注重服务的人情味、重视道德建设、体现社会发展的要求。

1. 接纳

社会工作者要从内心接纳服务对象，对服务对象的价值偏好、习惯、信仰等都应该保持宽容与尊重的态度，绝不因为服务对象的生理、心理、种族、性别、年龄、职业、社会地位、信仰等因素对他们有任何歧视，更不能因为上述原因而拒绝为服务对象提供社会服务。

2. 尊重

社会工作者要尊重服务对象的社会文化习俗，还要认识服务对象的生命价值和基本权利，充分保障其获得专业服务的权利，帮助其解决困难，满足服务对象的生存和发展的需要。服务过程中，社会工作者不能将自己的价值观强加于服务对象，更不应该指责和批判服务对象的言行和价值观，不能随意向服务对象发泄自己的负面情绪。

3. 个别化

社会工作者尊重服务对象的个体差异，充分考虑服务对象在性别、年龄、职业、社会地位、政治信仰、宗教以及精神或生理状况等方面存在的差异，还包括其价值观与社会主流价值间可能存在的冲突。

4. 自决和知情同意

社会工作者要与服务对象保持良好的沟通，社会工作者需向服务对象提供

必要的信息，服务对象有权利在充分知情的前提下选择服务的内容、方式，并在事关服务对象利益的决策中起主导作用。

5. 保密

社会工作者应该保护服务对象的隐私，未经服务对象的同意或允许，社会工作者不得向第三方透露涉及服务对象个人身份资料和其他可能危害服务对象权益的隐私信息。在面临特殊情况必须透露信息时，社会工作者应向有关部门报告，并告知服务对象有限度公开信息的必要性及采取的相关保护措施。

(二)社会工作伦理

社会工作伦理是职业伦理，是社会工作专业本身对从事社会工作的个人所提出的行为标准和道德理想，集中反映了社会工作专业的价值，是社会工作制度化的必要内容和显著标志之一。

社会工作伦理守则的意义：它是社会工作者自我约束的道德规范；它是社会工作者对服务对象的准则，也是服务对象要求社会工作者协助的依据；它是社会工作者与服务对象间共信的保护和保障的标准，也是与其他专业者公信互信的媒介；它是社会人士评价的标准。社会工作专业伦理的内容包括：

1. 社会工作者对服务对象的伦理责任。主要包括：对服务对象的义务、自我决定、知情同意、实践能力、文化能力、利益冲突、隐私和保密等。

2. 社会工作者对同事的伦理责任。主要包括：尊重、保密、合作、咨询、服务的转介等。

3. 社会工作者对服务机构的伦理责任。主要包括：督导、教育培训、服务对象档案管理、服务对象转介、行政管理等。

4. 社会工作者作为专业人员的伦理责任。主要包括：增强自己的实践能力和个人道德要求等。

5. 社会工作者对社会工作专业的伦理责任。主要包括：保障专业的完整性，遵循评估和研究等方面的要求。

6. 社会工作者对全社会的伦理责任。主要包括：促进社会福利、公众参与、参与解决公共危机事件、参加适宜的社会行动等。

四、社会工作方法

社会工作方法可划分为个案工作(case work)、小组工作(group work)、社区工作(community work)、社会工作行政管理(social work administration)、社会政策(social policy)和社会工作研究(social work research)等。其中，社会工作行政管理是机构成员将社会政策转化为社会服务的连续的、动态的社会行动过程，透过这个过程将社会政策转化为具体社会服务，并通过实践来修正政策。社会政策是通过项目改变政策，通过社会行动改变环境，目标是防止和解决机构、社区和社会的问题，改善社区志愿和社会服务。社会工作研究是获取知识和发现事实的过程。在这个过程中，社会工作及其他领域的理论与实务工作者使用社会研究方法，搜集和分析与社会工作有关的资料，协助达成社会工作目标。

（一）个案工作

个案工作是以个人或家庭为服务对象，是社会工作者与服务对象的单对单互动，目的在于协助人们解决本身能力和资源无法解决的问题，运用专业知识、方法和技巧去协助服务对象，改善其环境，增强其与社会环境的适应性。

个案工作是最早形成的社会工作方法，是有计划、有方向、有步骤地解决问题。社会工作者要主导整个工作过程，受助者的参与和合作也非常重要。个案工作程序通常分为申请与接案、研究与资料收集、评估与服务计划、服务与干预、结案与追踪。

1. 申请与接案

服务对象主动求助或社会工作者发现时，社会工作者与服务对象就开始建立专业关系，并进行接案会谈，了解其求助内容并加以筛选，确认其是否符合机构服务领域。若求助问题不符合机构的宗旨或规定，或社会工作者无法提供服务，社会工作者需要做好转介工作。若受助者的问题符合机构服务宗旨及功能时，社会工作者需进一步搜集受助者的信息。社会工作者要充分了解求助者的心态，以同理心的会谈技巧，与受助者建立关系并制定工作计划。接案过程中，社会工作者要充分确认受助者的问题，确实了解适合受助者服务的目标与内容；受助者了解其问题的意义与性质，并明确允诺参与和积极处理意愿。

2. 研究与资料收集

工作者需要深入了解受助者的境遇、家庭结构及其互动关系、社会适应力和可用资源，以及当前所面临问题的情况。除了与受助者会谈以了解其主观感受外，尚可与受助者的重要他人会谈，向相关他人或机构收集资料，以利于更客观地进行评估。

3. 评估与服务计划

资料搜集到一定程度时，需对资料进行初步评估，通过整理与分析，对个案进行诊断，制定计划。社会工作者在与受助者的互动过程中，可以根据实际服务情况和受助者的变化对计划进行修正，但修正过程与修正后的服务计划都需要社会工作者与受助者共同决定，且获得受助者的同意。

 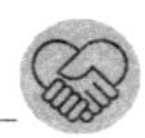

4. 服务与干预

社会工作者根据评估、诊断与初步规划的介入目标，为受助者提供服务。

5. 结案与追踪

服务介入中，社会工作者与受助者一起检视服务目标的达成情况和服务成效，若受助者的问题已获解决或受助者已具有应付和解决问题的能力，应考虑结案。结案时，社会工作者与受助者共同回顾服务过程并评估服务成效。结案之后，社会工作者评估受助者应对未来环境的情况并给予受助者信心，定期对受助者进行回访。

（二）小组工作

小组工作是通过社会工作者的协助和引导，小组成员在小组中发生互动，建立关系，并以个人能力与需求为基础，获得成长或促成改变，最终达成目标。

小组工作是社会工作传统方法之一，它是通过社会工作者的协助、引导，小组成员在组内发生互动，建立关系，形成组内动力，达成小组目标的同时小组成员也能获得个人的成长。小组工作可分为四类：教育小组，旨在帮助成员学习新的知识与技巧；成长小组，提供让成员了解、增加与改变他们对自己及他人的思想、感觉及行为的机会；支持小组，由有相同问题或经验的人组成，成员间交流思想与感受，彼此协助解决问题；心理治疗小组，侧重于协助成员改变问题行为或生理、心理、社会创伤后的治疗。

小组工作可划分为计划阶段、开始阶段、中间阶段和结束阶段。

1. 计划阶段

该阶段的内容主要是确立小组目的、评估赞助机构、招募成员、组织小组、安排面会、制定契约、准备小组所需的设备、确定经费安排和准备小组书面计划。

2. 开始阶段

此阶段包括小组最初的几次活动。在最开始的几次活动中，小组成员之间不熟悉，成员也较难投入小组过程，表现谨慎。首次小组会面很重要，需要工作者做好引导，介绍成员，简述小组内容，了解小组成员的想法，澄清工作者的角色和工作方式，直接处理阻碍，鼓励组员互动，发展安全与支持的小组文化。

3. 中间阶段

中间阶段中社会工作者协助小组成员达成小组目的，主要内容为：准备小组聚会，组织小组内容，促使成员参与并增强能力，协助成员达成目标，处理非自愿与抗拒行为，监督和评估小组活动的进行。其中，微观工作技巧是本阶段的重要部分，是成员参与并增强能力，协助成员达成目标，处理非自愿与抗拒行为都涉及微观技巧，如接纳、同理、倾听等。监督与评估是本阶段的关键任务。社会工作者在每次聚会结束前，需搜集成员对小组内容的意见，以不断修正小组过程和维持小组的有效性，可以是口头式的，也可以是书面的。

4. 结束阶段

提炼和总结整个活动成果，从而促使小组成员成长，也是将小组工作成果延续到真实世界、承上启下的过渡时期。结束阶段需设计一些内容帮助成员面对真实生活情境。小组成员在结束阶段会有强烈感受，有些成员会出现退化性问题，呈现进入小组时的状态，工作者需让成员讨论对小组结束的感受并对未来做计划，并告知小组成员结束后有何可利用的支持体系和资源，对有需要者做好转介工作。

5. 评估

评估旨在了解小组工作的成效和价值、指引实务工作和研究治疗性元素。在小组结束后，搜集成员对内容、工作手法、工作者表现等方面的意见。评估包括成效评估和过程评估，成效评估焦点在于小组目标带来的成员转变，常见模式有控制组设计和单系统设计。过程评估关注小组内什么元素导致成员转变，可使用关键事件法，关键事件的认定可通过询问成员来获得，最好在事件发生后马上进行记录，其中成员的心理过程记录尤为重要。

（三）社区工作

社区工作是通过组织成员有计划参与集体行动，解决社区问题，满足社区需要。社区工作的核心是通过参与，让成员建立社区归属感，培养自助、互助和自决的精神，加强其社区参与及影响决策的能力和意识，发挥其潜能，最终实现更公平、民主及和谐的社会。

社区工作是以社区居民为对象，帮助社区居民认识社区存在的社会问题，动员调配社区资源，解决社区的社会问题，以改善社区成员的生活质量。社区工作的服务对象是社区之部分或整体，地理社区或功能社区都可成为其对象。社区工作的过程大致可分为探索和准备、计划执行、撤离评估反思等三阶段。

1. 探索和准备

探索和准备旨在透过系统方法搜集和处理资料，安排工作进度和内容，以形成有效工作方案。该阶段需要了解社区背景、界定问题和需要、建立目标和标准、确定工作方案。

2. 计划执行

社区工作的执行要求以社区成员为基本力量，使用组织资源，采用某种工

作策略达成计划目标，包括联系群众和发动群众，建立信任关系，获得人力资源，帮助计划的推行。

3. 撤离、评估和反思

工作接近尾声时，社区工作者应该准备撤离现场，评估工作成效，并反思工作过程。撤离现场前，工作者需要处理的有：分离情绪，安排未完事宜，彼此回馈，讨论未来工作，举行仪式结束等。评估的目的在于了解困难和问题，找出可改善之处，检查程序表现，从而选择对参加者更为有效的工作技巧，以向资助者、服务对象和公众交代，评估包括结果评估和效率评估，结果评估旨在检验工作目标是否达成。效率评估是计算一定成本下提供服务的多少，反思及工作者对工作和角色的重新定位和对执行情况的判断，撤离前反思旨在了解目标达成多少，有无新的需要和任务。

五、安宁疗护社会工作

安宁疗护社会工作是指社会工作者在安宁疗护多学科团队中，以利他主义为指导，以“善”、“爱”和“奉献”为动力，为临终患者提供专门化的照顾服务，满足其身体、心理、社会和精神等多方面需求，减轻或消除临终患者生理上的痛苦、心理负担和消极情绪，提高其生活质量，使其安详地度过生命最后阶段；同时为其家属提供指导和帮助，改善其与临终者的互动关系，帮助他们在面对亲人离世后恢复生活能力，促进临终患者家庭能够重新运行并达至新的协调的过程。

安宁疗护社会工作面对不同个体、不同处境、不同问题所使用的方法是不同的，结合社会工作方法主要包括以下三种：个案工作、小组工作和社区工作。

(一) 安宁疗护个案工作

安宁疗护个案工作开展应以满足临终患者及其家属的需要为中心，包括直接疏导法和间接支持法。

1. 直接疏导法

社会工作者与临终患者及其家属建立彼此信任的人际关系，时刻关注临终患者及其家属的情绪状况。社会工作者全程陪伴临终患者及其家属走过悲伤的所有阶段，协助患者进行生命回顾，探寻生命与死亡的价值以及面对死亡时应有的心态，协助处理未完成的事务与愿望。

针对临终患者家属，社会工作者亦可使用直接疏导法。患者临终前后，其亲属也承受着巨大的痛苦和折磨，一方面通过安抚照顾家属，使家属对患者的预后有充分的心理准备，并积极配合安宁疗护团队协力完成对患者的照护。另一方面，在患者离世后，社工还需要为家属提供悲伤辅导，协助家属调适因亲人离世而引发的各种情绪困扰，适度处理依附情结，使其在合理的时间内引发正常的悲伤，尽早重新开始社会生活。

2. 间接支持法

中国人的家庭观念相对较强，临终患者更需要家人的照顾、陪伴、帮助和慰藉。社会工作者要仔细观察临终患者与家属之间的互动方式，及时改善不良沟通方式。特别是对于选择在家庭接受安宁疗护的服务对象，社会工作者要对其家人进行相关家庭照护常识的辅导，以便家庭无论在精神的体恤上，还是身体的照顾上，都能成为患者的重要支持。此外，社会工作者还应尽量协助患者获取朋辈群体的支持。

(二) 安宁疗护小组工作

安宁疗护小组工作指运用社会学、医学、临终关怀学、心理学、文学及宗教等多学科的理论和技术，了解临终患者及其家属对死亡的认识和态度以及存在的问题，并根据实际情况，通过组织有相同或相似遭遇的成员之间开展交流，建立各种自助性或互助性、教育性、治疗性团体，协助他们获得经验分享，帮助他们增强调适能力，妥善应对所面临的问题。

针对安宁疗护患者和家属，社会工作者可将其组成各种群体，通过有系统的计划、协调、组织，使得患者及家属之间通过互动获得精神支持和鼓励。通过开展各类小组工作，能让临终患者及家属感觉到并不是只有自己才经历这样的痛苦，通过组员之间的互动，往往能让组员之间体会到内心最深处的感觉和需要，获得心理情绪支持，也能建立起临终患者或家属之间相互支持的网络。

(三) 安宁疗护社区工作

社区是临终患者及其家属社会支持系统中的重要一环，是其社会资源的一部分。在安宁疗护服务中，社会工作者在与社区内的有关人士和机构建立专业关系的基础上，积极开发、利用、整合各种社会资源，包括物资资源、技术资源、人力资源、福利资源等，为临终患者及其家属提供一个安宁、温馨、和谐的社区环境，是他们获得更加广泛的社会网络支持，减轻社会适应的压力。

安宁疗护社区工作的基本技巧包括：

1. 分析技巧

社会工作者需要了解社区的结构、安宁疗护资源、问题、需要；分析安宁疗护最新政策及社会问题；掌握社区调研方法，搜集相关资料并对资料进行分析形成报告。

2. 建立与维系技巧

社会工作者需要掌握如何与社区群众接触的方法；联络社区中的各种组织；协调安宁疗护相关工作与社区(街道、镇)部门、社会团体、企业单位的关系。

3. 动员及组织技巧

社会工作者需要通过各种方法让群众了解安宁疗护知识；在社区中挖掘和培训安宁疗护服务的热心人士、社区灵修；开展各类宣传普及安宁疗护知识的社会行动。

4. 活动程序设计技巧

社会工作者需要掌握如何策划安宁疗护活动、制定活动目标和宣传方案；了解并掌握如何调动、整合社区资源等。

5. 行政管理技巧

社会工作者需要知道规范处理相关文件资料、财务资料、其他相关资料等；需要懂得制作年度工作计划、总结等，并对工作开展评估、审核。

主要参考文献

[1] 施永兴，罗维. 老年人安宁疗护[M]. 上海：上海科学普及出版社，2016.
[2] 施永兴，张静. 临终关怀学概论[M]. 上海：复旦大学出版社，2015.
[3] 顾东辉. 社会工作概论[M]. 上海：复旦大学出版社，2013.
[4] 王思斌. 社会工作导论[M]. 第2版. 北京：北京大学出版社，2012.
[5] 孟馥，王彤. 医务社会工作与医院志愿者服务实用指南[M]. 上海：文汇出版社，2011.9.
[6] 高洋洋. 癌症患者照顾者照顾负荷家庭功能和社会支持的调查研究[D]. 大连医科大学，2014.
[7] 刘民中，孟馥，王彤. 医院社会工作与医院志愿者服务实用指南[M]. 上海：文汇出版社，2011.

第八章

精神性评估与介入

安宁疗护必须满足照护对象的广泛需求，其中，精神需求被认为是他们最迫切的需要之一。老年人作为特殊群体，在面临自身机体不可逆衰老的同时，心理和精神层面将承受巨大痛苦。理清精神性的定义、掌握精神需求评估方法和精神性应对方式有助于护理人员为老年人提供更加全面和有效的精神照护，帮助他们安详、有尊严、无痛苦地走完人生最后一程。

第一节　精神性的定义

一、概念

1. 精神性

“精神性”一词源于拉丁字“Spiritus”，有呼吸之意，通常被赋意为生命之气，有使生命更加充沛，蓬勃的意思。精神性是人类与生俱来的特性。目前对于精神性的概念有很多种解释，尚无统一的界定。美国国家癌症研究所(National Cancer Institute)将精神性的概念界定为“个人对平和、目标、与他人之间联系的自我意识和有关人生意义的信念”。欧洲姑息治疗协会(the European Association for Palliative Care，EAPC)认为，精神性与一个人的经验、表达，对意义、目的和超越的追求，以及他/她与当下、个人和自然的联结方式有关。通俗地说，精神性是一种在个体内心深处流动的动态力量，其借助外在的具体形式(信仰，希望，价值，意义等)表现出来，能够帮助个体发现自己的潜能，更加自信、勇敢地去爱和原谅，应对和超越面临的痛苦，并继续保有对生活的希望。精神性是老年人应对困难和痛苦的重要工具。

2. 精神性痛苦

老年人在面临身体各项机能日渐衰老以及一系列躯体症状折磨时，往往伴随着对死亡的恐惧和对未来的不确定感等负性情绪，当这些痛苦引起他们的价值观及信仰体系紊乱时就会产生精神上的痛苦。北美护理诊断协会（North American Nursing Diagnosis Association，NANDA）将精神性痛苦定义为：一种痛苦的状态，这种状态与通过和自我、他人、世界或更高的存在的联系来体验生命意义的能力受损有关。老年人常见的精神性痛苦包括：

（1）担忧：很多老年人会忧虑自己去世后，伴侣和子孙后代将如何生活；担心之后将面临更多的身心痛苦和折磨；以及不知道自己死后将面对一个什么样的世界。

（2）质疑自我价值：老年人身体功能的下降和被迫依赖他人会导致他们产生自我形象紊乱，对自我价值产生怀疑，感觉自己一无是处，被排除在通常担任的家庭和社会角色之外，被家庭构建成"无效"角色。

（3）生命无意义感：老年人在与外界交往的过程中，如果感受到被抛弃、拒绝、回避或忽视都容易导致精神性痛苦的发生。他们会感到精神空虚，觉得活着没有意义，甚至丧失生存意愿寻求死亡。

（4）尊严丧失：疾病加上自然衰老进程导致的身心症状、自理能力下降、隐私权被侵犯以及对自己失去控制感等，会使得老年人的自尊受损，认为自己在别人眼里就是一个累赘，没有得到他人应有的尊重，最终导致尊严丧失。

（5）丧失希望：有的老年人会认为患病是前世的因果报应；还有的则觉得治疗效果不明显而对医疗没有信心，质疑医生医术水平。这些都会导致希望丧失。

二、精神与宗教

人们通常把精神与宗教联系在一起，容易使人产生混淆，因此有必要对二者加以区分。

1. 精神的范围大于宗教信仰的范畴，宗教信仰是精神的组成部分，精神性是每个个体都具有的普遍性体验，是可以脱离宗教的。只是对于有宗教信仰的个体而言，宗教是精神的重要组成部分，是寻求精神性的一种途径，对于没有宗教信仰的个体而言，宗教并不重要。

2. 精神与宗教相辅相成，相互促进。当人们在追寻精神性，试图理解关于生命的终极问题及其与神圣和超越的关系的过程中，可能导致宗教实践的发展。反过来，宗教对应于一个有组织的信仰、实践、仪式和符号系统，其宗旨在于促进个人与神圣或超越之间的亲密关系。

3. 精神和宗教描述的性质、属性、内容和受众均不一样。精神性是个人状况的一个方面，与寻求生命的意义和表达个人与自我(内在)、他人(人际)、自然和神圣(超个人)之间的联系状态有关。而宗教是由拥有相同信仰、传统和仪式的个人加入或组织而成的社会机构，是个人用来表达精神性的方法之一。

三、精神与心理

"全人健康"要求将精神纳入人类健康的范畴，与生理、心理、社会和情绪并列构成人类健康的五个层次，各维度彼此独立，有自己的运作系统，但又相互联系，不可分割。精神和心理的区别在于，心理反映的是一个人的内心世界和性格，包括心智、情绪和感受等，心理健康指的是心智和情绪健康。而精神则是对生命意义的探索和超越，精神健康指个体找到生存的意义和目的，当面对疾病或人生大事(例如死亡)时，也可以保持平和心态。两者的联系体现在，精神能够作为保护因子对抗负性心理症状，提升个体的主观幸福感，并对负性情绪和更好的生活质量有着预测作用。

第二节　精神需求评估

一、精神需求的内容

在照护实践工作中，虽然护理人员能够有意识地与老年人谈论精神性问题，但往往会忽视一些核心内容，例如人生意义、自我价值、对死亡的接纳等，使得老年人的精神需求得不到较好的满足。老年人常见的精神需求包括：

1. 找到生命的意义和目的

生命的意义和目的与和平快乐地生活有关，包括获得成就感、被尊重、事业成功、拥有一个幸福的家庭、开展帮助他人和社会的活动等。

2. 与他人和自然的联系

家人和朋友的陪伴能够帮助老年人勇敢地面对困境，获得更好的生活质量。亲近自然有助于放松心情，产生身体愉悦感。

3. 能够进行宗教和精神性活动

有宗教或者精神信仰的老年人可以就他们的情况与超自然的存在进行互动，这些行为能够给他们带来安慰，促进他们更好地接受治疗，提高其生活质量。

4. 谈论临终话题

一些老年人会希望能够与护理人员和亲人公开谈论临终话题，了解死亡和死亡的经历，充分表达内心情感和想说的话，妥善处理好自己的情绪并平和接受生命的终结，做到不留遗憾地离开。

5. 拥有独立自主性

很多老年人都希望能够尽可能多地参与到与他们相关的决策和选择中。并且希望能够尊重他们的意愿，允许他们在自己的能力范围内完成未完成的事业或生活任务。

二、精神需求的影响因素

1. 一般人口学特征

年龄越大、女性、文化程度越低、有宗教信仰的老年人对精神照护的需求越高。针对符合此类人口学特征的老年人，护理人员应给予更多的精神照护和关怀。

2. 心理状况

焦虑、抑郁等负性心理状况会使得老年人的精神需求增加。因此，护理人员应密切关注服务对象的心理健康状况，一旦发现异常，立即进行心理干预，消除不良情绪。

3. 疾病因素

身体不适症状越多、程度越重，患病时长越长的老年人，其精神需求越高。护理人员应熟练掌握老年人常见身体症状的护理方法，帮助其尽可能舒适地度过人生的最后时光。

4. 社会经济因素

医疗费用负担重、社会支持水平低的老年人，其精神需求越多。除了鼓励家属多陪伴，护理人员还应该提倡适当医疗，在延长老年人生命长度的同时保证其生命质量。

护理人员在提供精神照护时，不能仅仅将目光聚焦在服务对象身上，还应该了解其所处的社会环境状况，积极与家属进行沟通，帮助他们一起解决困难，减少痛苦，提高生活质量。

三、精神需求评估方法

了解老年人存在哪些方面的精神需求能够指导护理人员更好地为其提供具有针对性的精神照护。当前用于老年人精神需求评估的测量方法主要有访谈法和量表测量法。

1. 访谈法

Pucharski 等人于 1996 年基于精神评估的四个领域开发了“FICA”精神评估工具，通过询问个体相关问题对个体的精神健康状态进行评估。“F”指信仰/信念/意义(Faith，Belief，Meaning)，相关问题包括：您思考过自己的精神或宗教信仰吗？您有帮助您应对压力的精神信仰吗？您认为什么赋予了您生命的意义？“I”指重要性和影响力(Importance and Influence)，具体问题包括：您的信念或信仰对您的生活有什么重要意义？从 0(不重要)到 5(非常重要)，您如何评价信仰在您生活中的重要性？您的信念如何影响您处理压力的方式？您的信念在您的医疗保健决策中起了什么作用？“C”指社区(Community)，问题包括：您参与任何的精神性或宗教团体吗？这些团体是否以及如何给您支持？您有哪些您真正爱的人或对您来说非常重要的人？“A”指关注(Address in Care)，问题包括：您希望护理人员如何基于您的精神性信息为您提供精神照护？该量表是目前国际普查安宁疗护个体精神照护需求的标准化工具之一。能够为讨论对个体有意义的事情作铺垫，同时还提供了关于个体社会支持状况以及影响个体医疗保健决策的精神信仰的信息，这些都是非常重要的临床信息。

2. 量表测量

通过问卷或量表直接客观测量精神需求。

(1)老年人精神评估指标(Spiritual Self-assessment Scale，SSS)：护理人员可以通过使用该量表评估老年人与自己、家人、朋友以及环境的关系和谐程度反映其精神健康状况，并根据评估结果针对评分较低的条目和维度进行针对性的干预，并在干预后再次评估了解干预效果。量表包括 5 个维度，30 个条目。分别为生命的意义(条目 1~6)、与自己的关系(条目 7~12)、与家人的关系(条目 13~18)、与朋友及身边人的关系(条目 19~24)、与环境的关系(条目 25~30)。所有条目采用 5 级评分法，1 分代表“非常不同意”，2 分代表“不同意”，3 分代表“一般”、4 分代表“同意”，5 分代表“非常同意”。分数越高表示精神状况越好。

(2)慢性病治疗功能评估量表-精神量表-12(Functional Assessment of Chronic Illness Therapy-Spiritual Well-being-12，FACIT-Sp-12)：该量表可以用于评估患癌老年人的精神状况，了解其是否存在信念、生命意义、内心平和方面的精神性困扰，以指导护理人员为其提供哪些方面的精神照护。量表包括 3 个维度，12 个条目。分别为信念(条目 9、10、11、12)、意义(条目 2、3、5、8、)、平和(条目 1、4、6、7)。所有条目采用 5 级评分法，0 分代表“一点也不”、1 分代表“有一点”、2 分代表“有些”、3 分代表“相当”、4 分代表“非常”，其中条目 8 为反向计分。分数越高表示精神状况越好。

(3)个体对护士提供精神照护的需求量表(Nurse Spiritual Therapeutics Scale, NSTS):该量表可以评估患癌老年人存在哪些方面需要护理人员提供精神照护及程度,评估结果能够为护理人员的精神照护工作提供明确指导。该量表包括5个维度,12个条目。分别为分享自我感悟(条目1、2、3、4、5),帮助思考(条目6、7、8),营造良好氛围(条目9、10),探索精神信仰(条目11),帮助宗教修行(条目12)。所有条目采用4级评分法,1分代表“非常不同意”,2分代表“不同意”,3分代表“同意”,4分代表“非常同意”,得分越高代表精神需求越大,低、中、高精神需求得分分别为:12~24分、24~36分、36~48分。

上述量表均为自评量表,即老年人根据自己实际情况进行回答,如能自行填写则可以在护理人员的指导下自己完成量表的填写;若存在阅读障碍等特殊情况,则可以由护理人员根据老年人的回答代为填写。护理人员在实际操作中,应该根据老年人的实际情况灵活选择合适的评估方法,同时也可以考虑综合使用两种或以上的评估工具使得评估更加全面。

第三节　精神性应对

一、概念

精神性应对是一种独特的应对机制,是个体基于自身精神性资源来应对和克服压力事件带来的苦恼和不良影响的认知行为策略,用于管理压力源,可以帮助个体有效缓解身体不适症状。精神性应对具有两面性,可以是积极的,也可以是消极的。积极的精神性应对指能够为个体提供有益效果的策略,建立高希望水平,对个体的生活质量有积极的影响;而消极的应对方式指会产生有害后果的策略,个体无法从精神性资源中汲取力量,阻碍个体对生命意义的追求,增加个体的负性情绪,例如焦虑、抑郁等。

二、精神性应对概念框架

Gall等人于2005年构建了精神性应对概念框架。当个体面对压力事件时,他们会先根据自己的精神信仰对压力事件进行一个初步的理解和判断,即精神性评价。再通过精神性联系、精神性应对方式及其相互作用,对压力事件进行重新定义,个体重构压力事件意义的过程即他们应对压力的过程,最终达到生理、心理、社会和精神全方位健康的状态。个人因素(精神信仰、解决问题方式等）是影响个体构建压力事件意义过程的背景因素，决定了个体对压力事件的理解及应对方式。该模型描述了个体如何运用自身精神性资源应对压力事件进而达到生理、心理、社会和精神全方位健康状态的过程，并提示受个人因素的影响，不同个体的精神性应对过程存在差异，护理人员应该因人而异实施个体化的精神照护。

三、精神性应对评估工具

精神需求评估工具能够帮助我们掌握老年人有哪些方面的精神需求，同时，我们还应该了解老年人在面对压力事件时倾向于采取哪种应对方式和态度。综合两者的评估结果，有助于指导护理人员为老年人提供更加合理的个性化精神照护以及采取合适的精神干预方法。适用于评估老年人精神性应对状况的工具包括：

1. 精神性应对量表（Spiritual Coping Scale，SCS）

该量表可以用于评估患癌老年人的精神性应对现状，护理人员根据评估结果了解老年人哪些方面的精神性应对情况不佳，并积极引导其调动这些精神性资源应对压力事件。该量表包括 4 个维度，17 个条目。分别为神秘体验（条目 7～10、12）、德性践行（条目 1～3、5～6）、意义探索（条目 4、11、16～17）、超然心态（条目 13～15）。所有条目采用 5 级评分法，0 分代表“从不”、1 分代表“几乎不”、2 分代表“有时”、3 分代表“几乎总是”、4 分代表“总是”，分数越高代表更倾向于采取该种应对方式。

2. 精神性应对问卷（Spiritual Coping Questionnaire，SCQ）

护理人员可以使用该量表评估晚期癌症老年人的精神性应对是倾向于积极的还是消极的，具体体现在哪些方面，有助于指导其采取合适的精神干预帮助老年人使用积极精神性应对方式。量表包括积极精神性应对和消极精神性应对 2 个分量表，共 26 个条目。积极精神性应对包括个人（条目 1～4）、社会（条目 5～12）、环境（条目 13～14）、超越 4 个维度（条目 15～17）；消极精神性应对包括个人（条目 18～21）、社会（条目 22～24）、超越 3 个维度（条目 25～26）。所有条目采用 5 级评分法，1 分代表“非常不准确”、2 分代表“不准确”、3 分代表“一般”、4 分代表“准确”、5 分代表“非常准确”。分量表得分为各维度平均分，各维度得分为所含条目的平均分，分数越高代表更倾向于使用该种应对方式。

以上两个量表均为自评量表，即老年人根据自己实际情况进行回答，如能自行填写则可以在护理人员的指导下自己完成量表的填写，若存在阅读障碍等特殊情况，则可以由护理人员根据老年人的回答代为填写。护理人员在实际操

作中，应该根据老年人的实际情况灵活选择合适的评估量表。

四、精神性应对影响因素

1. 一般人口学特征

年龄、性别等一般人口学特征会影响老年人采取的精神性应对方式。年龄越大、女性、文化程度越高的老年人更倾向采用积极的精神性应对方式。有宗教信仰的老年人通常会通过祈祷等方式与超自然力量产生连结，获得精神上的力量。而对于没有宗教信仰的老年人来说，与家人或朋友之间建立的良好关系更加重要。因此，针对不同人口学特征的老年人，护理人员应给予有针对性的个性化精神照护，引导其采用积极的精神性应对方式。

2. 疾病特征

对于患有疾病的老年人，其精神性应对方式还会受到疾病特征的影响。疾病越严重、对疾病知晓程度越低的老年人更倾向于采取消极的精神性应对方式。这提示护理人员对处于疾病终末期的老年人应给予重点关注，定期评估其病情、疾病知晓程度等，对于可能使用消极精神性应对的高危人群做到早发现、早干预。

3. 精神性评价

不同的精神性评价会导致不同的精神性应对方式。如果老年人积极评价遇到的压力事件，将其视为一种挑战，那么他们会采取重新审视自我，在痛苦中寻找意义，改变自己的生活方式，改善与亲朋好友的关系等行为。当发现自身资源无法满足需求时，则会积极寻找他人或者信仰的力量的帮助。相反的，如果老年人对压力事件采用消极评价，将其视为威胁，则会导致不确定感、罪恶感等负性情绪的产生，从而难以找到生命的意义。因此，帮助老年人树立一个积极的精神性认知对于改善其精神性应对方式非常重要。

护理人员在提供照护的过程中应重点关注有采取消极精神性应对方式倾向特征的老年人，灵活运用精神性干预手段，改变其对压力事件的消极认知，对未来生活继续充满希望和期待，寻找生命的意义和目标。

五、精神性干预措施

及时对老年人进行精神性干预，有助于满足他们的精神需求，促进其精神健康，有效提高其生活质量。常用的干预方法有：

1. 意义疗法

意义疗法包括认识现在、生命回顾和面对未来 3 个步骤，采取谈话的形式进行。“认识现在”部分通过询问“您目前痛苦的感受有哪些?”“您是如何面对的?”使参与者的不良情绪得到宣泄，以及发现现在的生命意义，并逐渐接受更为敏感的话题。“生命回顾”部分可以借助生命故事图或者直接采用问题引导的方式让参与者描述从出生到现在印象较为深刻的事情，通过重新整合并重新评价以往的经历，帮助回顾者在此过程中赋予生命新的意义。“面对未来”部分通过帮助参与者充分表达对未来的需求和担忧，并协助其规划未来的生活、尽量满足其需求，减轻其担忧。该疗法有助于增强参与者的生命意义感和自我价值感，促进其精神健康。

2. 尊严疗法

原版的尊严疗法是一种简短的个体化心理治疗干预，由受过尊严疗法培训的治疗师围绕关于人生经历、自我、角色、建议、祝愿、嘱咐等9个问题对个体进行访谈并录音。在此过程中，个体重新审视自己的人生，进行积极的自我认知和评价，从而增强个人价值感和生命意义感，提升尊严。访谈录音最终被转化为一份可长久保存的打印版文档交给参与者，供其自行选择保存和分享的方式。基于原版尊严疗法开发的家庭版尊严疗法，是一种由治疗师引导、个体和家属共同参与的谈话疗法，通过为个体和家属提供一个分享内心情感的机会并创建一份家庭文档，增强个体的尊严感、减轻心理痛苦、提高生命意义感，促进个体和家属之间有意义沟通、加强家庭关系。

3. 宗教疗法

宗教信仰是精神需求的一个重要方面。但是，宗教对个体的影响具有双面性，好的方面是它可以给予老年人精神上的力量，有利于他们接纳和面对疾病和死亡，但如果照护对象将遭受的痛苦当作宗教惩罚，那么此时宗教则会阻碍他们接受疾病和死亡。因此，在照护有宗教信仰的老年人时，护理人员需要具备一定的宗教知识基础，理解并尊重照护对象的宗教信仰，并引导其向正确的方向思考和看待疾病，合理发挥宗教的积极作用。

4. 其他干预

老年期作为人类自然生命周期的最后阶段，给予老年人正确的死亡教育，帮助他们树立科学合理的死亡观，有助于促进其精神性安适，平和接受死亡。此外，除了实施特定的精神舒适护理，充足睡眠、缓解疼痛等身心舒适护理也能够促进老年人的精神性安适。因此，在为老年人提供照护的过程中，护理人员应该牢固树立全人照护理念，为老年人提供生理、心理、社会和精神层面的全方位照护，达到生理、心理、社会和精神的和谐与统一。

主要参考文献

[1] 梁恒豪. 精神性及其与心理健康的关系[J]. 神经疾病与精神卫生，2009，9(6)：546-549.

[2] Edwards A, Pang N, Shiu V, et al. The understanding of spirituality and the potential role of spiritual care in end-of-life and palliative care: a meta-study of qualitative research. Palliat Med, 2010, 24(8): 753-770.

[3] Lazenby M. Understanding and Addressing the Religious and Spiritual Needs of Advanced Cancer Patients. Semin OncolNurs, 2018, 34(3): 274-283.

[4] Mesquita AC, Chaves ÉCL, Barros GAM. Spiritual needs of patients with cancer in palliative care: an integrative review. Curr Opin Support Palliat Care, 2017, 11(4): 334-340.

[5] 何文奇，陈长英. 癌症个体精神性应对的研究进展[J]. 护理学杂志，2020，35(3)：110-112.

[6] 王玉洁，路潜，国仁秀. 癌症个体精神性需求与干预方法的研究进展[J]. 护理学报，2019，26(14)：34-37.

[7] 谢宏，傅静. 老年癌症个体精神性需求评估及照顾的理论探讨[J]. 医学与哲学(B)，2018，39(03)：91-93.

[8] 门华琳，李鹏阳，郭茜茜，等. 老年人精神性照护的研究进展[J]. 护士进修杂志，2019，34(23)：2151-2154.

[9] Gall T, Charbonneau C, Clarke N H, et al. Understanding the nature and role of spirituality in relation to coping and health: a conceptual framework. Can Psychol, 2005, 46(2): 88-104.

[10] 明星，赵继军. 晚期癌症患者生命意义干预方案的构建与应用研究[D]. 上海：第二军医大学，2013.

[11] Chochinov HM, Hack T, Hassard T, et al. Dignity therapy: a novel psychothera-peutic intervention for patients near the end of life[J]. J Clin Oncol, 2005, 23(24): 5520-5525.

[12] Guo Q, Ma L, Chuang D, et al. Implementation of family-based dignity therapy in advanced cancer patients in Mainland China: a study protocol (Abstract)[J]. J Psychosoc Oncol Res Pract, 2019, 1(1s): 51.

第九章

濒死状态评估与管理规范

第一节　濒死状态的判断

凡是生命，都有生老病死，有死必有濒死阶段。医学上一般将死亡分为三期：濒死期、临床死亡期和生物学死亡期。一名英国作家曾经写道“死亡不可怕，而是濒死让人更可怕”，因此濒死期护理则是安宁疗护护理中至关重要的部分。大部分患者临近死亡时，会出现许多心理精神症状。让患者舒适、安宁、平静地面对死亡，并最大限度地减少在濒死期所承受的痛苦，从而提高患者的生活质量，为患者家属提供社会和心理学的支持，帮助患者有尊严而安详地离世是每一个医护人员的职责

一、濒死期的定义

濒死期是生命死亡前的一个必经的重要时期，是生命活动的最后阶段，各种迹象显示生命即将结束，通常认为48~72小时。是指未达到真正死亡的一种生命本质无法复合退化的临终阶段，濒死期的主要特点时脑干以上神经功能丧失或深度抑制而脑干以上的功能犹存，但由于失去了上位中枢的控制而导致意识、心跳、血压、呼吸和代谢等方面的紊乱。此期持续时间长短不一，因慢性病死亡的患者可持续数小时甚至几个昼夜，而心跳或呼吸骤停者可不经过此阶段。患者在此期生理上常表现为呼吸方式的改变、循环系统的衰竭、意识状态的改变等患者机体整体处于衰竭状态，如呼吸急促、体温降低、皮肤湿冷、昏迷等。不同疾病所导致的患者临终状态，生理上可表现为不同症状，可同时出现多种症状也可只表现为其中一种，患者突然死亡。

二、濒死期的临床表现及护理

（一）神经系统

神经系统症状最主要表现为意识的改变，如出现意识混乱、躁动、谵妄、嗜睡、反应迟钝、昏迷。主要的护理措施是：保证患者的安全，防坠床、防跌倒以及各种意外伤害，继续各项生活照疗及舒适措施，告知家属这是濒死期患者的正常过程，鼓励亲人维持与患者之间的对话和接触，讨论部分措施的继续与撤除。

（二）呼吸系统方面

呼吸系统最主要的就是呼吸困难和临终喉鸣，此阶段患者血氧饱和度是进行性下降，呼吸频率和节律出现异常。此期的主要护理是：加强口腔护理、协助舒适体位、辅助以穴位按压、芳香疗法、音乐疗法等，告知家属多陪伴，轻声说些让患者放心的话，并给与轻轻抚摸，趁此机会做说明的回顾，完成“四道”人生，让患者安心，避免在患者房间窃窃私语或大声讲话。

（三）心血管系统方面

心血管系统的变化是随心脏功能减弱而改变，从而造成脉搏增加、减弱或不规则；血压下降、四肢远端冰冷或发绀、皮肤湿冷无弹性、色素沉着、全身冷汗、水肿、部分患者出现高热不退。在护理上我们应注意：加强生活护理，保持身体清洁，及时更换衣服，适当保暖，但注意避免使用热水袋等取暖器，以防烫伤。

（四）感觉/认知系统方面

濒死期患者的视力会下降、瞳孔对光反射迟钝，眼睛呈半开状，眼下凹、目光呆滞、眼神涣散，有时会出现薄膜覆盖眼球充满水状物质，看起来像透明玻璃球，临床上称为眼球结膜水肿，又称为荔枝眼，但是患者的听觉依然存在。此时护理上我们应注意：保证患者安全，预防跌倒、坠床及因视力改变导致的各种意外伤害；保持病房室内环境的光线适宜；鼓励家属多陪伴，多与患者沟通。

（五）泌尿系统方面

随着病情加重，患者的尿量会慢慢减少，主要因为肾功能减退、摄入量减少，有时会出现尿潴留或尿失禁，最后甚至于无尿。此阶段的护理要点是：保持患者会阴部的清洁，护士需要主动评估，查看患者膀胱充盈情况，有严重尿潴留时，可给予导尿以减轻患者的痛苦，同时告知家属这是濒死期患者的正常生理变化。

（六）其他方面

主要表现：食欲减退、身体进行性消瘦，呈恶液质病态，身体虚弱无力，身体活动耐力降低，关节僵硬。在照顾临终患者时，虽然症状控制因人而异但无论患者的状态如何，提供每天最基本的生活护理是必需的，包括口腔护理、身体清洗护理、大小便护理、管道护理、皮肤护理等，在最后的时期，因尽量保证她们的舒适，有尊严的离世。

三、濒死期患者判断的评估工具

1. 姑息功能评估量表（Palliative performance scale，PPS）。是对 KPS 表的一种改进，专门用于安宁疗护患者的身体状况。可用于癌症末期，也可用于非癌症末期，一般预测生存期<1 周到<6 个月。

2. 姑息预后指数（palliative prognostic index，PPI）。PPI 是根据 5 个临床变量（体能状态、口服摄入、呼吸困难、谵妄和水肿）评估癌症患者生存期。如果 PPI>6，生存期<3 周（敏感性 80%，特异性 85%）。

3. 姑息预后评分（palliative prognostic score，PaP）。PaP 包括厌食症、呼吸困难、总白细胞计数、淋巴细胞百分数以及 KPS 和专家临床生存预测。格局积分结果，患者被分为三个预后组之一，通过>70%、30%~70%或<30%组体现 30 天的生存概率，主要用于预测生存期 30 天左右。

4. 初始评估表（上海临终关怀机构使用）。特定指标包括：呼吸频率>30 次/分或<10 次/分；浅昏迷；血压<80 mmHg；脉搏>160 或<50 次/分；少尿、发热或低体温；呼吸为张口点头样，符合其中三项及以上，则生存期为大约三天。

5. 根据医务人员的经验/直觉进行判断。很多临终关怀科医务人员，经过自己多年的临床经验，根据癌症患者濒死期的时常出现的一些症状表现，能判断出患者的濒死期，且工作时间越久，判断的准确率也越高。

第二节　濒死症状评估和处理规范

濒死期作为临终关怀中的一个重要时间段，患者及家属存在特殊的生理、心理需要。因此，及时识别并处理患者现存的或潜在的生理、心理问题，为患者和家属争取更多的陪伴时间，提高临终患者生存质量意义重大。

一、濒死期患者的症状

1. 临终喉鸣

主要是由于濒死期患者喉头肌肉松弛无力，无法将聚集在喉头部的口腔分泌物吞咽或排出，呼气的同时震颤喉部肌肉而发出“呼噜呼噜”类似痰音的噪声。我们要及时向家属解释这类声音为患者濒死阶段的正常现象，并不会造成不适，不影响呼吸，也不是痰液阻塞，吸痰并不一定能改善症状，反而会增加患者痛苦。此时我们应该协助患者采取舒适体位，可遵医嘱使用一些抗胆碱能药或激素类药物，护士随时评估药物作用，症状改善情况及有没有副作用等。

2. 呼吸困难

50%~70%的濒死期的患者出现呼吸系统的衰竭，常伴有呼吸困难、濒死喉鸣、点头样呼吸等。呼吸困难通常是多种因素造成的且无完全改善，随着呼吸频率加快，患者常伴随明显焦虑，临终前的呼吸形态通常会浅而费力，出现呼吸暂停的频率也会增加，且出现陈—施呼吸型态。处理原则为：

(1) 在适当摇高床头，调整患者的舒适度；

(2) 流动的空气可使患者感觉呼吸较为顺畅，利用开窗、室内空调、风扇等都可令患者感到舒适；

(3) 给予鼻导管方式吸氧；

(4) 放松技巧可以缓解患者焦躁不安的情绪，借此减少呼吸频率以达到缓解症状的效果；

(5) 与家属充分沟通，说明症状的变化，并尽可能维持患者的舒适。

3. 无力、疲乏及功能减退

整体疾病负担逐渐增加及技能储备逐渐减少可导致无力和疲乏、体力活动的耐受性降低、日常生活能力下降等，这就需要鼓励并允许家人陪伴可能具有安慰患者的作用，并可提高患者的安全性，防跌倒、防压疮的发生，指导家属生活护理方面的技能，包括：翻身、体位改变、喂食、处理大小便、皮肤护理等方面。

4. 食欲减退

绝大多数患者在晚期疾病终末期会因吞咽功能受损而出现的食欲减少，此时患者全身基础代谢率降低、身体需求量少，因此患者并不会感觉饥饿，但大部分家属会紧张，担心患者会因为不能足量进食导致营养不良，病情加重，这就要求我们工作人员与家属沟通并进行专业讲解，告知濒死期给与过多反而会增加其心脏的负担。

5. 循环系统的衰竭

癌症患者在临终阶段常伴血流动力学降低，表现为血压下降、末稍循环衰竭、体温的改变等症状。如“床旁监护仪可看到血压慢慢下降”，“脸色苍白、发灰、体温不升”、“很多患者会出现肢体末端皮肤发紫、手脚冰凉”等

6. 回光返照

常表现为某些状态或功能的突然转变，如食欲增加；梦见已故亲友；神志突然清醒；能开口说活且思路清晰；不断述说陈年往事而无法停止；突然吵着回老家，或者说一些莫名其妙的话语，如看到亲人站在床边和他说话；亲人在窗边向他招手；在天花板上有一个人影等等。当我们遇到这种情况时，我们应该指导陪护者注意倾听患者所说的每句话、每件事情。遇到不解的状况时，要用温和的语气询问，并耐心地回答，不要勉强和猜测。不论患者说话多荒谬或偏离现实，都要接受，并尽力达成期心愿。若不知道该说什么，就什么都不说，陪伴、倾听、用肢体语言表示对他的关心，对于患者提出的要求，我们无法做到时，也应坦白告知真相，并帮助其应对失望情绪。

二、濒死期患者的心理变化及处理

当患者了解自己的病情已到终末期时，她们会有百感交集、不甘心、舍不得、放不下等心态，她们能感觉到身体状况的下降，无形中沮丧感增加，对于一些部分知情或不知情的患者，在濒死期来临时，她们会有更多的疑问与要求，在情绪方面可能表现为恐惧、愤怒等，这就要求医务人员运用恰当的沟通技巧告知实情，引导患者正确对待死亡，同时帮助患者控制身体的不适症状。在这个阶段，我们也应和家属沟通，要求家属和我们一起，主动关心患者，倾听患者的心声，陪伴她们回顾人生，了解其心理的愿望，转换生命价值观，处理她们未完成的事务，完成心愿，为死亡做准备。

三、濒死期患者的护理

1. 创造舒适安静的环境

选择舒适安静环境与患者交流，使临终患者无痛苦、无遗憾，始终保持人

的尊严。临终关怀室设施、布局应注重患者的日常生活习惯和宗教信仰，尽量按患者意愿要求布置房间，使患者舒适、安静又方便。舒适体位、安静环境有利于减轻患者焦虑、烦躁、失眠甚至消除顾虑。医护人员与患者沟通交流时，要注意言行轻柔，耐心倾听患者的主诉，尽量减少噪声对患者的刺激。

2. 尊重患者的临终愿望

死亡是不可避免的自然规律，每个医务人员都有责任让患者在临终时减轻痛苦，提高生命质量，珍惜生命的价值。同时做好死亡教育工作，让患者认识到死亡是其生命发展的一个自然与平静的结果，要协助家属完成患者未完成的心愿，最终在心理满足中平静地离开人世。

3. 缓解患者的疼痛

疼痛会引起患者心理情绪的改变。慢性复杂的癌症疼痛通常会使患者产生焦虑、沮丧、烦躁、内疚、绝望甚至自杀的念头，这些情绪改变会加重患者对疼痛的感知和体验。因此，护士应对患者疼痛的主诉表示认同，询问疼痛的部位、疼痛的程度，对疼痛进行评估，选择有效的镇痛药物和方法，达到止痛的效果。

4. 加强基础护理和日常生活护理

对患者进行定期的温水擦浴，保持患者全身皮肤的清洁，定期洗头使患者鬓发的整洁无异味。做好患者的口腔护理，及时清理口腔鼻腔内的呕吐物与分泌物，保证呼吸通畅。及时更换伤口辅料，帮助患者调整体位，保证患者舒适卧床休息。必要时可以采取护理的手法缓解患者的疼痛。环境要求尽可能安静整洁，防止不必要的喧闹增加患者的痛苦。

在基础护理的过程中引导家属参与其照顾过程，可以使得患者更加放松，还可以使得整个的基础护理过程更快速，减少患者的不适感，提高护理效率。有资料显示，如果濒死状态的患者生活质量好，得到了亲属的大量照顾，当患者病故之后，亲属受到的心灵创伤与痛苦程度就会得到减轻。

5. 针对患者的不同心理状况实施全面、准确的心理护理

临终患者面对疾病和死亡的威胁所表现出来的常常是恐惧、无奈、悲观的心理，加之还有心愿未了和对家庭成员的生活、工作和前途的担忧等而产生焦虑、忧郁心理。护士运用心理学和疾病知识，根据患者不同的心理状况制定护理计划，实施护理措施。在护理过程中，护士应密切观察患者情绪、言行的细微变化，与患者及家属多交谈、多沟通，及时详细了解患者的心理变化和需求，并根据不同的心理变化及时实施有效的心理干预措施，使患者逐渐减轻或消除恐惧、悲观、焦虑、忧郁等心理，解除其后顾之忧。

6. 提供合理的社会和家庭支持

帮助家属疏导悲伤的情绪，聆听家属表达自己的情绪、感受、焦虑等。护士应随时给予家属关怀和支持，做好哀伤辅导，设法满足濒死患者最后的愿望，让亲人能以平静的心态陪伴在患者的身旁，使患者安详地走向终点。

第三节　居丧期护理

在临床护理工作中，面对癌症和临终患者，医护人员往往更多关注的是患者的需求，却忽略了对家属的关怀和安慰。许多居丧期家属难以接受亲人即将离世或已经离世的事实，感受着强烈的悲伤和痛苦。而悲伤带来的情绪压力不仅能降低人的免疫力，还影响到一个人的生存意志。因此做好居丧期家属的悲伤辅导，帮助家属顺利度过悲伤期是安宁疗护护理的重要环节。

一、居丧的定义

随着逝者被宣告死亡，那些与逝者有亲密血缘关系或法律关系的人们就被称为居丧者。居丧者常常会出现一系列情绪、认知及行为上的反应，身体健康及社会功能受损，身心疾病的发病率以及死亡的风险也会随之增加。居丧期授予个体一种特殊的状态，他们需要同时承担义务和享有特殊的权利。义务是指对遗体的处置、各种纪念仪式、处理逝者的遗产及根据遗嘱处理各种事务。权利包括在一段时间内可免除社会活动如工作及弱化某些角色如家庭角色。

二、濒死期患者属的需求

（一）信息方面的需求

1. 患者疾病治疗及预后相关信息

对于照顾者来说，患者的疾病、治疗及预后情况，可以帮助她们对自己和患者后续的工作、生活和后事做好准备，亦可以让主要照顾者在心理上尽早的接受患者即将要死亡的信息，尽早的走出悲伤期。

2. 参与患者护理的相关知识和技能

对于居家照顾的患者，家属需要更多地参与和承担照顾任务的护理知识和技能，包括患者的饮食、起居、清洁、安全、皮肤护理、管道护理以及疾病的症状控制管理等，家属技能越高，照顾得就越好，心理压力及愧疚就会越少。

(二) 帮助主要照顾者应对情绪的反应

当患者处于濒死期时，患者家属的情绪反应同样会遭遇身、心、灵等方面的困扰，看到自己的亲人生命即将消逝时，家属的哀伤也逐渐增加，同时产生焦虑与不安，这就要求医护人员及时评估照顾者的悲伤焦虑程度，鼓励照顾者及时倾诉，且与患者多沟通，分享内心的感受，谈论有关死亡的感觉或彼此安慰鼓励，同时医护人员应适时提供疾病的变化信息，及时提供心理情绪的支持，尽早度过悲伤期。

对于家属因为持续陪伴造成身心交瘁，护理人员需要提供实质性的协助。例如：建议所有家人轮流照看，以减轻家属的疲惫感，而且也有很多家属从未有照看经验，对于亲人的离世及离世后应该做的一无所知、手足无措，此时护士应该告知家属后事的准备及处理要点。

三、死后的护理

1. 尸体护理

患者死亡后，我们要拉上隔帘或屏风，维护逝者的隐私，并减少对同病室其他患者的影响，请家属和我们一起共同对逝者行尸体料理。清理逝者身体的污渍，帮助患者闭上口眼，将棉花堵塞患者的口、鼻、耳、肛门、阴道等，拔除各种管道，清理皮肤伤口，根据习俗穿好衣服，开好死亡证，通知殡仪馆人员商量尸体火化等事宜，同时和家属一起清理好逝者的遗物，交家属处理。在逝者离开病房之前，全体工作人员给逝者行告别仪式，送逝者离开病房。

2. 丧亲者居丧期护理

做好死者的尸体护理，体现对死者的尊重、是对丧亲者心理的极大抚慰。另一方面我们要引导丧亲者面对现实，鼓励她们宣泄感情，认真聆听她们的倾诉，评估丧亲者的需要，尽可能给与帮助和支持，鼓励丧亲者之间互相鼓励，互相支持，后期通过电话、微信、上门等方式进行随访，以保证死者家属能够获得来自医护人员的连续的关爱和支持。

四、协助葬礼

(一) 向家属讲明丧葬办理程序

患者离世后，及时向家属讲明丧葬的办理程序，以及逝者的一些身后事的处理，如丧葬费的领取、户口取消的流程等，以免悲伤中的家属茫然失措、毫无头绪。目前我国内地城市丧葬办理程序如下：

1. 开具死亡证明

当亲人去世后，我们应当通知家属携带死者的户口本交由医生，为死者开具医学死亡证明。

2. 联系殡仪馆

打电话给殡仪馆或丧葬服务点人员，要求其上门和家属一起协商丧葬处理流程，预订服务项目、服务时间及殡葬商品，了解有关遗体处置的搬运、保存、化妆、入殓和火化等服务的细节；关于殡殓仪式、意识规范、礼厅布置等服务细节，以及家属的对丧葬的要求等。

3. 为死者做好净身处理

患者死亡后，我们要拉上隔帘或屏风，维护逝者的隐私，并减少对同病室其他患者的影响，请家属和我们一起共同对逝者行尸体料理。清理逝者身体的污渍，帮助患者闭上口眼，将棉花堵塞患者的口、鼻、耳、肛门、阴道等，拔除各种管道，清理皮肤伤口，根据习俗穿好衣服，同时和家属一起清理好逝者的遗物，交家属处理。

4. 接送遗体

按预定时间，家属持死亡证明在指定地点等候灵车接送遗体。

5. 遗体火化

遗体运送指殡仪馆→遗体整容→遗体告别→遗体火化，选购骨灰盒、领取化火证明→领取骨灰。

6. 安放骨灰

不同地域殡丧事宜的程序可能有所不同，作为医护人员，我们应尊重不同习俗、不同文化背景的葬礼，并提供支持和帮助。

主要参考文献

[1] 谌永毅，刘翔宇. 安宁疗护专科护理[M]. 北京：人民卫生出版社，2020.

[2] (英)Robert Twycross，Andrew Wilcock 著. Introducing Palliative Care[M]. 第五版. 李金祥译. 北京：人民卫生出版社，2017.

附　录

附录1　老年人精神评估指标

条目	非常不同意	不同意	一般	同意	非常同意
1. 我感到生命十分有意义					
2. 我感到每天都充满继续生活的力量					
3. 我有精神寄托					
4. 我觉得人生充满希望					
5. 对我来说，每天都是新的一天					
6. 我觉得自己有生存的价值					
7. 面对困难时，我能看得开、想得通					
8. 遇到任何事情，我都往好的方面想					
9. 我会注意保持生活有规律					
10. 我关心自己的心理健康状况					
11. 我会寻找使自己高兴的事情来做					
12. 我有自己的兴趣爱好					
13. 家人主动关心我					
14. 家人支持我追求自己的生活					
15. 我欣赏家人					
16. 家人尊重我					
17. 我与家人和睦相处					

续表

条目	非常不同意	不同意	一般	同意	非常同意
18. 当我想起自己的家人，我感到满意					
19. 我与朋友互相关心，互相支持					
20. 我喜欢结识新朋友					
21. 我有困难时，有朋友可以帮助我					
22. 我受到身边人赞赏					
23. 我满意和身边人的关系					
24. 我容易找到身边人陪伴自己					
25. 我会随着四季的变化而照顾好自己					
26. 我关心社会上发生的事					
27. 我享受大自然的美好环境					
28. 我喜欢自己居住的室外环境					
29. 我感到居住的地方很整洁					
30. 我拥有舒适的生活环境					

附录 2 慢性病治疗功能评估量表-精神量表-12

条目	一点也不	有点	有一些	相当	非常
1. 我感觉内心平和、宁静					
2. 我有活下去的理由					
3. 我的生活很有成就感					
4. 我能察觉自己的情绪变化并转化它					
5. 我的生活有目标感					
6. 我能深入自己内心深处而感到舒适					
7. 我能感受到内心的和谐					
8. 我的生活缺乏意义和目标					
9. 我能从我的信念或精神信仰中得到安慰					
10. 我能从我的信念和精神信仰中得到力量					
11. 我的信念或精神信仰能增强我对疾病治愈的信心					
12. 我知道不管我的病情如何变化，一切都会好起来的					

附录3 个体对护士提供精神照护的需求量表

条目	非常同意	同意	不同意	非常不同意
1. 聆听我讲述自己的精神性优势/精神力量				
2. 聆听我讲述我的精神顾虑				
3. 帮我思考我的梦想				
4. 教我绘制或写出我的精神世界的方法				
5. 聆听我的人生故事				
6. 询问我的宗教习俗				
7. 主动与我谈论冥想或帮助我冥想				
8. 询问我是什么赋予我生命的意义				
9. 带给我一些幽默例如：分享一个笑话				
10. 为我提供安静环境和独处的环境				
11. 询问我有关我的精神信仰				
12. 如有需要，帮助我进行宗教修行（如念经/做早课/打坐/祈祷/祷告等）				

附录4　精神性应对量表

条目	从不	几乎不	有时	几乎总是	总是
1. 我会用我的善行、善念去面对困境。	1	2	3	4	5
2. 挫折是上天对我的惩罚，提醒我应该更加注意自己的言行。	1	2	3	4	5
3. 我努力使自己的行为符合道德规范，进而体验道德带来的高尚感。	1	2	3	4	5
4. 我曾透过大自然体验到那个巨大的存在给予我的力量。	1	2	3	4	5
5. 我愿意为他人提供帮助，奉献使我感到快乐。	1	2	3	4	5
6. 即使在困境中，我也仍然对社会充满关爱，感恩他人。	1	2	3	4	5
7. 遇到挫折时，我会寻求某些宗教理念，并从中获得力量，甚至超越生死。	1	2	3	4	5
8. 我会按照神灵的意愿去处理问题。	1	2	3	4	5
9. 我愿意通过宗教找到心灵归宿。	1	2	3	4	5
10. 无奈之时，我会向上天请求帮助。	1	2	3	4	5
11. 我会通过探索生命的价值，去度过难关。	1	2	3	4	5
12. 我认为世界上存在着某种更高的主宰力量。	1	2	3	4	5
13. 面对困难，我会选择积极应对，但不强求，一切顺其自然。	1	2	3	4	5
14. 我认为平心静气更能使人保持清醒，从而应对困难。	1	2	3	4	5
15. 我认为每一次克服困难的过程，都是在不断超越自己的过程。	1	2	3	4	5
16. 我想要了解宇宙的奥秘，探索生命的意义。	1	2	3	4	5
17. 我会与自己的内心“对话”，探索前进的方向。	1	2	3	4	5

附录 5　精神性应对问卷

条目	非常不准确	不准确	一般	准确	非常准确
1. 我会寻找内心的平静					
2. 我会更好地认识自己					
3. 我会关注我的内心世界					
4. 对于发生的事情，我会寻找它的意义					
5. 我会去帮助他人					
6. 我对他人的痛苦感同身受					
7. 我会照顾他人					
8. 我会公平地对待他人					
9. 我会更加地爱他人					
10. 我能感受到他人的爱与支持					
11. 从我所承担的责任中，我会寻找面对挫折的勇气和动力					
12. 从他人或其他事物中，我会寻找鼓励和希望					
13. 我会主动亲近自然					
14. 我会关注大自然的美和独特性					
15. 我通过拜神、烧香、上贡、祈祷、念经等行为获得安慰					
16. 我相信上天或神会眷顾和保佑我					
17. 我从我的信仰（宗教、政治、哲学等）中找到了生存的力量					
18. 我不想继续活下去					
19. 我认为自己是个不好的人					
20. 我认为生活没有任何目标					
21. 我认为生活没有任何意义					

续表

条目	非常不准确	不准确	一般	准确	非常准确
22. 我认为其他人都是邪恶的					
23. 我认为其他人都是自私的					
24. 我认为其他人都是虚伪的					
25. 我把发生的事情归咎于上天或神的不公平					
26. 我认为上天或神会因我的罪过而惩罚我					

图书在版编目(CIP)数据

老年人安宁疗护技术规范 / 龙艳芳，曹立主编．—长沙：中南大学出版社，2023.6

ISBN 978-7-5487-5122-9

Ⅰ．①老… Ⅱ．①龙… ②曹… Ⅲ．①老年人—临终关怀—护理—技术规范 Ⅳ．①R473.74-65

中国版本图书馆 CIP 数据核字(2022)第 178669 号

老年人安宁疗护技术规范

LAONIANREN ANNING LIAOHU JISHU GUIFAN

龙艳芳　曹立　主编

□出 版 人　吴湘华
□责任编辑　李　娴
□责任印制　唐　曦
□出版发行　中南大学出版社
　　　　　　社址：长沙市麓山南路　　邮编：410083
　　　　　　发行科电话：0731-88876770　　传真：0731-88710482
□印　　装　湖南省汇昌印务有限公司

□开　　本　710 mm×1000 mm　1/16　□印张 19.75　□字数 369 千字
□版　　次　2023 年 6 月第 1 版　□印次 2023 年 6 月第 1 次印刷
□书　　号　ISBN 978-7-5487-5122-9
□定　　价　76.00 元